몸은 언제나 마음의 이야기를 듣고 있다.

※ 일러두기

• 이 책에서 '몸의 사용'은 곧 자기의 사용(Use of The Self)과 같은 의미로 사용한다.

• 알렉산더 테크닉(The Alexander Technique)을 줄여 AT라고도 표기하였다.

건강한 내 몸 사용법 알렉산더 테크닉

1판 1쇄 발행일 2016년 8월 2일
1판 4쇄 발행일 2022년 9월 7일

지은이 최현묵, 백희숙

펴낸이 권미경 | **펴낸곳** 무지개다리너머
주소 서울시 은평구 응암로 310, 파인빌딩 501호
전화 02-357-5768 | **팩스** 0504-367-7201 | **이메일** beyondbook7@gmail.com
블로그 blog.naver.com/brbbook | **등록번호** 제25100-2016-000014호(2016. 2. 4.)
ISBN 979-11-956821-1-9 03510

이 도서의 국립중앙도서관 출판사도서목록(CIP)은 서지정보유통지원시스템 홈페이지(http://seoji.nl.go.kr)와 국가자료공동목록시스템(http://www.nl.go.kr/kolisnet)에서 이용하실 수 있습니다.(CIP제어번호: CIP2016018133)

몸의 습관을 다스리자

건강한 내 몸 사용법
알렉산더 테크닉

최현묵, 백희숙 지음

무지개다리너머

차례

제 3 부 훈련

7장 알렉산더 테크닉 훈련 159

제 4 부 실천

8장 알렉산더 테크닉의 실천 8가지 220

9장 알렉산더 테크닉 레슨 261

제 5 부 보충

추천의 글

성공이라는 목표를 향해 앞만 보고 달려오던 어느 날, 폐암 진단을 받고 큰 충격 속에 지나온 삶을 되돌아볼 기회가 있었습니다. 사람은 왜 늘 실패를 경험하고 나서야 자신의 잘못을 깨달을까요? 성취도 성공도 모두 몸을 통해 이룰 수 있건만 잘못된 습관을 인지하지 못하고 몸을 망가트린 내 자신이 한없이 야속했습니다. 건강할 때 건강을 지키라는 어른들의 말씀을 수없이 들었지만 나의 이야기로 받아들이지 않았습니다. 성취하고자 하는 욕구로 과도하게 긴장하고 생활하면서 잘못된 자세가 습관화되었습니다. 30대 후반에 퇴행성 디스크 진단을 받았고, 불면증으로 면역력이 떨어져 40대 후반에는 폐암 진단까지 받은 것입니다.

폐암 수술 후 마음을 추스르고 일상으로 돌아왔지만 잠재의식 속에 남아 있는 불안감은 저를 힘들게 했습니다. 이때 저를 붙잡아준 것이 알렉산더 테크닉입니다. 처음 동료 교수님의 소개로 그룹 레슨을 시작하였습니다. 그룹 레슨을 통하여 알렉산더 테크닉의 원리에 공감을 하고 개인 레슨을 병행하였습니다. 원리 자체가 단순한 것 같아 쉽게 배웠다고 생각했으나 배울수록 부족함을 느끼게 되어, 그룹 레슨도 여러 번 받았고 개인 레슨도 몇 년째 지속적으로 받았습니다. 그룹 레슨은 알렉산더 테크닉의 원리를 이해하는 데 도움이 되었고, 개인 레슨으로 이완과 바른 자세에 대한 무의식적인 체험을 함으로써 잠재의식의 변화를 가져오게 되었습니다. 알렉산더 테크닉은 자력으로 바른 자세를 유지하도록 훈련하는 방법이어서 누구나 익혀야 할 기본적인 삶의 자세 교육이라고 느꼈습니다.

알렉산더 테크닉을 훈련받으면서 잘못된 몸의 습관을 더 잘 인지하게 되었고 몸의 상태에 많은 변화가 있었습니다. 일상생활에서 몸의 긴장상태를 유발하는 자세를 취하게 되면 바로 인지를 하고 이완 상태로 되돌리는 습관이 붙기 시작했습니다. 잘못된 걸음걸이가 교정되고 느긋한 동작과 여유 있는 마음가짐을 가지는 시간이 늘어나는 것을 경험하고 있습니다. 걱정이 많이 줄어들고 숙면을 취하게 되었습니다. 면역력이 좋아졌는지 매번 걸리던 환절기 감기가 사라지고 봄철 꽃가루 알레르기가 거의 사라졌습니다. 의식에 집중하는 힘이 커지고 잡념이 현저히 줄어들어 업무 효율도 월등히 향상되었습니다. 알렉산더 테크닉으로 발성연습을 하면서부터는 강의할 때 목에 힘을 주고 고성을 내는 습관이 줄어들고 편안한 발성을 하게 되었고, 노래 부를 때도 음역대가 크게 늘어나는 경험을 했습니다.

알렉산더 테크닉의 핵심은 디렉션(direction)을 통한 바른 움직임을 회복하는 것이고, 자제심(inhibition) 및 넌두잉(non-doing) 등 철학적인 중심 원리를 많이 포함하고 있습니다. 특히 그동안 성취하고자 애쓰던 마음의 습관을 내려놓고 순간순간 몰입하여 행하는 데 자제 및 무위 훈련이 많은 도움을 주었습니다. 오랜 시간 동안 잘못 길들여진 습관이 하루아침에 변할 수는 없지만 이제 바른 방향을 찾았으니 점진적으로 좋아지리라는 믿음은 확고해졌습니다. 알렉산더 테크닉은 수술과 같이 타력에 의해 교정하는 방법이 아니고 자력으로 습관을 자제하고 내 몸을 자각하여 자연스러운 흐름에 맡기며 움직이는 방법입니다. 알렉산더 테크닉 교육과 레슨을 받을수록 잘못된 습관에 대한 인지능력이 향상되고 몸의 움직임과 자세가 지속적으로 좋아지는 느낌을 받으면서 알렉산더 테크닉은 제 생활의 중심이 되었습니다. 이 책은 알렉산더 테크닉의 기본 원리를 이해하는 데 많은 도움이 될 것이라고 확신합니다. 많은 분들이 건강하고 행복한 삶을 향한 올바른 방향 전환을 하는 동기가 되기를 바라는 마음으로 이 책을 추천합니다.

최진영(서울대학교 전기정보공학부 교수)

추천의 글

2010년부터 개인 레슨을 받기 시작하였으니 알렉산더 테크닉에 입문한 지 어언 7년이 되었다. 다섯 개의 디렉션을 늘 생각하고 지속적으로 개인 레슨을 받다 보니 레슨 중에 세상 시름이 다 잊힐 정도로 몸이 편안해지게 되었고, 혼자서도 어느 정도 몸의 긴장을 해소(release)할 수 있게 되었다. 저항 없이 몸에게 맡기고 움직이는 것을 배우며 신기해하다 보니 몸과 마음을 어느 정도 제어하면서 균형 있게 쓸 수 있게 되었다. 레슨 때마다 작은 움직임도 알아내어 깨달음을 주시는 백희숙 선생님의 능력은 정말 경이로울 뿐이다. 많은 분들이 최현묵, 백희숙 선생님의 책으로부터 본연의 올바른 자세를 찾고 그것에 따른 많은 긍정적인 부산물을 즐길 수 있게 되기를 바란다.

김서령(서울대학교 수학교육과 교수)

머리말

알렉산더 테크닉을 글로 표현한다는 것은 어려운 일입니다. 지난 20년간 배우고 가르치면서 수많은 시행착오를 거쳤습니다. 프레더릭 마티아스 알렉산더(Frederick Matthias Alexander)의 가르침을 통해 수많은 경험들이 하나의 자연원리로 이해된다는 것을 함께 공감하고 싶습니다. 부디, 글과 말에 얽매이지 말고 참의미만 전달되길 바랍니다.

이 책은 총 5부 12장으로 구성되어 있습니다.

제1부 개요는 알렉산더 테크닉의 세계를 체험하기 전에 몸에 대한 관념과 태도를 점검해 봅니다.

제2부 원리는 알렉산더 테크닉의 기본이며 중요한 7가지 원리를 통해 글로 표현될 수 없는 그 너머의 세계를 엿봅니다.

제3부 훈련은 알렉산더 테크닉의 원리에 입각한 교육체계에 대한 필자의 연구 내용이 담겨 있습니다.

제4부 실천은 몸의 사용에 대한 기초적인 방법과 레슨에 대한 이해를 도모하고자 하였습니다.

제5부 보충은 각 단원에서 다루지 못했던 참고사항들을 다뤘습

니다. 질의응답식의 대화를 통해 보다 깊은 이해를 돕고자 하였으며, 마지막 장에는 알렉산더 테크닉에 대한 총정리를 했습니다.

이 책에는 무조건 따라야 하는 해답 같은 것은 없습니다. 단지, '경험'이라는 최선책을 제시할 뿐입니다. 경험하고 실천해야만 알 수 있는 내용들이기에 지적 호기심만으로 이 책을 읽는다면 별로 얻을 것이 없을지도 모릅니다. 그러나 진심을 다한다면 여러분이 찾고자 하는 길이 보일 것입니다.

글로는 이해되지 않는 부분들이 많겠지만, 조금이나마 알렉산더 테크닉을 이해하고 건강한 자기(Self)의 사용을 위한 안내가 되었으면 합니다.

언제나 새로운 시작입니다.

한국 알렉산더 테크닉 협회

최현묵, 백희숙

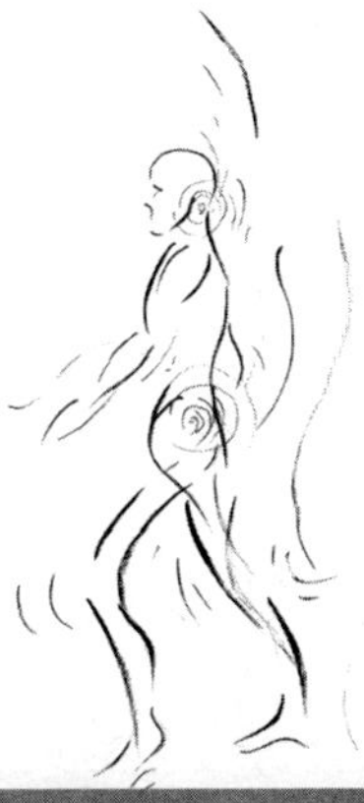

제 1 부 개요

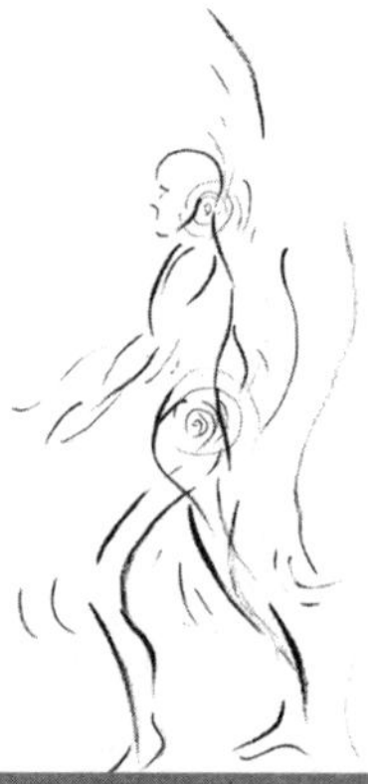

1장 새로운 시작

시작하며

사람들은 자주 질문한다. 알렉산더 테크닉의 이상향이 무엇이냐고, 무엇을 추구하냐고. "그저 평범해지는 것 아닐까요?"라고 대답하면 사람들은 기대와 다른 답변이란 듯 의아해 한다. 무엇을 기대했던 것일까? 알렉산더 테크닉은 일상에서 벗어난 특별한 것을 추구하지 않는다는 뜻이기도 하지만, 오히려 우리가 평범한 것들조차 하지 못한다는 것을 말하려는 것이다. 모든 생명체들이 자연스럽게 하는 기본적인 삶(잘 먹고, 잘 자고, 잘 움직이면서)을 무심히 아무렇지도 않게 하는 것, 온전히 자연의 질서에 순응하고 본연의 역할을 다하며 존

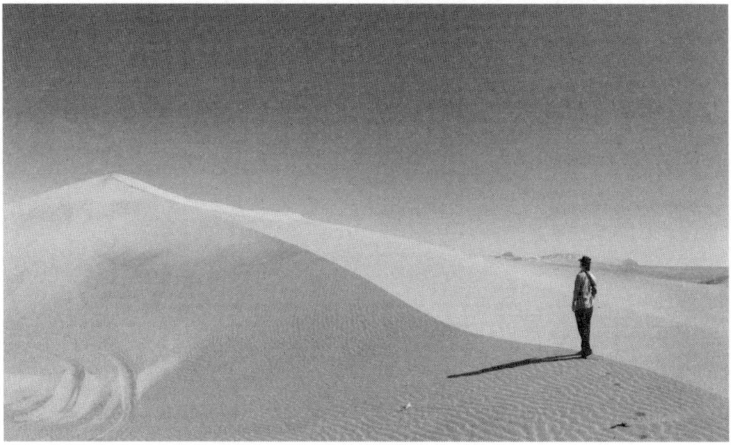

재하는 것, 이것이야말로 정말 평범한 것이 아닌가! 하지만 이렇게 당연한 것을 마땅히 받아들여 자연을 닮아가는 사람은 보기 드물다.

알렉산더 테크닉은 특별한 것을 가르치거나 어떤 단계로 학습해 가는 과정이 아니다. 또한 알렉산더 테크닉 교사는 체험을 제공할 뿐, 지금껏 해오던 정답 찾기 게임을 시키지 않는다. 그저 무심히 학생과 함께 한다. 처음엔 습득되는 것이 없다고 느껴져 당황스럽고 심지어 화가 날 수도 있다. 그러나 알렉산더 테크닉은 시행착오를 통해 '스스로 터득하는 것'이지 '학습'하는 것이 아니다. 순수한 이 체험들이 우리를 지극히 평범함으로 이끈다. 그러므로 환상 또한 사라진다.

당신은 평범하게 건강할 것이다.
당신은 평범하게 살아갈 것이다.
그 무엇이 되기 위한 채찍질을 멈추게 될 것이다.
하루하루 최선을 다해 주어진 생활을 하면서 깨닫게 될 것이다.
삶이 어떤 것인지…

삶

삶은 저마다 다르고 복잡하게 얽혀 있다. 삶의 여정이 어떠하든 의미 없는 삶은 없다. 자신의 삶을 돌아보면 무엇이 되고자 무수히 노력해 왔고, 그리고 동시에 무수히 좌절해 왔음을 알게 된다. 그런데 이상하게도 언제나 새로운 시작점에 서게 된다는 것을 느낄 때가 있다. 그래서 누군가 '수레바퀴'라고 비유했는지도 모른다.

돌고 도는 과정에서 자신이 어디론가 가고 있는 것 같고 무언가 되고 있는 것 같지만, 돌아가는 수레바퀴는 언제나 같은 모습일 뿐이다. 우리는 삶이라는 수레바퀴를 돌리며 순간순간들 속에서 수많은 경험들을 얻는다. 이 수레바퀴는 한 바퀴를 돌 때마다 '비움과 채움'이라는 변환과정을 진행한다. 비우고 채우는 것이 빛이나 물과 같은 에너지원이건, 아픈 기억들이건, 소유하는 물질이건 참으로 절묘하게 스스로 변화해 간다.

모든 생명체에는 스스로 에너지를 전환할 수 있는 능력이 내재한다. 외부의 에너지원들을 끌어들여 채우고 활용하고 다시 밖으로 비워 낸다. 이러한 일련의 과정들과 그것을 조절하는 생존능력은 커다란 질서를 뒤따르며 진화한다. 단순하면서도 엄격한 질서, 그것은 우리의 이성이나 의지와 상관없이 삶을 제공하는 우주의 법칙이 아닐까?

"밥이나 먹고 똥이나 싸라"는 말 속에도 비움과 채움의 의미가 깊이 담겨져 있다. 그러나 우리는 이 단순한 이치를 쉽게 잊고 산다. 어떤 목적의식 때문에 집착하고, 안다고 생각하는 착각들을 내려놓지 못한다. 얼마만큼 채워야 자신에게 적당한지 얼마만큼 비워야 다시 채우고 싶은지, 자각(自覺, awareness)을 통해 자연의 질서를 잘 따를 수 있다면 그것이 삶의 도(道)일 것이다.

이 이치를 가장 잘 가르쳐 주고 따르고 있는 것은 '몸'이다. 공기를 들이마시고 내쉬는 호흡에서도 항상 깨어 있으며, 음식을 먹고 소화시키고 여러 생리작용을 마치고 배설하는 과정 하나하나에도 엄격하게 생존의 질서를 준수한다. 체온조절, 기억과 학습, 감정과 욕구조차도 모두 이 기본을 충실하게 수행한다. 그러나 욕심이란? 필요 그 이상의 것들에 대해 지나치게 마음 쓰는 것을 일컫는 것일지도 모른다. 지나치면 언제나 반작용이 뒤따른다. 자신이 감당할 수 없을 정도로 무리하면 반드시 '스트레스'라는 일련의 고통스런 경험을 한다. 그때가 비움을 자각해야 할 때다. 또한 그것은 자연이 전하는 지혜로운 알림이다.

지속되는 스트레스는 에너지 조율에 이상을 일으킨다. 비정상적으로 에너지를 채우기만 하고 잘 활용하여 비우지 않거나 또는 흡수한 에너지에 비해 과도하게 비우는 현상이 에너지대사(metabolism)에서 일어난다. 이 현상이 오랜 시간 조율되지 못할 경우 여러 병리현상을 경험하게 된다. 우리 몸의 자동 에너지 조율 시스템(항상성[(恒常性, homeostasis])의 정확성이 떨어지면서 오류가 발생하여 여러 가지 문제가 일어난다.

알렉산더 테크닉은 비우고 또 채우는 자연의 순환질서에 깨어 있는 상태로 살아가는 삶의 기술이다. 스트레스와 긴장은 순환이 자연스럽지 못한 상태다. 이것을 자각하여 '비우고 채우기'를 잘함으로써 다시 편안해질 수 있다. 우리의 생각, 감정, 욕망, 기억, 상처와 같은 정신적인 작용들도 모두 같은 이치다. 알렉산더 테크닉은 자신의 몸과 마음을 잘 사용하여 자연의 질서에 순응하며 평범하게 살아가기 위한 것이다.

우주가 우리에게 준 생명을 건강하게 잘 사용하고 되돌린다. 이렇게 배우고 진화한다면 생존이라는 가장 순수한 경험 속에 순간순간의 삶의 시름과 기쁨을 온전히 받아들여 있는 그대로의 아름다움 속에 살아갈 수 있다. 스스로 채우면 비워지고, 비워지면 채워지는 이것이 바로 진정한 풍요로움이 아닐까.

알렉산더 테크닉은 삶이다.

주어진 삶을 살아가기 위한 길이다.

삶은 경험을 통해 우리를 이끌어 간다.

특별한 경험을 추구하는 것이 아니다.

남다른 무엇이 되기 위한 것도 아니다.

주어진 삶에 감사하며 하루하루 살 뿐이다.

삶 앞에서는 많은 지식이 필요치 않다.

각자 걸어가는 길 위에서 누구에게든 밝혀지는 것에 대한 것이다.

마음이 해결치 못한 삶의 아픔에 대해 이제 몸이 그 길을 안내한다.

알렉산더 테크닉은 '경험'만을 다룬다. 즉 '삶'이라는 경험을 낳는 실체를 다룬다. 그것을 적극적으로 활용하고 다스린다. 주어진 삶을 회피하지 않고 있는 그대로 맛보게 한다. 우리 자신의 몸을 잘 사용함으로써 모든 것이 저절로 바뀌어 갈 것이기 때문이다. 정직한 배움의 과정이 필요하다. 자신의 결핍을 인정하고 몸에 의식을 비추기만 하면 된다. 의식의 빛을 사용할수록 그 빛은 더욱 밝아진다. 삶은 의식을 통해 경험을 낳는 배움의 장소다. 두려움 없이 의식의 빛으로 삶을 비추기만 하면 된다. 몸은 이미 모든 것을 알고 있다. 우리가 '몸이라 부르기 이전의 몸'과 다시 만나 몸으로부터 배우는 것이 알렉산더 테크닉이다.

의식이 무엇이고, 몸과 마음이 무엇인지를 굳이 규정하지 않겠다. 그럴 필요도 이유도 없다. 가장 중요한 것은 실현할 수 있는 기회는 '지금'뿐이란 것이다. 알렉산더 테크닉은 이론도 철학도 학문도 아니다. 언어유희에 흔들리지 않는 강력한 가르침이 있을 뿐이다. 그저 지금 해나가면 되는 것, 그 누구도 평가하고 꾸짖지 않는 공부, 실수와 시행착오를 마음껏 해야 배울 수 있는 공부, 몸과 화해하고 귀 기울이며 누구나 쉽게 이해할 수 있는 것, 언제나 자신의 일상 속에서 깨달을 수 있는 것, 아주 소박하지만 가장 가치 있는 것, 우리 안에 이미 있는 것, 생명(生命)이 있다. 알렉산더 테크닉은 '삶'이다.

몸

몸은 알 수 없다. 아무리 알려 해도 알 수 없는 미지의 세계다. 그러나 오늘도 머리를 감고 드라이를 해주고 구석구석 씻어 준다. 화장을 하고 옷을 입혀 주고 맛있는 것을 찾아 먹여 준다. 너무도 익숙하다. 몸과 함께하는 일상이 모두 익숙하고 당연하게 느껴진다. 몸은 공기처럼 물처럼 태양처럼 너무도 익숙해서 자신에게 주어진 당연한 조건으로 여긴다. 주어진 혜택을 당연시 여기는 것은 그것이 귀하다는 것을 쉽게 망각하게 한다. 들이마시는 공기의 부족으로 숨을 쉴 수 없을 때, 하루 종일 물을 마실 수 없을 때, 자연재해로 농작물을 수확할 수 없을 때, 그 귀함을 절실히 알게 되듯이 말이다.

몸은 자연이다. 존중하고 귀하게 여겨야 할 자연으로부터 온 소중한 생명이다. 몸은 수천 년의 의학지식으로도 최첨단의 과학지식으로도 다 알 수 없다. 인간은 끊임없이 알려고 하지만, 머리로 알려고 하면 할수록 몸은 지혜의 문을 걸어 잠근다. 생명에 대한 진실을 알고 있는 것은 몸 그 자체다. 몸에 대한 존경심 없이는 교감의 문은 허락되지 않는다. 대자연이 그러하듯이…

진리는 삶 속에 이미 녹아들어 있다. 몸이라 이름 붙이기 이전의 몸, 이미지화된 몸이 아닌 생생하게 살아 있는 몸, 우리가 매일 어루

만지는 몸, 알렉산더 테크닉은 우리가 이미 경험하고 있는 그 '몸'에서 출발한다. 추상적이고 환상적으로 미화된 몸이 아닌 매일 경험하는 몸에서 시작한다. 의학지식이 없이도 귀 기울이며 소통할 수 있는 자신의 몸으로 귀의한다. 바로 여기서 솔직하게 시작한다. 어디서 시작할지 안다는 것만으로도 감사할 따름이다. 알렉산더 테크닉에서 몸은 육체의 의미가 아니다. 몸은 곧 정신이다. 의식에 의해 변화한다. 감각, 감정, 생각, 행동 모두 몸의 정신성(精神性)으로 표현된 의식의 활동이다.

"몸의 사용은 곧 '자기'의 사용(Use of The Self)이다."

자신에게서 가장 가까운 우주는 '몸'이다.
몸은 생명의 장소이며 신성한 공간이다.
몸은 자연의 질서를 한 치의 오차 없이 운행하고 있다.
지금 이 순간 깨어 있는 것은 생명 그 자체다.
몸은 앎의 대상을 넘어 존재의 신성함이다.
몸은 그 자체로 오묘한 우주의식이다.

몸과의 화해

"알렉산더 테크닉은 인간의 가장 본질적인 문제를 바라보게 한다. '몸'을 다시 의식하는 것, 의식이 끊임없이 몸과 만나도록 하는 것, 그래서 온전히 경험하는 것. 이것이 바로 알렉산더 테크닉이다."

알렉산더 테크닉은 몸(자기)을 다룬다. 이는 쉽게 혹은 매우 어렵게 느껴질 수도 있다. 하지만 그저 해보기만 하면 된다. 참 단순하다. 당신의 삶이 답답하게 느껴지고 머릿속이 복잡하다면, 방황하고 있는 자신을 발견하거나 불안해지는 이유를 알 수 없다면, 열심히 살았지만 점점 무기력해지거나 분노가 차오른다면, 한번쯤 멈춰 자신을 바라봐야 한다. 그곳엔 언제나 몸이 당신을 기다리고 있다.

알렉산더 테크닉은 당신을 잠시 멈추게 하고 몸과 다시 만나게 해줄 뿐이다. 한번이라도 몸에게 소통의 메시지를 전해 보자. 가슴에 손을 얹고 호흡과 심장을 느껴 보자. 지금까지 몸에게 어떤 짐들을 짊어지게 했고, 원하는 목적을 위해 힘겹게 달리게 했는지. 힘들어 하는 줄 알면서도 무시했다면 "미안해 정말 미안해, 고마워 정말 고마워, 사랑해"라고 말해 주자. 그러면 몸은 호흡으로 가슴으로 온몸으로 미소 지으며 답할 것이다.

알렉산더 테크닉의 유익한 기술들을 엿보기 전에 우선 자신이 '몸'에 대해 어떻게 생각하고 다루는지를 살펴보자. '나는 내 몸에 대해 어떻게 생각해 오고 있었나?'라고 스스로에게 질문을 던져 보는 것도 좋다. 자신에게 가장 소중한 것이 무엇이냐 물으면 아마도 누구나 주저하지 않고 '생명'이라고 말할 것이다. 그래서 '몸'을 위해 참으로 많은 투자를 한다. 몸에 좋은 음식, 보약, 좋은 옷과 화장품, 성형과 체형 가꾸기, 운동과 수련 등 수없이 많은 것들이 건강과 아름다움을 위해 투자되고 있다.

개인의 취향에 맞춰 자신을 가꾸는 것이 문제될 것은 없다. 단지 이러한 행동들 뒤에는 '몸'에 대한 사회문화 전반의 고정관념들과 애착의 감정 그리고 부정적인 신념들이 그림자처럼 드리워져 있음을 살펴볼 필요가 있다. '몸은 나약한 것이다', '몸은 영원하지 못하다', '살찌면 추한 것이다', '몸은 더러운 것이다. 욕망덩어리다', '성욕이 일면 벌 받는다', '저 연예인 몸매처럼 되어야 멋진 몸이다', '내 몸이니 내 맘대로 해도 된다', '내 몸이 창피하다', '부모는 왜 날 이렇게 낳았나?' 등. 어려서부터 잘못 주입된 생각들이 몸에 많은 영향을 주고 있음을 이 공부를 하다 보면 절실히 느끼게 된다. 그래서 알렉산더 테크닉 입문에 앞서 자기 자신과 화해의 시간을 가져 보라고 권하고 싶다. 자신에게 '미안하다', '고맙다', '사랑한다' 간단히 한마디라도 해주면 모든 것이 달라지기 시작할 것이다. 몸은 언제나 마음의 이야기를 듣고 있다.

몸의 사용이 바뀌면 감각과 운동, 감정과 생각이 질적으로 달라진다. 그 과정은 삶 속에서 자신 앞에 그대로 펼쳐진다. 몸의 사용이

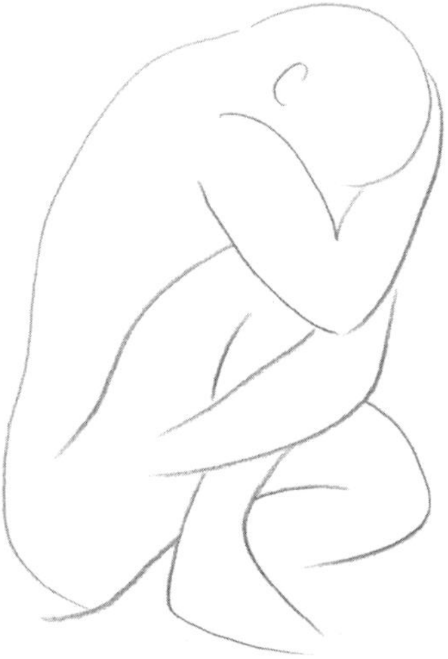

몸은 언제나 마음의 이야기를 듣고 있다.

바뀔 때 삶을 대하는 태도가 자연스럽게 바뀌게 된다. 자신의 긴장 상태가 바뀔 때마다 생각, 감정, 언행이 모두 바뀐다. 몸의 바른 사용으로 건강한 뇌가 기능하게 된다. 그러므로 몸의 바른 사용은 조화로운 삶과 내면의 평화를 이루는 기본 중에 기본이라 할 수 있다.

알렉산더 테크닉은 현존하는 몸을 재발견하고 지혜롭게 사용하는 것이다. 이것을 실천하여 조화로운 삶을 회복하는 공부다. '몸'을 진심으로 사랑하고 존중할 수 있을 때 비로소 치유와 건강, 행복한 삶을 살 수 있다. 이런 생각을 하는 것만으로도 몸은 해방되고 자유로워진다. 알렉산더 테크닉을 통해 어떻게 긴장을 해소하고 자연스러운 자세와 움직임을 유지할 수 있는지 배우게 되면, 스트레스는 쉽게 사라지고 습관과 긴장에 매몰되었던 몸이 되살아난다. 생명의 실체인 '몸'과 화해를 시작함으로써 몸은 우리를 신비로운 곳으로 초대한다. 몸의 세계로 떠나는 알렉산더 테크닉이라는 배에 승선해 보자.

"자연 그 자체인 몸은 최고의 스승이다."

입문자를 위한 5가지 조언

처음 알렉산더 테크닉을 시작하는 분들을 위해 몇 가지 조언을 드리고 싶다. 앞으로 수많은 시행착오가 기다릴 것이다. AT 교사들은 그 시행착오들에 대해 괜찮다고 말해 줄 것이다. 그리고 스스로 깨우칠 때까지 기다려 줄 것이다. 충분한 자기 관찰이 있은 후에야 긴장을 알아차릴 수 있기 때문이다. 그러므로 자기 자신을 관찰하는 능력부터 길러야 한다.

알렉산더 테크닉은 기존의 학습과는 많이 다르다. 지금까지 우리가 무엇을 배울 때 자신만의 학습방법이 있었을 것이다. 그 방식으로 학교를 다니고 취직을 하고 자기계발도 했을 것이다. 오랜 시간 익숙해 왔던 방식으로 알렉산더 테크닉을 배우려 한다면 적잖이 당황하게 된다. 이를테면 '얼마나 배우면 됩니까?', '하루에 몇 번을 하면 되지요?', '내가 잘하고 있는 게 맞나요?', '숙제를 내주세요. 그러면 억지로라도 할 테니까요', '확인해 주세요' 등 알렉산더 테크닉을 학습의 목표 대상으로 삼지 않기를 바란다. 그래서 다음의 다섯 가지 조언을 드린다.

1. 정답은 없습니다, 답을 찾지 마세요

어려서부터 우리의 뇌는 사지선다형에서 하나의 정답을 고르는 시험, 정답 찾기를 가르치는 교육체계에 길들여진 학습을 해왔다. "빨리 정답을 찾지 않으면 안 돼, 실수하면 어쩌지, 틀리면 안 돼." 교사의 지적을 두려워하고 체벌에 대한 압박까지 학습되어, 반드시 정답이 있다고 믿고 그래서 정답만을 찾으려 한다. 그러나 알렉산더 테크닉을 배울 때는 정답을 찾으려 하지 말고 '괜찮아, 그냥 해봐'라고 자신에게 말해 주자. '얼마든지 실수해도 돼, 누구도 뭐라 하지 않아, 무조건 해보자', '잘하려고 하기보다 잘하려고 긴장하는 나를 바라보자' 식으로 말해 주면 좋겠다.

2. 단계란 없습니다, 목표를 정하지 마세요

대부분 무언가를 배울 때 단계 또는 체계가 있어야 안심을 하고 좋아한다. A 다음에 B와 C가 기다리고 있어야 믿게 되고 동기부여를 받는다. "나는 어디쯤 왔는지, 잘하고 있는지, 다음은 뭘 하면 되는지" 등을 알고 싶어 한다. 유익한 방법 같지만 알렉산더 테크닉을 배울 때에는 전혀 도움이 되지 않는다. 경험을 통한 이해가 중요하지만 이 경험에는 많은 시행착오가 필요하다. 온전히 자신을 사용하기까지는 시행착오할 여유가 필요하다.

맞고 틀린 것을 당장 알고자 하는 욕구는 불안한 감정과 기억에서 나온다. 판단은 잠시 내려놓고 그냥 하면 된다. 시간이 지나면 저절로 할 수 있게 된다. 모든 경험은 당신을 결코 후퇴시키지 않는다. 목표가 없어도 재미있게 배워 나갈 수 있다. 단계와 체계를 내세워

환상과 확신을 주지 않고도 거짓 없이 전달될 수 있다.

3. 잘 안 되더라도 기뻐하세요

별로 어려워 보이지도 않는데 몸은 내 생각대로 되지 않을 때가 많다. "왜 이게 안 되지?", "나만 안 되는 건가?" 알렉산더 테크닉을 배우면서 대부분 잘 안 되는 것들이 무릎 구부리기 정도의 익숙하고 쉬워 보이는 동작들이다. 이러한 동작들이 마음대로 되지 않고 심지어 몸이 내 말을 전혀 듣지 않는다는 생각마저 들게 된다. 이러한 자각이 바로 알렉산더 테크닉에서 원하는 발견이다.

지금껏 잘못하고 있었던 것이 드러났고, 그것을 있는 그대로 느껴볼 수 있다. 문제를 찾고 그러한 '자각'이 생길 때마다 당신은 변화할 수 있고 새로운 선택이 가능하다. 즉, 자각을 해야 바꿀 수 있다. 내가 착각하고 있음을 아는 것, 이것이 곧 자각이다. 그러니 기뻐하자. 이제 알아야 할 것을 알게 된 것이다.

4. 서두르지 마세요, 몸은 스스로 행합니다

몸을 의도적으로 움직이려 해도 몸은 자신의 뜻대로 말을 듣지 않는다는 것을 알게 된다. 알렉산더 테크닉에서 가르치는 같은 동작을 반복하다 보면 지루하거나 어렵다고 생각하기 쉽다. 또한 자신이 기대했던 것과 다르다고 생각하며 교육내용에 거리감을 느끼기도 한다. 쉬운 방법과 요령을 배워서 정답을 빨리 얻기를 바라기도 한다. 또한 지금까지 뭔가를 배울 때마다 적용해 왔던 익숙한 방법이길 원한다.

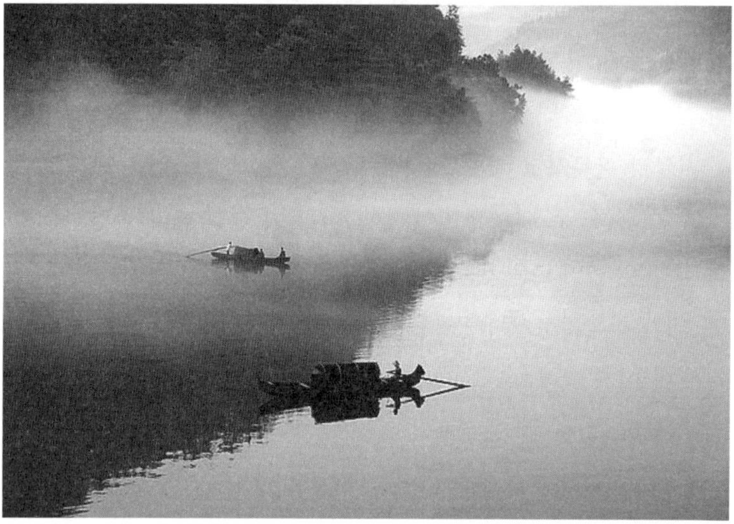

고요함 속의 흐름 - 몸과 자연

이제껏 해온 공부나 운동을 대하듯 알렉산더 테크닉을 배워서는 아무런 효과도 결과도 기대할 수 없다. 왜냐하면 기계적인 운동이 아닌 '자기(Self)의 사용'이기 때문이다. 그 '사용의 주체가 누구인가?'를 스스로 알 때까지 AT 교사는 묵묵히 손을 대어 주며(핸즈온[Hand's-on]: AT 교사는 핸즈온을 통해 그 감각을 경험시킨다[9장 참조]) 정성스런 교감의 태도로 대한다. 자신이 입은 어색하고 답답한 갑옷 같은 긴장의 틀을 깨고, 홀연히 자신의 참모습을 관망할 기회를 갖도록 말이다. 그리고 스스로 발견하는 기쁨은 자신의 것이다.

몸을 자신의 욕구에 맞춰 마음대로 해보려 하면 할수록 몸은 더 멀어져 간다. 단순히 운동법이나 교정법을 배워 따라하는 것이 아닌 완전히 새롭게 몸과 만난다.

5. 침묵의 시간을 이용하세요

AT 교사의 핸즈온을 통해 아무 말 없이 고요한 침묵의 시간을 가질 때, 학생은 모든 것을 맡기고 침묵의 시간을 함께 한다. 몸과 멀어졌던 거리가 좁혀지고, 몸속 깊이 자리했던 긴장이 사라진다. 생각이 많아질 때도 있다. 내버려 둬라. 지금 진행하고 있는 경험만을 몸에 허용하고 있으면 기대하지 않았던 것들을 알아가게 된다. 몸은 고요함 속에서도 말을 하기 때문이다.

> "이 공부를 잘할 수 있는 배움의 태도는 스스로 멈추는 것, 고요히 맡기는 것, 몸이 흐르도록 허용하는 것, 온전히 내려놓고 행하는 것이다."

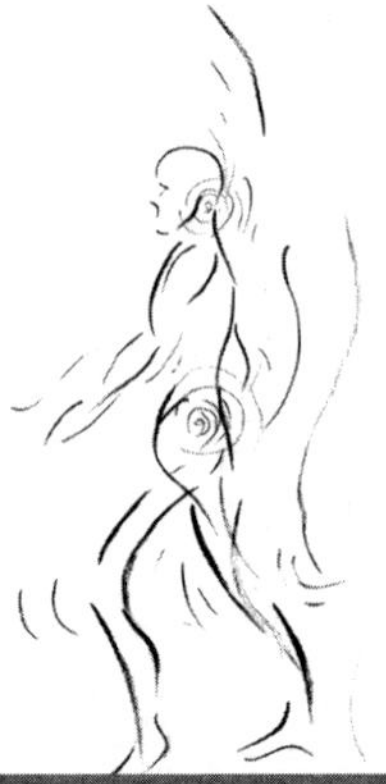

2장 개념

알렉산더 테크닉이란?

삶은 한 끗 차이로 달라진다. 이 한 끗으로 인해 누군가는 즐거워하고 누군가는 괴로워한다. 이 한 끗으로 누군가는 노력만 하고 누군가는 깨닫는다. 알렉산더 테크닉은 '무엇이' 아니라 '어떻게'에 대한 기술이다. 우리네 삶의 실상은 무엇이 되기 위한 것이 아니라, 어떻게 경험하는가에 따라 달라진다. 똑같은 음식재료를 가지고 요리를 해도 누군가는 기품이 있는 맛을 느끼게 해주는가 하면 다른 누군가는 그렇지 못하다.

어떤 이는 활을 쏘고 어떤 이는 붓을 들었을 뿐 다르지 않고, 누군가는 노래하고 누군가는 춤을 출 뿐 다를 것이 없는 하나의 방법이 있다. 도(道), 진리, 자연, 그것을 무엇이라 부르든 우리네 일상 속에 그 온전함으로 가득 차 흐르고 있다.

알렉산더 테크닉을 창시한 프레더릭 마티아스 알렉산더(Frederick Matthias Alexander)는 우리가 스스로 멈출 수만 있다면 괴로움이 즐거움으로 바뀐다는 것을 가르쳤다. 마치 미친 말처럼 뭔가를 향해 내달리는 자신을 잠시 멈출 수 있다면, 습관처럼 반복하는 행동을 자제할 수 있게 된다. 이것이 바로 한 끗 차이다. 우리는 이 한 끗 차이의 원리를 몰라, 소중한 시간을 과거와 미래에 정신없이 쏟아부으며 기대한 결과만을 기다린다. 자신을 관찰하여 끊임없이 자신의 습관을 자각하는 사람은 무엇을 해도 발전의 길을 걷게 된다.

삶을 경험하는 데 있어 어떤 이론이나 교리가 반드시 필요한 것은 아니다. 단지 언제나 새로운 선택을 할 수 있는 순간의 자유가 중요하다. 있을 수도 있고 없을 수도 있으며, 이러할 수도 있고 저러할 수도 있으면 된다. 그러다 어느 순간 자연스럽게 문이 열리면서 한 걸음 내딛을 수 있는 그 흐름을 자각할 수 있는 상태로 존재하면 된다.

본디 자연은 그렇게 흘러간다. 삶의 흐름은 커다란 강물처럼 흘러간다. 자신이 가야할 곳은 오직 저곳뿐이라고 저항하며 발버둥칠수록 괴로울 뿐이다. 괴로움은 자연스러움에 대한 저항으로 생긴

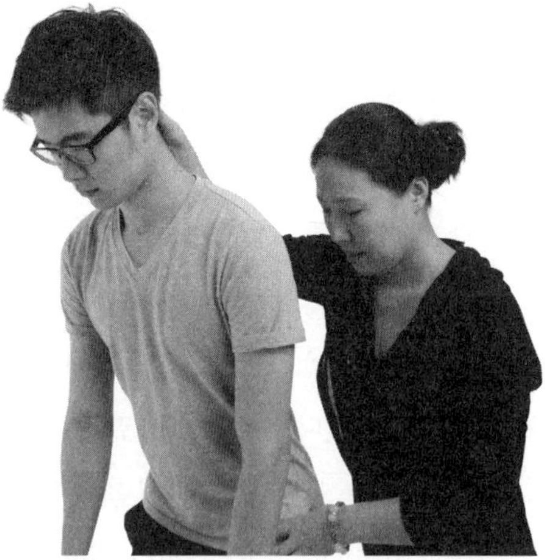

알렉산더 테크닉을 배운다는 것은 습관을 연구대상으로
자신과 자신의 삶을 통찰해 나가는 공부를 하는 것이다.

다. 습관에 물든 고집을 내려놓는다면 그 흐름에 나를 편안하게 맡기며 살게 된다. 알렉산더 테크닉이 알려 주는 것이 바로 이것이다.

알렉산더 테크닉은 '앞으로 인간이 어떻게 진화할 것인가?'에 대한 대안을 제시한다. 이미 130여 년 전에 F. M. 알렉산더는 우리에게 그 길을 알려 주었다. 지금의 우리는 깨어날 것인가, 잠들어 있을 것인가의 기로에 서 있다. 헤아릴 수 없이 많은 문제들 속에서 현 인류가 어떻게 근본적인 모순을 극복해 내고, 다음 세대에 진실과 방향성을 전달할 것인가. 이제는 스스로 깨어나 삶의 진실을 알아가는 것이 수행자들만 하는 것이 아니라 '몸'을 사용하는 평범한 사람들에게 주어진 인생의 과제다.

알렉산더 테크닉은 몸의 해부학적 구조와 기능을 토대로 한 역학적 법칙들을 연구해서 나온 이론이나 의학지식이 아니다. 인간에 대한 깊은 이해와 몸의 정신성에 대한 통찰을 통해 나온 자기의 사용법(Use of The Self)이다. 따라서 학습하여 습득하고 연구하여 결론을 맺는 학문이 아니라, 지금 우리가 실현하면 되는 것이다. 오히려 더 익히는 학습이 아닌 덜 익히는 탈학습(unlearning)이다. 이것은 습득하는 것이 아닌 터득하는 것이다. 이것이 알렉산더 테크닉이라는 교육의 방향성이다.

"알렉산더 테크닉은 습득이 아닌 터득의 길이다."

알렉산더 테크닉은 자세를 교정하고 인위적으로 만들거나 꾸미는 방법이 아니다. 단지 잘못된 습관에 의한 긴장을 해소시키고 자제하는 능력을 기르는 것이다. 그러면 자연스러운 자세는 저절로 따라온다. 모든 문제는 바로 '습관'이 자연스럽고 자유로운 생명의 질서에 혼돈을 초래했기 때문에 생긴다. 신체적 리듬, 정서적 활동, 사고력 등 인간의 모든 정신활동에 가장 큰 영향력을 주는 것들이 바뀌면 모든 것이 바뀔 수 있다.

"알렉산더 테크닉은 자세 교정법이 아닌 습관 자제법이다."

알렉산더 테크닉을 배운다는 것은 습관을 연구대상으로 자신과 자신의 삶을 통찰해 나가는 공부를 하는 것이다. 습관을 알아차리고 그것을 자제할 때 몸을 괴롭히던 긴장이나 통증들이 점차 사라진다. 감정의 억눌림이 해소되고 생각은 자유롭고 창의적으로 변화해 간다. 이렇게 몸을 억압하던 틀에서 벗어날수록 진정한 자기를 만나고 몸을 사용하는 즐거움을 느끼며 살게 된다.

"알렉산더 테크닉은 의식을 활용하여 자연스럽게 몸을 사용하는 기술이다. 또한 잘못된 습관에 의한 삶의 방식을 변화시키는 탈학습적 교육법이다."

현대인들의 스트레스와 긴장

우리는 평생을 긴장 속에서 살아가고 있다. 그 원인으로 습관이라는 무의식적 반응패턴이 반복되고 있다. 일정한 자극이 주어지면 기계처럼 정해진 반응을 한다. 흔한 예로 의자에 앉을 때 허리가 구부정해지는 반응, 긴장하면 자신도 모르게 다리를 꼬는 반응 들이다.

현대인들은 복잡한 환경 속에서 다량의 정보를 무의식적으로 해석하고 처리한다. 이 상태가 적절히 해소되어 정상적으로 회복되어야 하는데 그렇지 못한 경우가 생긴다. 스트레스나 쇼크, 트라우마 같은 것은 강력한 기억으로 남아 의식의 흐름을 고정시킨다. 뿐만 아니라 부정적인 기억과 긴장이 몸에서 완전히 해소되기 전까지 크게 영향을 미친다.

현대인들에게 스트레스는 보편적인 것이 되고 말았다. 언제나 긴장을 하게 되고 그 긴장을 풀기 위한 휴식은 수면 외에는 효과적인 것이 많지 않다. 반복되는 정신적 · 육체적 스트레스를 우리 뇌가 처리하기 부족한 상태가 되면 이에 적응해 버리거나 부적절한 보상을 하게 된다. 정상적으로 처리하지 못한 정보량이 늘어날수록 신경들 간의 흥분조절이 어려워져 근육들은 점차 수축되어 간다. 이것이 긴장된 자세를 만들기도 하고, 관절염과 디스크와 같은 병리 현상으로까지 이어진다.

스트레스의 결과로 인한 과도한 긴장은 생체 모든 활동에 제약을 가한다. 따라서 질병 뒤에는 '긴장'이라는 강력한 저항력이 숨겨져 있는 셈이다. 이 저항력 때문에 에너지는 소모되고 고갈된다. 긴장은 '숨' 쉬는 걸 힘들게 만들고, 내장기관들의 공간들을 뒤틀고, 척추를 타고 흐르는 생명력을 점차 잃게 만든다. 이런 상황이 오래될수록 면역력은 점차 약해진다. 그리고 이러한 긴장의 원인이 바로 '습관'에 있다. 그러나 의료기관에서도 습관을 정식으로 다루기가 어려운 실정이다. 가정과 학교, 여러 교육기관도 마찬가지다.

개인의 습관이란 것이 모두 각양각색이라 분석하고 평가하기 어려운 대상이기 때문이다. 또한 각 개개인의 생활 속에 깊게 배어 있어 어찌할 수가 없다. 결국 개인의 문제로 취급해 각자 알아서 처리해야 할 골칫거리인 셈이다. 사회 · 문화적 환경 및 정치 · 경제적 상황에 따른 대중들의 스트레스와 긴장에 의한 천차만별의 증상들을 몇 가지 유형으로 나눌 수도 없다. 결국 스스로 깨어서 자신의 습관을 관찰하고 해소해야 한다. 이를 알렉산더 테크닉이 도와줄 것이다. AT는 평범하게 하루하루 최선을 다해 살아가려는 보통 사람들을 위한 자기문제 해결법이다.

"자연치유는 '몸'이 가진 지혜다. 자연의 질서에 순응하고 깨어 있는 자각에 의한 의식의 확장이 치유의 주요체다."

알렉산더 테크닉에 대한 오해

1. 알렉산더 테크닉은 교정법이다?

알렉산더 테크닉은 근육을 풀어 골격을 교정하려는 그 어떠한 시도도 하지 않는다. 마사지나 카이로프랙틱과 유사한 기술이라고 생각하는 것은 큰 오해다. 오히려 똑바른 자세를 취하고 유지하려는 의도와 긴장으로부터 벗어나야 자연스러운 몸을 회복할 수 있다. 단지 습관에 의한 긴장을 푸는 것만으로도 몸은 스스로를 통합해 자신을 사용할 줄 안다. 관절을 일시적으로 교정해서 잠시 통증에서 벗어날 수 있겠지만, 습관이 그대로 남아 있는 한 같은 문제가 반복해서 일어날 것이다. 강제적으로 교정하고 자세를 만드는 모든 시도는 알렉산더 테크닉의 원리와 거리가 멀다.

6~7kg에 달하는 머리가 척추 위에 안정되게 놓일 수 있는 것은 중추조절(Primary Control, 6장과 8장 참조)이라는 타고난 내적기능에 의해 저절로 되는 것이다. 중추조절을 방해하면 자세는 흐트러진다. 습관의 방해 없이 내적인 흐름이 자연스럽게 흐를 때가 편안한 자세다. 경직된 수직 정렬 상태는 부자연스러운 긴장일 뿐이다. 알렉산더 테크닉은 빠른 효과를 내는 치료가 아니다. 몸과 의식을 통해 긴장의 원인이 되는 습관과 삶의 방식을 근본적으로 변화시키는 재교

육(re-education)이다. 따라서 그 효과를 오래 누리며 살아갈 수 있다.

2. 알렉산더 테크닉은 척추를 똑바로 세워 몸을 수직 정렬하는 테크닉이다?

알렉산더 테크닉은 머리를 올바른 위치에 수직으로 고정시키는 교정법이 아니다. 편안하고 자연스럽게 그리고 효율적으로 머리가 척추 위에 안정되게 놓일 수 있게 도와준다. 사실 올바른 자세라고 규정되어 있는 것은 없다. 규정하고 싶어 할 뿐이다.

어려서부터 훈련된 바른 자세에 대한 수직 정렬 개념이 뼈 속 깊이 스며 있어 무의식적으로 자세를 그렇게 만들려는 경향이 매우 강하다. 특히, TV 매체에서 목을 똑바로 해야 되고, 어깨는 뒤로 펴고, 가슴은 또 어찌해야 하며, 걸을 때 어떻게 걸어야 건강해진다는 식으로 대중을 교육한다. 바른 자세에 대한 관념들만 넘쳐난다. 그러나 실상은 올바르게 하려는 생각과 습관에 의해 몸은 더 긴장한다. 알렉산더 테크닉은 그러한 관념들로부터 벗어나게 해주는 탈학습이다.

3. 알렉산더 테크닉은 균형 잡힌 몸을 만드는 기법이다?

알렉산더 테크닉은 수직 정렬, 좌우 대칭, 근골격의 균형을 이루는 몸을 추구하지 않는다. 수직, 균형, 정렬, 대칭, 이런 개념들은 모두 인간이 만들어 낸 관념이다. 자연에는 완전한 수직, 정렬, 균형이 실재하지 않는다. 인간 스스로 그렇게 개념화하고 몸 또한 그렇게 다뤄야 한다고 생각하는 것에 불과하다. 완벽한 균형은 인간의 의지로 만들어지는 것이 아니라 몸 스스로의 조화에 의해 나타난다.

알렉산더 테크닉은 '몸'을 교정, 조작, 통제하는 대상으로 보지 않는다. 몸은 소유물이 아니라 자연 그 자체이고 살아 있는 생명체다. 그렇기 때문에 의지만으로 통제할 수 없다. 알렉산더 테크닉은 균형을 맞추기 위해 컨트롤하는 것이 아니라, 다시 하나로 연결함으로써 저절로 기능이 조화로워진다. 알렉산더 테크닉은 '자기(Self)'의 사용이다. 즉 환경 속에서 감각하고 움직이며 느끼고 생각하고 의식하는 모든 활동을 의미한다. 몸을 통해 의식의 세계를 어떻게 경험하고 표현하는지, 몸에 어떻게 반영되고 이에 따라 존재 상태가 어떻게 변하는지 자각하는 공부다.

알렉산더 테크닉은 '삶'을 통한 모든 배움을 몸으로 체화한다. 몸의 형태나 구조만을 보고 평가 분석하는 것은, 몸 전체가 상황에 따라 변화하는 유기체임을 보지 못하고 있는 것이다.

> "몸은 단단한 물질로 이루어진 역학적 기계가 아니라 살아 있는 생명을 스스로 운영하는 지성체다."

4. 알렉산더 테크닉은 호흡과 발성을 자유롭게 조작하는 기술이다?

호흡은 자연적인 현상에 의한 반응으로 일어난다. 활동에 따른 반응으로 스스로 숨을 쉰다. 몸 안과 밖의 대기압 차에 의해 저절로 공기가 빨려 들어왔다 나갔다 한다. 우리는 의도적으로 숨을 통제할 수 없다. 일시적으로 숨을 참거나 깊게 들이마시고 내쉴 수는 있지만 이는 불필요한 긴장을 동반한다. 또한 호흡을 수련하여 초월하려는 인간의 의지와 환상이 너무도 많다. 이러한 욕구는 언제나 무리수를 만들어 낸다.

알렉산더 테크닉은 호흡을 관찰하고 통제하려는 자신을 자각하게 해준다. 그 욕구와 생각들을 자각하고 자제하면 호흡은 저절로 자연스러워진다. 몸이 스스로 숨 쉬려는 것을 방해하고 간섭하려는 습관을 자제하기만 하면 된다. 더 깊게 들이마시려 하거나 더 길게 내뱉으려 할수록 횡격막은 긴장하고 몸은 경직된다.

자신의 욕구와 의지를 내려놓고 자연스럽게 허용한다면 몸은 점차 깊은 호흡의 세계로 안내할 것이다. 자연스러운 호흡을 통한 본능적인 발성은 긴장 없이 저절로 이루어진다. 절대적인 발성법이 있다고 착각하지 말고 그 노력 속에 문제가 있다는 것부터 자각해야 한다. 자연스러운 자신의 소리를 찾은 후 필요한 테크닉을 응용하면 된다. AT는 자신에게 맞는 자연스러운 호흡과 발성을 가르쳐 준다.

5. 알렉산더 테크닉은 생체역학을 이용해 에너지 효율성을 높인다?

진정한 효율성은 정확하게 반복 수행하는 기계적인 방식에서 나오는 것이 아니라, 매 순간 다르게 변화하는 생명의 지성에서 나온다. 우리 몸은 기계처럼 작동하는 것이 아니다. 몸은 매 순간 모든 주변 환경과 관계하면서 항상 탄력적으로 대응한다. 몸에서 역학이론이 일어나는 것처럼 보일 뿐이지, 몸이 물리학적인 것은 아니다. 신성한 몸은 역학적으로 계산될 수 없다. 몸은 무엇이 편한지 불편한지 스스로 잘 알고 있다. 그러나 사람들은 습관에 의해 자신이 편한 것(익숙한 것)만을 하려 한다.

"알렉산더 테크닉은 몸이 자연 그 자체임을 통찰함으로써 자연의 흐름을 허용하고, 유기적으로 변한다는 것을 깨닫게 한다. 자연은 언제나 온전한 길을 선택하며 흘러간다. 인간은 자연에 속해 있기에 온전한 길을 스스로 알 수 있다."

효율적으로 몸을 사용하기 위해 꼭 생체역학을 배울 필요는 없다. 생체역학적 의자와 책상을 사용하는 것보다 자신을 어떤 상태에서도 편안하게 사용하는 것이 더 중요하다. 언제나 새로운 준비 상태에서 평정심으로 자기를 사용하고, 기계적이고 습관적인 반응을 멈추는 것이 유일하게 알렉산더 테크닉에서 하려는 것이다.

알렉산더 테크닉의 특징과 효과

알렉산더 테크닉은 어떠한 특징이 있으며, 어떠한 도움을 줄 수 있는지 알아보자.

1. 일상과 동떨어져 있지 않다

알렉산더 테크닉은 연습이 따로 없다. 때와 장소를 정해서 하는 훈련이 아닌, 일상 속에서 자신을 깊이 관찰해 들어가 탐구하고 자각할 수 있는 생활 수행이다. 일상 속의 움직임과 습관을 교육의 주요 대상으로 삼고 연구한다.

2. 습관을 다루는 방법을 통해 긴장을 해소시킨다

통증의 원인을 단순히 국소적인 부분에 국한해 해결하지 않는다. 전인적(holistic)으로 접근하여 스스로 원인을 자각하고 긴장을 해소할 수 있도록 알려 준다. 따라서 근본적인 원인으로부터 벗어날 수 있다.

3. 집중력과 관찰력이 향상된다

의식은 활용할수록 확장된다. 확장된 의식은 자신과 주어진 상황을 이해하고 통찰할 수 있는 내적 힘을 길러 준다. 동시에 현재 깨어 있는 삶의 즐거움과 삶에 충실할 수 있는 열정을 생기게 한다.

4. 에너지 효율성을 높이는 몸의 사용법이다

무리한 골격교정이나 근육자극이 아니므로 힘든 운동으로 몸에 무리를 주지 않는다. 효율적인 몸의 사용으로 여러 가지 운동에 응용할 수 있다. 또한 일상 속에서 소모되는 에너지를 효율적으로 조절하게 되어 피로와 스트레스를 잘 극복할 수 있다.

5. 고요한 자신과의 소통으로 정서 안정이 이루어진다

알렉산더 테크닉 훈련은 자신을 관찰하고 느끼며 자신과 소통하는 시간을 갖게 한다. 따라서 외부 상황으로 의식이 혼돈스러울 때 고요히 자신 안으로 들어가 휴식을 취할 수 있어 정서 안정에 큰 도움이 된다.

6. 심리적인 문제를 따로 구분하여 다루지 않는다

몸을 온전히 사용할 수 있는 의식이 있다면 심리적인 문제 자체가 따로 생길 수 없다. 정신을 분석하고 유형화하는 대신 몸과 교감하여 존재의 본질과 연결된다. 트라우마, 쇼크, 집착, 강박, 분열 등 모든 것이 말이 다를 뿐 긴장에 의한 에너지 흐름과 해소 출구가 제약을 받아 벌어지는 갖가지 현상이다. 알렉산더 테크닉은 몸의 사용을 가르치면서 스스로 몸을 편안히 하는 법을 배워 적용하는 것뿐인데도 여러 가지 심인성 문제들을 개선시킨다.

7. 스스로 예방하고 치유할 수 있는 능력이 생긴다

몸은 스스로 치유하는 본연의 능력이 있는데 습관이 그것을 제약한다. 따라서 생활 습관을 개선하면 예방과 치유는 저절로 이루어진다. 알렉산더 테크닉은 예방의학적 방법으로 많이 활용되며 재활적인 교육으로 매우 뛰어난 장점이 있다.

8. 어떠한 운동, 요법, 예술 분야에도 모두 활용될 수 있다

알렉산더 테크닉은 삶의 기본 방식을 충실하게 다룬다. 그 기본 방식은 어떤 특수한 분야에도 응용이 가능하다. 왜냐하면 몸을 사용하는 원리는 동일하기 때문이다. 몸의 긴장을 불러일으키는 습관을 수정하여 몸의 움직임과 기능을 향상시킨다.

9. 명상, 선, 요가 등 동양적인 수행을 도모한다

알렉산더 테크닉은 특별히 깨달음이나 자아실현에 대해 강조하지 않는다. 오히려 더 본질적인 삶의 태도를 가르칠 뿐이며 환상이나 도그마에 빠지지 않는다. 저절로 일상의 진리를 접하며 현재의 삶에 충실하게 한다. 몸은 가장 가까운 우주다. 알렉산더 테크닉을 통해 '몸'을 다시 자각하여 있는 그대로의 자신을 사랑하고 배울 수 있다. 진정으로 진리가 여기 있음을 경험하고 실천하는 일상의 공부다.

10. 1 대 1 개인 레슨 방식이 있다

개개인의 문제에 맞춰 개인 지도가 달리 이루어진다. 자신에게 필요한 것을 적극적으로 배울 수 있으며, 스스로 파악하기 어려운 많은 긴장들을 인식하고 해소할 수 있다. 교사의 핸즈온을 통해 쌓여 있던 긴장들을 해소했을 때 새로운 움직임의 방향이 나타난다.

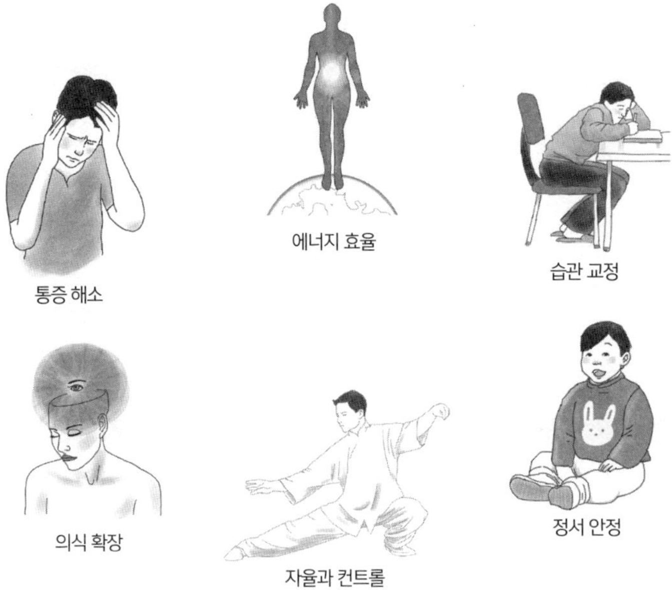

AT의 효과

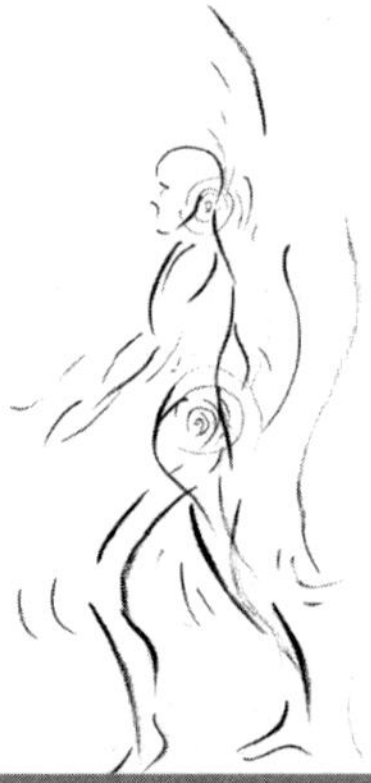

3장 생애

F. M. 알렉산더의 생애

프레더릭 마티아스 알렉산더(Frederick Matthias Alexander)는 1869년 호주의 타스마니아에서 태어났다. 어려서부터 병약하여 학교를 제대로 다니지 못해 집에서 개인교습을 받으면서 책을 읽거나 말을 돌보는 일을 했다. 셰익스피어 작품을 좋아하게 된 알렉산더는 건강이 회복되자 본격적으로 연기 공부를 시작했다. 일찍부터 예술적인 재능을 보인 그는 20대 초반에 자신의 극단을 결성하고 배우와 낭송가로서뿐만 아니라 연극 제작자로서도 서서히 명성을 얻기 시작했다. 그러나 언제부터인가 연습을 하는 도중에 쉰 듯한 목소리가 섞여 나오거나 동료 연극배우들의 귀에도 거슬릴 정도로 발성에 문제가 생기기 시작했다. 의사와 보컬 트레이너들에게 치료를 받으면 일시적으로 증세가 호전되는 듯 보이다가도 연습을 다시 시작하면 재발되었다. 중요한 무대를 앞두고 걱정이 된 알렉산더는 의사에게 무대에 서도 되는지 자문을 구했고, 2주일간 성대를 무리하게 사용하지 않고 쉬면 괜찮을 거라는 의사의 권유에 따라 집에서 휴식을 취했다.

2주일 후 상태가 좋아지자 알렉산더는 무대에 다시 섰지만, 결국 낭독을 하는 도중 목소리가 전혀 나오지 않게 되었다. 일상생활 속에서는 별문제가 없다가 무대에 설 때만 문제가 생기는 것을 이상하

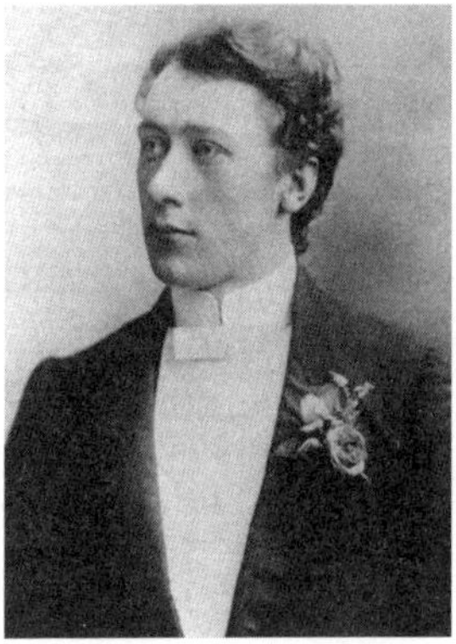

프레데릭 마티아스 알렉산더

게 생각한 그는 의사에게 그 이유를 물어보았다. 그러나 의학적으로는 원인을 알 수 없다는 답을 들었다. 누구에게도 도움을 받지 못하게 되자 알렉산더는 스스로 문제의 원인을 찾아보기로 결심하였다. 거울 앞에 서서 일상생활에서 발성을 할 때의 모습과 셰익스피어의 작품을 낭독할 때의 모습을 비교해 보기 시작했다. 그 과정에서 눈에 띄는 특징들을 발견하였다. 낭독을 할 때마다 머리가 뒤로 젖혀지면서 발성 통로인 후두(larynx)를 밑으로 눌렀고, 구부러지는 척추로 인해 호흡과 발성에 문제가 생긴다는 것을 깨달았다.

낭독을 할 때마다 나타나는 특징들 속에 근본적인 원인이 있다면, 그 문제점을 해결할 수 있는 방법만 찾아내면 스스로 병을 고칠 수 있다는 기대를 하게 되었다. 그 후 오랜 시간, 거울 앞에 서서 관찰, 비교, 자각하는 과정을 통해 수많은 시행착오를 경험하면서 마침내 중요한 발견을 하게 되었고, 그로 인해 그의 증세는 사라지게 되었다.

그 후 알렉산더는 자신뿐만 아니라 동료 연극인들도 비슷한 문제점을 갖고 있다는 걸 알게 되었다. 대부분 습관적인 긴장이나 느낌에 영향을 받은 본능적인 반응이 자연스러운 흐름과 움직임을 방해하고 있었다. 나타나는 문제점들은 결국 습관에 익숙해져 있는 개개인의 감각기관이 잘못된 정보를 주고받고 있으며, 스스로가 이러한 잘못된 정보를 제대로 인식할 수 없기 때문에 발생했다. 그는 본인의 경험을 바탕으로 동료 연극인들에게도 도움을 줄 수 있게 되자, 그의 남동생 앨버트 레든 알렉산더(Albert Redden Alexander)에게 파트너가 되어 같이 일해주기를 부탁하였다.

몇 번의 레슨으로 형의 발견을 이해하게 된 동생은 그 이후부터 형을 도와 관찰을 통해 알아낸 진행과정들을 사람들에게 가르치기 시작했다. 그 후, A. R. 알렉산더가 전쟁 중인 남아프리카로 떠나기 전까지 멜버른과 시드니에서 6년간 알렉산더 테크닉을 가르쳤다.

호주에 혼자 남아 알렉산더 테크닉을 가르치는 F. M. 알렉산더에 대한 소문은 점점 퍼지기 시작했고, 그에 대해 관심을 가지고 있던 의사들이 그에게 환자들을 소개시키기도 했다. 그 중 한 명인 스튜어트 매케이(Stewart Mckay)는 환자들의 치료에 큰 도움을 받게 되자 F. M. 알렉산더를 영국의 동료 의사들에게도 소개시켜 알렉산더 테크닉을 널리 알리고 싶어 했다. 1904년 봄, 스튜어트 매케이의 소개장을 들고 영국으로 떠난 F. M. 알렉산더는 1955년 86세의 나이로 세상을 떠날 때까지 한 번도 호주로 돌아가지 않았다. 제1, 2차 세계대전이 일어나 미국으로 떠나 있던 기간을 빼고는 50년간 영국을 떠나지 않고 알렉산더 테크닉을 가르쳤다. A. R. 알렉산더는 남아프리카에서 돌아온 후 F. M. 알렉산더가 있는 영국으로 건너갔으며 형과는 달리 세계대전이 끝난 후에도 1년에 몇 개월은 미국에 머물면서 가르쳤다. 1933년 보스턴에 그의 거처를 마련한 후 1947년 세상을 떠나기 전까지 미국에서 알렉산더 테크닉을 가르쳤다.

F. M. 알렉산더에게 오랫동안 알렉산더 테크닉을 배우며 적극적으로 후원한 인물로 찰스 스콧 셰링턴(Charles Scott Sherrington, 1932년 노벨생리의학상), 니콜라스 틴베르헌(Nikolaas Tinbergen, 1973년 노벨생리의학상), 존 듀이(John Dewey, 미국 교육학의 아버지), 조지 버나드 쇼(George Bernard Shaw, 1925년 노벨문학상), 올더스 헉슬리(Aldous Huxley, 문학가) 등 유명한 제자들이 많았다. 그는 1955년 86세의 나이로 런던에서 사망할 때까지 4권의 책 속에 자신의 깨달음을 전했으며, 지도교사를 양성하였다. 그가 조카에게 마지막으로 남긴 말은 "얘야, 나는 늘 행복했단다"였다.

알렉산더 테크닉의 발견 과정

1. 중추조절의 발견

F. M. 알렉산더는 자신의 문제를 스스로 해결하기 위해 3면의 거울을 놓고 10여 년에 걸친 관찰과 실험을 하였다. 무대 위에서의 발성과 표현방식을 세심하게 관찰하는 과정에서 머리와 전신의 관계를 발견하였다.

- 머리를 척추 쪽으로 당겨 움츠린다.
- 후두(성대를 포함하는 목구멍 부위)를 압박한다.
- 숨이 차서 헐떡거릴 때처럼 입으로 숨을 들이킨다.

정도의 차이만 있지 일상 속에서 이러한 습관이 반복된다는 것을 자각하였다. 그는 이 습관을 없애거나 바꿀 수 있는 방법을 찾기 시작했다. 그런데 여기서 혼돈에 빠졌다. 그는 스스로 다음과 같은 질문을 한다.

• 공기를 갑자기 들이마시는 것과 머리를 뒤로 젖히는 것이 후두를 압박하는 것인가?

• 아니면 머리를 뒤로 젖히는 것이 후두를 압박하여 빨아들이듯 숨을 들이키는 것인가?

• 그것도 아니면 후두의 압박이 숨을 갑자기 들이키게 하여 목을 뒤로 젖히게 하는 것인가?

처음에는 이러한 자신의 의문에 답을 찾을 수 없었다. 몇 달 후, 그는 공기를 빨아들이듯 들이키는 것과 후두를 압박하는 것을 직접적으로 방지하기는 어렵지만 머리를 뒤로 젖히는 것은 어느 정도 방지할 수 있다는 것을 알아차렸다. 이것은 중요한 발견으로 이어졌다. 머리를 뒤로 젖히는 것을 방지하였더니 공기를 갑자기 빨아들이듯 들이키는 것과 후두를 누르는 것을 완화시킬 수 있었다. 그는 자신의 저서에서 다음과 같이 쓰고 있다.

> "이 발견은 중요한 전환점이 되었다. 이것은 신체 작용의 중추조절(primary control)의 발견으로 이어졌고, 나의 연구에 있어 첫 번째 중요한 단계로 기록할 만하다."

'머리-목-몸통의 관계(head-neck-back relationship)'라 불리는 중추조절은 몸의 중심적인 기능을 통제하는 조정자 역할을 한다. 즉, 중추조절에 이상이 생기면 신체 전반의 반사작용을 저해하여 협응(協應, coordination)과 균형을 상실한다. 머리를 뒤로 젖히는 행위는 전체 구조와 기능에 영향을 미친다. 그의 경우 후두를 압박하여 호흡에 문제가 발생했고, 가슴을 들어 올리며 척추의 만곡을 좁혀 무릎과 발바닥에 강한 긴장을 초래했다. 이후 그는 근육이 단순히 특정 부위의 역할만을 하는 것이 아닌, 전체적 존재라는 결론에 이르게 되었다.

> "인간은 신체적인 것이든, 정신적인 것이든, 영적인 것이든 근육의 긴장으로 전환시킨다." - F. M. 알렉산더

2. 감각인식오류의 발견

그는 중추조절을 발견한 후 네 발 달린 동물들의 움직임이 어떻게 일어나는지 잘 이해할 수 있었다. 중추조절의 발견으로 척추를 펴 키가 커지는 것처럼 했을 때 목소리가 변하는 것에 주목했다. 그러나 의지적으로 '노력하면' 잘 되지 않는 데다 더 긴장하는 경우가 많았다. 그래서 머리를 앞과 위를 향하고 그 자세를 더 잘 유지하는 실험을 해보았다. 그러나 여전히 자신의 노력과는 달리 낭독하는 동안에는 가슴을 내밀고 등을 좁히고 있는 자신을 발견했다. 그는 자신이 올바르다고 생각하고 한 행위가 실제로는 다르게 하고 있는 것은 아닌지 의심하게 되었고, 거울을 보며 계속 연구하였다.

알렉산더는 자신이 '이 느낌이 옳다'라는 감각이 사실은 잘못된 인식이었음을 발견하였다. 그는 이것을 '감각인식오류(faulty sensory appreciation)'라고 불렀다. 신체의 각 부분들이 어떻게 상호 관계를 이루는지 그 신호와 정보들을 제대로 인식하지 못한 채 잘못된 명령을 내리고 그 상태가 정상이라 해석해 버리는 현상이 '감각인식오류'다. 자신이 공간에 어떻게 있는지 알려 주는 감각되먹임체계

(sensori feedback system)가 무조건 신뢰할 수 있는 것이 아님을 발견한 것이다. 왜냐하면, 우리가 어떤 자세를 취했을 때 주관적으로 인식한 것과 객관적으로 나타난 결과가 다른 경우가 많기 때문이다. 즉, 나는 바르게 서 있다고 생각하는데 남이 보기에는 그렇지 못하다.

자신이 의도하는 행위가 사실은 오류를 지속하고 있었던 셈이니 그 어떠한 노력도 허사로 만드는 원인이었다. 그는 이 문제를 해결하면서 중추조절을 회복할 수 있는 방법을 다시 연구하기 시작했고, 결국 그는 디렉션을 발견해 냈다.

3. 디렉션의 발견

알렉산더는 지금까지 잘못된 방향으로 억지로 노력해 왔음을 깨닫고 그동안 해오던 방법들을 수정했다. 사실 자연스럽게 느껴지는 방법을 자신에게 대입했을 뿐, 실제로 몸이 원하는 방향성에 대해서는 생각해 보지 못했던 것이다. 그는 기존의 부적절한 습관을 시정하기 위해 스스로에게 의식적인 구두 지시를 설정하기 시작했다. 이를 통해 그는 기대치 못한 놀라운 경험을 하게 되었다.

언어로 구성된 메시지를 몸에 전달하면 그것에 반응하는 작용이 일어난다는 사실을 발견하였다. 그는 다섯 가지 디렉션(direction, 지시어)을 발견하기에 이른다.

하나, 머리 디렉션의 발견

앞서도 이야기했지만, 알렉산더는 거울 앞에 서서 평상시 말할 때의 모습과 낭독할 때의 모습을 유심히 관찰한 결과 몇 가지 특징을 찾아낼 수 있었다. 낭독을 할 때마다 머리가 뒤로 젖혀지면서 후두를 누르게 되고, 그로 인해 수축된 척추와 늑골 때문에 호흡이 영향을 받았다.

그는 의식적으로 머리를 인식하고 있는 위치보다 조금 더 앞으로 움직이면 호흡과 발성이 좋아질 수 있을 거라고 생각했다. 하지만 머리의 위치를 앞으로 움직여도 6~7kg이나 되는 머리의 무게가 여전히 척추를 내리눌렀다. 머리를 뒤로 젖혔을 때와 마찬가지로 호흡에 안 좋은 영향을 주었다. 그리하여 척추를 밑으로 누르지 않도록 머리의 위치를 위로도 향해야 할 필요성을 느꼈다. 그러기 위해서는 목의 긴장을 해소하여 근육들이 머리를 뒤로 젖히지 않게 해야 했다.

알렉산더는 '디렉션'을 '생각'함으로써 자신의 의지로 머리를 움직이는 것이 아닌, 뇌의 신경조직에 직접 메시지(정보)가 흐르게 유도하는 방법을 고안해 냈다. 이로써 알렉산더 테크닉에서 사용되는 '디렉션'이 만들어지게 되었다.

'내 목이 자유롭다'고 생각한다.

(Think[Let] my neck to be free.)

'내 머리가 앞과 위로 향한다'고 생각한다.

(Think[Let] my head go forward and upward.)

둘, 척추 디렉션의 발견

디렉션에 따라 목의 긴장을 해소시킴으로써 머리가 앞과 위를 향하게 되었지만, 어떤 이유에서인지 다시 구부정해지며 머리를 뒤로 젖히는 습관이 반복되었다. 알렉산더는 다시 거울 앞에 서서 자신의 모습을 관찰하는 과정을 통해, 낭독할 때마다 가슴을 앞으로 내미는 습관을 자각했다. 늑골은 척추(흉추)와 연결되어 있다. 늑골(가슴, 폐)을 앞으로 내밀면 등(척추)의 폭이 좁아지고, 등(척추)을 구부리면 늑골(가슴) 부위의 폭이 좁아지면서 긴장이 해소되지 않았다. 그는 구부정하거나 뻣뻣하게 세우고 있는 몸통을 3차원적으로 길어지고 넓어지게 해야 한다는 걸 알게 되었다.

목이 편안해지고 머리가 제 위치로 다시 돌아가면서 몸의 중심(몸통, 척추와 늑골, 골반)으로 긴장하는 방향성과 반대되는 방향성의 메시지를 자신의 인식체계에 전달하는 디렉션을 발견했다. 그는 머리와 목이 몸통(척추)과 긴밀한 관계가 있음을 알게 된 후 다음과 같은 디렉션을 사용하였다.

'내 척추가 길어지고 넓어진다'고 생각한다.

(Think[Let] my torso lengthen and widen.)

(※몸통[torso]을 척추라고 번역하여 사용하고 있다. 척추의 영역은 몸통 전체를 의식하는 것이며 앞은 물론 뒤의 공간도 놓치지 않아야 하기 때문이다.)

셋, 다리와 어깨 디렉션의 발견

알렉산더는 두 번째 디렉션을 발견한 후, '내 목이 자유롭다. 내 머리가 앞과 위로 향한다. 내 척추가 길어지고 넓어진다'를 지속적으로 생각하면서 말하거나 낭독하는 연습을 했다. 하지만, 이 역시 그 상태를 계속 유지하기는 어려웠다. 오히려 그의 머리는 자신의 의도와는 상관없이 뒤로 젖혀졌다. 그는 머리와 척추뿐만이 아니라 몸의 다른 부분에도 문제가 있는 게 아닐까 의심하게 되었고, 거울을 통해 다리와 어깨까지 포함한 몸 전체를 관찰하기 시작했다.

거울 앞에 서서 낭독하는 모습을 관찰해 보니 다리와 어깨에도 긴장이 있었다. 긴장한 몸의 일부분이 다른 부위로까지 전체적인 영향을 미치고 있었다. 특히 발가락의 긴장으로 발바닥 안쪽으로 구부러지면서 몸의 무게중심이 발의 한쪽에 집중되었다. 이로 인한 무릎의 긴장이 몸 전체의 균형을 불안정하게 만드는 원인이 되었다. 또한 손의 잘못된 사용 역시 팔과 어깨에 지속적인 긴장을 일으켜 결국 몸 전체에 영향을 미쳤다. 팔과 다리의 긴장이 몸의 중심으로 전달된다는 사실을 발견함으로써 긴장을 해소할 수 있는 방향성을 디렉션으로 만들었다.

'내 다리와 척추가 서로 분리된다'고 생각한다.

(Think[Let] my legs release away from my torso.)

'내 어깨가 중심으로부터 넓어진다'고 생각한다.

(Think[Let] my shoulder widening from each other.)

인간의 몸은 부분이 전체와 밀접하게 연관되어 있고, 각 부분들이 상호간에 주고받는 영향은 이들을 각각 어떻게 사용하는가에 따라 늘 변한다. 하지만 한 번 형성된 습관은 자신의 잘못된 사용법을 좀 더 나은 사용법으로 바꾸려는 의지보다 강하게 작용한다. 습관적인 움직임과 자연스러운 움직임을 스스로 구별하거나 자각하는 것이 쉬운 일은 아니다.

넷, 자제심의 발견

알렉산더는 디렉션을 활용하면서 또 하나의 커다란 문제점에 봉착하게 되었다. 몸에 디렉션을 주어 자신을 잘 사용하다가도, 실제로 말을 하거나 행동을 하는 순간 기존의 습관적인 사용으로 되돌아가는 것이었다. 무의식적인 습관이 이성적인 디렉션을 압도해 버리는 것을 알게 되었다. 그는 크게 절망하였고 억울한 심정으로 자신의 목표에 다다르려는 노력을 포기했다. 하지만 그 순간 그는 자극에 대해 즉각적으로 반응하여 어떻게 해보려는 자신의 의도를 내려놓아야 함을 깨달았다. 그는 이것을 자제심(inhibition)이라고 불렀다.

그는 무언가 하려고 하지 않으며 놓아 버림으로써 모든 것이 가능해진다는 것을 알게 되었다. 알렉산더는 디렉션을 순수하게 생각하고 아무것도 하지 않음으로써 저절로 온전해짐을 깊이 깨달았다. 마음을 자제하는 원리인 자제심으로 그는 인간의 고통에 대한 깊은 통찰을 얻었다. 그는 목적의식(end-gaining), 진행과정(means-whereby), 판단하지 않음(non-judgement), 넌두잉(non-doing) 등 네 가지 원리(6장 참조)를 통해 깊게 뿌리박힌 습관을 뽑아낼 수 있음을 가르쳤다.

F. M. 알렉산더의 가르침

F. M. 알렉산더는 《Man's Supreme Inheritance》(1910년), 《Constructive Conscious Control of the Individual》(1923년), 《The Use of the Self》(1932년), 《The Universal Constant in Living》(1942년) 등 단 4권의 저서를 통해 자신의 가르침을 남겼다. 다음 내용은 그 중에서 F. M. 알렉산더의 말씀을 정리한 것이다.

[우리가 가진 가장 가치 있는 지식은 자기 자신을 다루고 사용하는 것이다.]

[잘못하고 있는 것을 그만두면 올바른 것은 저절로 이루어진다.]

[알렉산더 테크닉은 육체적인 것만을 의미하지 않는다. 내가 지금까지 발견한 과정은 대부분이 정신적인 것이었다.]

[모든 사람은 올바르기를 원한다. 그러나 자신의 옳다는 생각이 정말 옳은 것인지에 대해서는 그 누구도 생각하지 않는다. 자신

이 올바르다는 잘못된 생각이 잘못된 결과를 불러오는 경우가 종종 있다.]

[늘 고정된 자세를 취하는 사람은 성장하지 못한다. 알렉산더 테크닉을 배우고 균형상태를 이룬 사람은 일주일 전의 바른 자세와 오늘의 바른 자세가 같을 수가 없다.]

[주어진 자극에 대한 특정 반응을 자제하는 것이 전부다. 그러나 어느 누구도 그렇게 하려고 하지 않고 의자에 똑바로 앉았다가 일어나려고만 한다. 알렉산더 테크닉은 절대 그런 식으로 하는 것이 아니다. 알렉산더 테크닉은 할 것인지 안 할 것이지를 당신이 스스로 선택하는 것이다.]

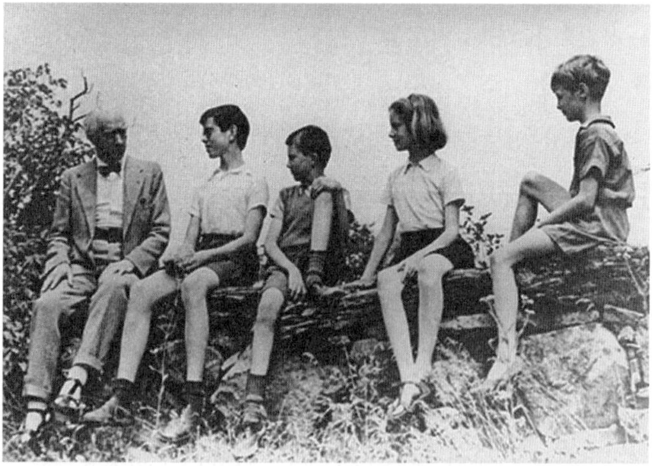

정상적이고 건강한 심신의 조화를 이룬 삶에 대한 지식이 없이는
우리의 부패한 교육은 계속 잘못 가르치게 된다.

[인간은 심신 통합체다.]

[인간은 신체적인 것이든, 정신적인 것이든, 영적인 것이든 모두 근육의 긴장으로 전환시킨다.]

[우리가 뇌를 이용하면 오래된 습관을 단 몇 분 만에 버릴 수 있다.]

[문명화된 사회에 사는 우리는 인간의 신체 메커니즘을 잘 이용할 수 있도록 오랜 진화과정의 결과로 얻은 유산의 가치를 깊이 이해하여야 한다. 인류는 지성과 의식을 통해 모든 질병과 신체적 결함을 뛰어넘게 될 것이다. 이러한 성공은 수면 상태, 최면 상태, 수동 상태, 마비 또는 마취 상태에서가 아닌, 명확하게 눈을 뜬 이성적이고 진지한 의식 상태에서 이루어져야 할 것이다.]

[자신의 행위를 자제하고 지시하는 것을 배우게 될 것이다. 먼저 특정한 자극들에 대한 습관적인 반응을 자제하는 것을 배운다. 두 번째로 스스로에게 의식적으로 디렉션을 준다. 이런 방식으로 특정 근육이 긴장하는 것에 영향을 줌으로써 특정 자극들에 대한 새로운 반응을 유도할 수 있다.]

[중추조절은 대단히 복잡한 인간 생체와 그 모든 메커니즘을 비교적 단순하게 컨트롤할 수 있게 한다. 그리고 그것이 바로 '자기'

에 대한 '사용'이다.]

[알렉산더 테크닉은 자제심에 근간을 두고 있다. 원치 않는 자극에 대한 반응을 자제하는 것, 이것이 인간의 단순반응을 컨트롤하는 핵심이다.]

[모든 사람들은 올바르기를 원한다. 하지만 자신이 옳다고 생각하는 것이 과연 옳은지에 대해 생각해 보는 사람은 드물다. 사람들이 틀리게 알고 있다면 진실로 옳은 것이라도 그들에게는 틀린 것이 된다.]

[인류는 점점 더 목표지향적이 되어 간다. 그럴수록 인간의 자세는 더욱 이상한 방식으로 바뀌어갈 것이다.]

[우리의 삶이 속도의 지배를 받으면 받을수록 우리는 심신분열로 가는 고속열차를 타고 있는 것과 같다.]

[특정 목적에 집착함으로써 그 전보다 더 못한 상태가 되어 생명체로서의 통합성을 파괴하게 된다.]

[반드시 '올바르게' 해야 한다는 말에는 '잘못하는' 것이 부끄러운 것이라는 의미가 감춰져 있다. 이것은 아이들의 공포반사를 이용하는 것이며, 이러한 '교육' 과정은 무척이나 해롭고 부당하다. 진중

한 교육자들조차도 아이들이 의자에 앉고 서는 동안 생겨나는 매우 해로운 심신상관적 '자기 사용'을 어떻게 예방할지를 모른다. 그저 자신에게 맡겨진 수업과 의무에 충실할 뿐이다.]

[첫 번째로 어떤 결함이 있거나 없애야 할 오류들로 인해 힘들어하는 학생들에 대해 명확히 알아야 한다. 두 번째로 선생님은 이러한 결함들을 명확히 하고 이 문제를 해결하기 위한 결정을 해야 한다. 정신적 망상들로 고생하는 이들에게 감각인식 또는 근육운동 상태의 이상과 잘못된 기능들이 연관되어 있음을 알려 줘야 한다. 다시 말해 일상생활 속의 단순한 행동에서도 근육의 긴장 정도를 잘못 감지하면, 정신적인 이완과 집중도 실제적으로 불가능하다. 인간은 잠재의식 속에 심신을 이루는 감각인식이나 느낌들에 지나치게 의지하고 있어, 정서적인 불균형과 유해한 영향을 미친다는 것은 더 분명해진다.]

[아이에게 의식적인 통제를 하게 하는 것은 교육에 꼭 필요한 침착성을 길러주는 것이다. 이 침착성이 없다면 교육방식이 지향하는 결과가 무엇이든 환경에 의해 아이들은 쉽게 망가지거나 삐뚤어질 수 있다.]

[현 인류의 교육 방법은 악순환의 고리에 빠져 있다. 정상적이고 건강한 심신의 조화를 이룬 삶에 대한 지식이 없이는 우리의 부패한 교육은 계속 잘못 가르치게 된다.]

[인간 존재의 육체적 · 정신적 · 영적 잠재력은 우리가 인식해 왔던 것보다 더 크며, 현재의 진화단계에 있는 인간의 마음이 인식할 수 있는 것보다 더 크다. 진화의 초기 단계에서 우리를 직선적 정신 차원에 잡아 두었던 사슬을 끊어 버려야 한다. 인간의 숭고한 유산인 의식의 안내와 통제를 도입함으로써 모든 방면에서 조상들보다 뛰어나고, 현시대의 문명화된 그 많은 사람들이 꿈도 꾸지 못한 새로운 지평을 여는 그러한 신인류가 나타날 것이다.]

[두려움을 느끼게 되면 우리의 뇌는 제 역할을 못한다. 우리는 모두 우리 자신이 어떻게 느끼고 있는지를 제대로 인식하기보다는 습관적인 느낌에 의지하는 커다란 문제를 공유하고 있다. 느낌은 우리가 가진 모든 것이며, 우리의 유일한 안내자이며, 이를 자기 자신이 스스로 사고하는 과정으로 교체한다는 것은 불교의 '깨어 있음(mindfulness)'과 비슷하다. 그것은 우리 자신이 현재 무슨 일이 일어나고 있는지를 자각하고 있는 것을 의미한다. 알렉산더 테크닉은 깨어 있는 단계에서 한층 더 발전된, 우리가 실천할 수 있는 일정한 방법들을 제시해 주고 있다.]

[알렉산더 테크닉은 어떻게 행동하는 것이 옳은 것인지 가르치지 않는다. 대신 행동의 장애가 되는 근육의 긴장상태를 먼저 살펴보도록 한다. 철학적으로 말하면 옳은 것이란 없다. 사람들이 향해 갈 수 있는 올바른 방향이 있을 뿐이다. 누구한테 이것이 그르다, 저것이 그르다고 말할 수는 있지만, 어떤 것이 옳다고 말할 수는 없다.

다만 그것이 조금 낫다거나 아니면 전에 비해 좋은 것 같다고 말할 수 있을 뿐이다.]

[알렉산더 테크닉은 치유나 자세를 고치는 데 목적이 있는 것이 아니라, 항상 지금보다 가벼워지고 자유로워지는 움직임을 추구하는 데 의의가 있다.]

[자연은 부분적으로 활동하지 않는다. 전체를 하나로 인식하면서 치유하기 때문이다.]

[만약 어떤 자극에 대한 잘못된 반응을 의식적으로 자제할 수만 있다면 몸과 마음은 스스로 긍정적인 방향으로 움직일 것이다.]

[축약해서 말하자면 모든 것이 주어진 자극에 일정하게 반응하는 것을 자제하는 것과 관련된다. 그러나 아무도 알렉산더 테크닉을 이런 식으로 보지 않는다. 사람들은 알렉산더 테크닉이 바른 방법으로 의자에 앉거나 일어나는 것이라고 이해할 것이다. 하지만 절대 그런 것이 아니다. 알렉산더 테크닉은 자기 자신이 무엇을 하기로 동의할 것인가 말 것인가를 결정하는 것이다.]

[정신적인 문제이건, 심리적인 문제이건, 육체적인 문제이건 상관없이 우리 몸의 일부분은 몸 전체와 서로 영향을 주고받는다.]

[알렉산더 테크닉은 생각하는 것이 무엇인지 발견해 내는 훈련인데, 사람들 중에 아무도 어떻게 생각해야 하는지 모른다. 우리들이 생각하고 있다고 생각하면 우리들은 느끼고 있는 것이고, 우리들이 느끼고 있다고 생각하면 우리들은 생각하고 있는 것이다.]

[누구든지 내가 발견했던 과정을 경험한다면 내가 알아낸 알렉산더 테크닉을 이해할 수 있을 것이다.]

[학생들을 대할 때마다 한 번도 그를 본 적이 없는 것처럼 대해야 한다. 그 사람이 새로운 모습을 보일 수 있는 기회를 주기 위해서다. 만약 우리들이 상대를 과거로부터 가지고 있는 정보에 의존해 판단한다면 그만큼 그를 제한하는 것이기 때문이다. 사람은 어느 누구라도 변화할 수 있는 가능성을 염두에 두어야 한다.]

[우리들은 언젠가 우리들의 감정을 믿을 수 있을 때가 올 것이다. 하지만 그때가 되면 우리들은 더 이상 노력할 필요가 없을 것이다. 왜냐하면 우리들을 원하는 곳으로 데려다 줄 수 있는, 더 의지할 수 있는 무언가를 이미 가지고 있다는 사실을 알게 되기 때문이다.]

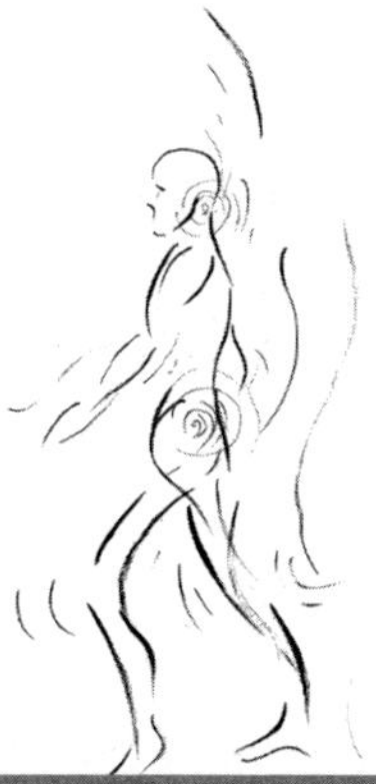

4장 필요성

왜 아픈가?

아픔과 고통 뒤에는 '긴장'이라는 사슬들이 서로 연결되어 있다. 육체적이든 정신적이든 스트레스는 결국 근육의 긴장으로 드러나고, 그 긴장은 유사한 스트레스에 다시 반응하는 '습관'이라는 프로그램에 의해 악화된다.

습관이란 어떤 자극에 대한 무의식적인 반응이다. 이러한 악순환은 우리의 삶을 재미없고 무겁게 만드는 원인이 된다. 자신도 모르게 행동이나 감정, 생각이 결정되지만 쉽게 알아차리지 못한다. 점차 무의식적인 습관에 지배를 받으며 생활한다. 자신도 모르게 다리를 꼬고, 생각하지 않고 말하거나 행동한다. 습관적인 행동을 할 때 몸은 호흡을 자주 멈추거나 힘이 잔뜩 들어간 긴장상태에서 일을 하게 한다.

과정보다 결과를 중시하는 현대사회는 앞으로만 돌진하는 기차와 같다. 잘못된 습관을 고칠 겨를 없이 고통이라는 뜻하지 않는 결과를 맞이하게 된다. 어려서부터 자신을 깨어서 관찰하고 자각하는 방법을 배우지 못했고, 어른이 되어서는 온전히 자신을 의식하지 못한 상태로 존재한다. 몸을 함부로 사용하고 취급할 뿐만 아니라, 기계나 타인에게 자신의 몸을 의존해 버리는 무책임한 경향까지 나타난다. 여기에서 벗어나려면 사회를 탓하거나 의존하기보다 자신부터 바꾸어야 한다. 그렇다면 어떤 습관부터 어떻게 해소해 나갈까?

F. M. 알렉산더는 특이한 과잉반응이 습관적으로 반복되면서 긴장을 만든다는 사실을 발견했다. 이는 모든 사람들에게서 공통적으로 발견되었다. 목의 근육이 수축하고 숨을 멈추는 습관적인 긴장반응을 '공포반사(fear reflex)'라고 하는데, 놀랍게도 말하거나 식사할 때, 앉거나 서 있을 때 등 일상의 모든 움직임 속에 흔하게 나타난다. 그는 이 습관에 의해 척추동물의 움직임을 통제하는 중추조절에 문제가 생기기 시작하고, 모든 생체기능이 점차 불균형상태에 이른다고 보았다. 그가 60년 넘게 알렉산더 테크닉을 교육하면서 이 원인으로 인해 다양한 정신적 · 육체적 문제들이 생긴다는 것을 확신하게 되었다. 이 습관을 자각하고 자제하는 연습을 통해 긴장을 해소하면, 우리 몸은 스스로 치유하고 모든 문제를 해결할 수 있게 된다.

"잘못된 것을 그만두면 올바른 것은 저절로 이루어진다."
– F. M. 알렉산더

무엇이 필요한가?

알렉산더 테크닉에서는 '눕고, 기고, 앉고, 구부리고, 서고, 걷고, 호흡'하는 것을 가르친다. 우리에게 매우 익숙한 일상생활 속의 움직임들이다. 이 기초적인 움직임들은 너무 쉽고 아무 생각 없이 할 수 있는 것들이다. 분명 따로 배울 필요를 못 느끼는 익숙한 것들이다. 하지만 AT에서는 바로 이 기본을 새롭게 배운다.

알고 있다는 것에서 그리고 익숙함에서 '~하는 것이 당연하다', '~하는 것이 편안하다', '~이 옳다'라는 착오와 모순이 시작된다. 무언가 습관화되면 그것은 노력할 필요조차 없는 자동적인 것이 된다. 아무리 자연스럽지 않은 자세를 취하고 있어도 편하다고 판단한다.

무수히 반복되는 수많은 일상적인 동작일수록 더욱 바꾸기 어려워지고 이것은 통증의 숨은 원인이 된다. 기초적인 움직임이 잘못되면 수많은 응용동작들도 잘못될 수밖에 없다. 긴장된 자세가 습관으로 형성되어 오래되면 요통, 근육통, 디스크, 관절염 등과 같은 문제로 발전한다. 긴장의 악순환은 우리 삶의 질을 떨어뜨리고, 정서와 인성의 형성뿐 아니라 모든 생명 활동에 악영향을 주게 된다.

인간은 지구에서 태어나 죽는 순간까지 한순간도 이 기본적인 상태(일상적인 동작)에서 벗어나 존재할 수 없다. 알렉산더 테크닉을 배우게 되면 먼저 일상생활 속 어느 것 하나 습관에서 벗어나 자연스러운 상태로 눕거나, 앉거나, 서거나, 구부리거나, 걷지 못한다는 사실에 놀라게 된다. 우리의 몸과 마음을 건강하게 유지하기 위해서 습관을 자각하고 자세를 수정하는 것은 좋은 음식을 먹고 규칙적인 운동을 하는 것만큼 중요하다.

알렉산더 테크닉은 '알고 있음(Know)'이 아닌 '알지 못함(Unknown)'으로 되돌아가 새롭게 몸으로부터 배우는 재교육(re-education)이다. 매순간 몸을 관찰하고 자신의 습관을 자각하는 과정을 통해 잘못된 것을 자제하면 자연스럽고 우아한 '자기의 사용(Use of The Self)'은 저절로 회복될 것이다.

무엇을 배우는가?

인간에게는 '의식'을 통해 자신을 인식할 수 있는 놀라운 능력이 있다. 스스로 자신을 관찰하는 의식은 다른 동물계에는 존재하지 않는 인간만의 진화된 영역이다. 또한 우리의 모든 오감(눈, 코, 입, 귀, 피부)을 통해 외부 환경으로부터 오는 신호를 처리한다. 뿐만 아니라, 자기 자신의 상태를 느끼는 고유수용감각(proprioception)이 전신에 있어 스스로가 어떠한 상태인지 알 수 있다.

알렉산더 테크닉은 잠들어 있는 의식과 감각을 깨우는 방법을 가르쳐 준다. 따라서 모든 감각들을 통해 들어온 정보들을 온전히 인식하고 관찰하는 연습을 중요시 여긴다. 자신의 상태가 어떠한지 인지하지 못하면 변화시킬 이유도 방법도 찾을 수 없기 때문이다. 습관에 의한 긴장이 어디에서 어떻게 느껴지는지 천천히 들여다봐야 알 수 있다. 그러나 이러한 의식적인 활동에 익숙하지 못하기 때문에 금방 딴 생각을 하거나, 성급하게 빨리 좋아질 방법만을 찾아다닌다. 그러나 그럴수록 외부에 더 의존하게 되고 자신만의 원인을 알지 못하게 된다.

누구나 거울을 보며 일부러 양쪽 어깨 높이를 맞추고, 가슴을 펴보기도 하고, 복부와 허리에 애써 힘을 줘본 적이 있을 것이다. 겉모습만으로 판단하고 움직여서 자세를 만드는 것은 일시적이고 자연스럽지 못하다. 그 이유는 긴장을 알아차릴 수 없도록 감각인식에 문제가 생겼기 때문이다.

알렉산더 테크닉을 통해 자신이 올바르고 편하다고 느끼는 자세가 오히려 근육들을 더 긴장시킨다는 것을 자각하게 된다. 자세를 바르게 해서 긴장을 해소하려 해도 '감각인식오류'로 잘못 판단하게 된다. 결국 엉뚱한 몸짓과 자세를 되풀이하면서 답답함을 느끼게 된다. AT 교사는 개인 또는 그룹 레슨을 통해 감각인식오류를 수정하고 재인식시키는 과정을 통해 편안한 자세를 회복시켜 준다. 정교하게 훈련된 손의 안내(Hand's-on)와 디렉션을 통해 지도하며 스스로 편안한 자세를 회복할 있도록 친절하게 알려 준다.

어떻게 하는가?

우리에게 불필요한 습관이 쌓일수록 감각인식오류가 더 많이 발생하고, 그 결과 긴장과 통증이 생겨난다고 앞서 말했다. 이제 그 해결책이 필요하다. 습관을 극복하는 방법은 '자제심'이다. 자극과 반응이 무의식적으로 빠르게 진행되는 상태에서는 관찰이나 자각은 어려울 수밖에 없다. 따라서 잠시 멈출 필요가 있다. 자동차가 달리는 상태에서는 수리할 수 없는 것처럼, 모든 자극에 바로 반응하는 것을 잠시 멈출 수 있다면 반복 학습된 무의식적인 반응을 제어할 수 있다.

자제심은 자극과 반응 사이에 일정한 간격을 두어 불필요한 반응을 제어할 수 있게 한다. 행동하기 전에 의식적으로 '잠시 멈추기(pause)'를 훈련함으로써 새로운 선택이 가능해진다. 이것은 뇌에 구축된 강력한 신경회로에서 벗어나 새로운 네트워크를 형성하여 감정 · 사고 · 행동 수준에 큰 변화를 가져온다.

알렉산더는 10여 년간의 오랜 실험 끝에 인간의 의식을 활용하는 방법을 알아냈다. 앞서도 언급했던 '디렉션'을 사용하는 방법이 그것인데, 자신에게 언어로 된 메시지를 줌으로써 무의식 속에 잠들어 있는 잠재능력을 깨워 준다. 디렉션은 몸의 감각을 통합하고 중추조절을 회복시켜 몸과 마음이 다시 소통하도록 돕는다. 그 결과 긴장은 해소되고 움직임은 다시 자연스러워진다.

알렉산더 테크닉은 연습시간을 별도로 정해서 하는 것이 아닌 일상 속에서 자신을 끊임없이 의식하며 하는 생활 속의 공부다. 연습과정은 다음과 같이 요약된다.

첫째, 자신을 관찰한다.

둘째, 긴장과 습관을 자각한다.

셋째, 잠시 멈추고 자제한다.

넷째, 스스로 디렉션을 주어 몸 전체를 의식한다.

다섯째, 중추조절을 회복시켜 새롭게 움직인다.

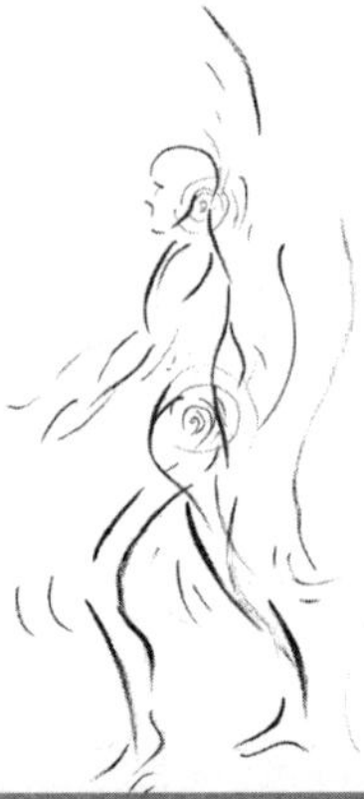

제 2 부 원리

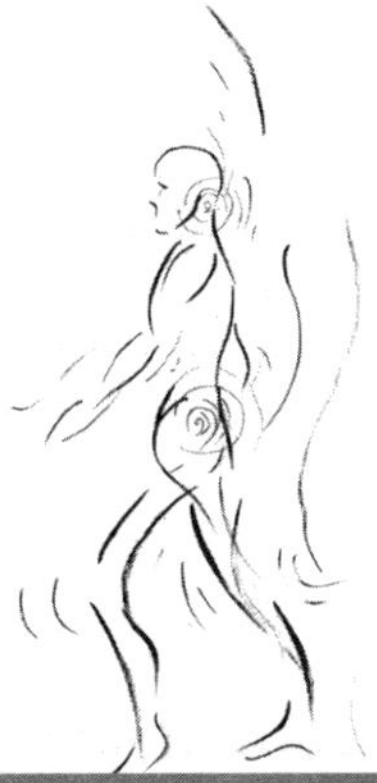

5장 습관의 재발견

습관

일상의 삶, 무의식적으로 흘러가는 하루

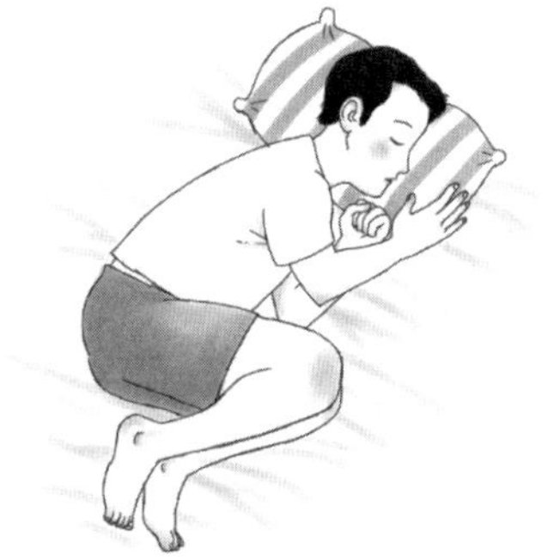

눈을 떴다. 왼쪽으로 웅크리고 잤구나. 좀 피곤하다. 그래도 출근 시간에 늦으면 안 되지. 하품을 하고 복부에 힘을 주며 겨우 일어난다. 뻐근한 목과 허리를 두드리며 화장실로 걸어간다. 언제나 왼발로 바닥을 누르며 걷는다. 볼일을 볼 땐 서서 고개를 숙인 채 골반을 앞으로 내민다. 왼손에 치약을 오른손에 칫솔을 들고 맹렬히 칫솔질을 한다. 언제나 같은 방식으로. 오른쪽 어깨에 힘을 주며 이곳저곳 꼼꼼히 닦는다. 샤워를 한다. 머리 감는 것도 몸을 씻는 것도 매일 비슷하다. 옷을 입는다. 바지를 입을 땐 언제나 왼쪽부터, 재킷은 오른팔이 먼저 들어간다. 신발은 왼쪽부터 신는다. 현관문 손잡이를 잡는 건 언제나 나의 왼손의 일이다.

걷는다. 왼발을 누르고 오른발은 빠르게 뗀다. 오른쪽 골반의 움직임이 더 크다. 지하철 계단을 내려갈 때 언제나 왼발이 먼저 내

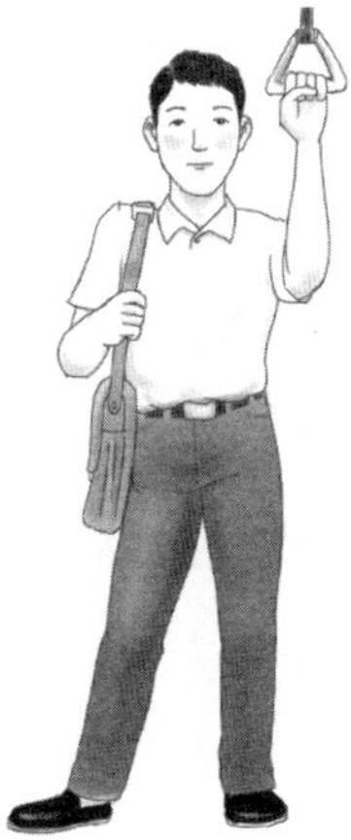

딛는다. 지하철에 서서 오른발을 옆으로 벌려 짝다리로 선다. 이게 편하다.

직장에 도착해서는 오른손을 든 채 매일 같은 표정으로 어색한 인사를 한다. 책상 앞에 앉는다. 엉덩이가 옆으로 빠지듯 내려가면서 툭하고 앉는다. 등받이에 몸을 잠시 기대며 오늘 일과를 생각한다. 벌써 피곤해진다. 중요한 미팅이 있다. 벌써 긴장된다. 반드시 성사시켜야 할 이달의 목표 실적을 떠올린다. 컴퓨터를 켠다. 오른손으로 마우스를 잡고 눈은 모니터에 고정된다. 점점 내 머리가 앞으로 나아가면서 가슴과 어깨도 따라 앞으로 아래로 굽고 허리는 뒤로 향한다. 나는 나의 내장기관을 누르며 앉아 있다. 자주 오른쪽 다리를 왼쪽 다리 위에 올리고 있다. 한두 시간 컴퓨터 작업을 하고 나니 목과 어깨가 뭉치는 것을 느낀다. 목을 돌려보고 어깨를 주무른다. 그래도 또 일을 해야 한다. 상사가 보고 있으니까.

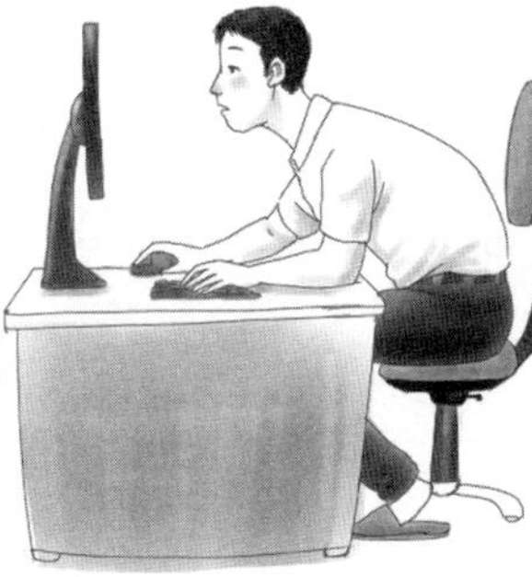

점심을 먹는다. 언제나 그렇듯 동료들과 자주 가는 식당에 가서 주문한다. 나의 주메뉴는 몸에 좋다는 청국장, 오른손으로 수저를 들고 정신없이 먹는다. 요즘 치아가 안 좋아 주로

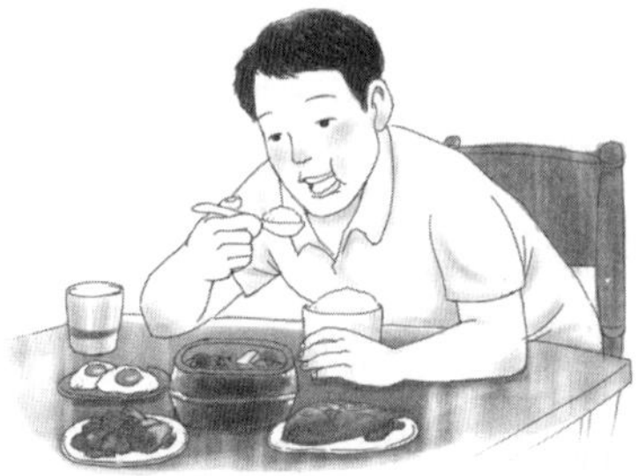

왼쪽으로만 씹는다. 눈에 보이는 대로 반찬을 수저질해 입으로 가져온다. 그럴 때마다 나의 고개는 앞으로 나가면서 입을 벌리고 살짝 오른쪽으로 고개를 돌린다. 무슨 맛인지 음미하며 먹지 않는다. 밥을 먹을 때 왠지 불안하고 조급해진다. 그저 한 끼 때워야 일할 수 있으니 먹는 것이다. 배고픈 것은 질색이다.

퇴근길, 마사지라도 받았으면 좋겠다. 너무 피곤하다. 돈이 없다. 술 한 잔 하고 싶다. 그냥 집에 들어온다. 언제나 같은 방식으로 옷을 갈아입고 소파에 벌러덩 눕는다. 언제나 몸의 오른쪽 측면을 바닥에 대고 옆으로 눕는다. 이제야 나만의 시간이다. 오른손으로 리모컨을 쥐고 TV를 켠다. 점점 튀어나오는 배를 어루만진다. 그렇게 한참을 멍하니 TV를 본다. 광고 또 광고, 연예프로, 드라마, 밥을 차려 주면 먹고, 컴퓨터 게임을 하고, 영화를 보고, 양치질을 하고 잠을 잔다. 오늘도 무사히.

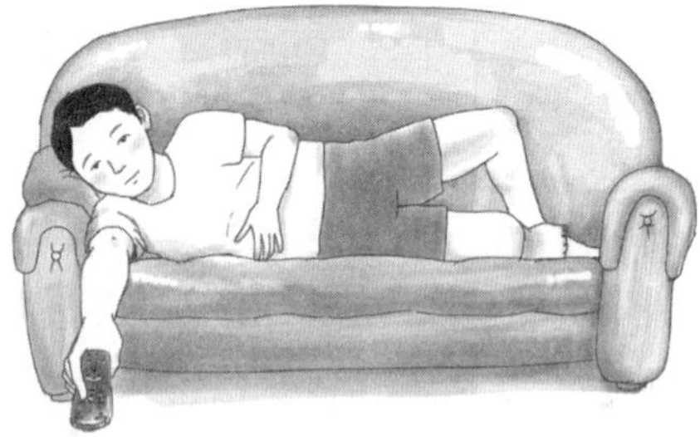

습관, 무의식적인 반응

습관은 익숙한 상태를 지속하려는 속성이다. 그러므로 익숙하지 않은 변화에 대해서는 강력하게 저항한다. 익숙한 것을 하지 못할 때 우리는 매우 불편해 한다. 편안함, 친숙함을 되찾으려 몸부림친다. 언제나 그러하듯 습관이 승리한다. 이것과 싸우고 싶은 사람은 아무도 없을 것이다. 자신만의 달콤함과 안락한 기분을 빼앗기고 싶지 않은 충동이 강하기 때문이다. 이것이 방해받는 것은 참을 수 없는 것이 된다. 밤늦게까지 자기만의 시간을 갖다가 늦게 잠들기, 배가 터질 때까지 배불리 먹기, 인터넷 · 게임 · 스마트폰에 몰입해서 세상 잊기, 돈이 들어오는 대로 쇼핑하기, 집 안을 완벽하게 정리하기, 버린 물건 주워 모으기 등. 개인마다 삶의 습관들을 가지고 있다.

습관을 자제하면 삶의 재미를 강탈당하는 느낌이 들 수도 있다. 그러나 자제하지 못하면 불이익이 초래되기도 한다. 건강, 중독(집착과 의존), 대인관계, 시간낭비와 같은 문제들이 함께 한다. 자신은 모르지만 누군가는 손해를 보고 힘들어 한다. 무의식적인 반응은 점차 자신을 컨트롤하기 어려워지고 이성적인 생각을 못하게 한다. 결국 새로운 변화와 경험은 불편한 것이 된다. 습관에 의존한 채 삶은 무의식이라는 자동화 프로그램으로 진행되고, 그렇게 되면 진정한 선택을 할 수 없게 된다. 의식은 점차 잠들고 이성은 마비되며 본능은 한계상황에 부딪친다. 점차 새로운 경험을 통한 배움, 변화를 통한 자기 발견이 어려워진다.

습관은 원치 않는 무의식적 반응들을 자제하지 못하는 상태다. 이것은 스스로 통제할 수 없는 자동현상이며 '의식의 관성'이라 할 수 있다. 물리법칙처럼 관성은 의식이라는 정보처리과정에도 작용한다. 일정한 자극에 대해 일정한 처리과정이 정해진다. 그래서 유사한 반응만 선택하는 무의식적 반응이 고착된다. 의식 속에 습관에 의한 무의식이 자리 잡는 것이다.

스트레스를 받으면 일시적인 긴장 반응으로 방어 태세를 취한다. 이는 위험에 대처하는 방식으로 진화했다. 그러나 그 반응으로 인한 결과물을 적절한 시점에 해소하지 못할 경우 생화학 및 감정에너지 차원에서 그 패턴이 지속된다. 해소되지 못한 무언가는 나중에라도 해결방안을 찾기 위해 무의식 영역에 잠재하게 된다. 무의식은 '몸'이라는 생명의 장소에 어느 정도 표출함으로써 해소시키려 애쓴다. 그러나 몸의 잘못된 사용으로 의식의 흐름은 악순환에서 벗어나지 못하고 그대로 고정된 채 무의식적 반응을 지속하게 된다. 잘못 처리된 정보는 무의식 영역에 무한정 쌓여 간다. 그로 인해 모든 생리적 작용은 '긴장'이라는 반응으로 그 결과를 드러낸다. 의식적으로 다시 소통하지 않는 한 몸과 마음은 혼돈의 세계로 빠져든다.

긴장이란 단순히 근육의 수축이 지속되는 것을 의미하는 것이 아니다. 생명체의 무수한 기능들 속에 스며드는 물리적 · 화학적 · 구조적 · 정신적 현상이다. 이것이 여러 감정으로 표출되기도 하고, 사고의 틀을 고정시키기도 한다. 시간이 경과할수록 이 경험이 자신이라 착각하는 자아상(ego)이 형성되고, 이 자아상은 모든 것을 자신의 통제 하에 있는 것으로 인식하여 신성한 '몸'을 지배하려 든다. 습관은 그 외벽을 더욱 굳건히 쌓아 올려 하나의 성(成)이 되고, 결국 몸은 온전한 자기(Self)를 사용할 때까지 무조건 방어한다. 진정으로 자신이 누구인지 모른 채 삶의 기쁨도 열정도 느끼지 못한 채 두려움에 떨며 방어적 또는 공격적인 형식만을 반복한다. 결국 스스로를 힘들게 하고, 자연스러움에 저항하는 방향으로 돌아서게 된다. 자연스럽고 우아한 자태와 움직임은 점차 사라지고 어색하고 불편해 보이는 움직임이 그 자리를 대신한다.

"습관은 긴장의 원인이며, 긴장은 자연스러움에 대한 저항이다."

누구나 이 습관과 긴장으로부터 헤어 나오길 원하지만 직면하는 방법을 모른다. 그저 잠을 자려하거나, 휴가를 손꼽으며 그때가 되면 해변가에서 쉴 수 있으리라는 미래에 기댄다. 편하게 의존하고 싶겠지만 문제를 더 오래 지속시킬 뿐이다. 이 문제에 직면하는 방법은 자각뿐이다. 슬프지만 이것은 어쩔 수 없는 현실이 되어 우리 삶 속에 가장 중요한 과제가 되었다. 우선 몸이 어떻게 반응하고 그 긴장이 어디에 어떻게 형성되어 있는지 관찰하고 자각하는 것부터 시작해야 한다. 미처 몰랐던 감각들을 자각하는 것, 자신의 의지로 힘을 빼고 긴장을 해소할 수 없다는 사실을 자각하는 것, 어떠한 동작이 잘 되지 않고 특정 근육이 이완되지 못한다는 것, 즉 무엇이 안 되는지를 정확히 관찰해서 아는 것이 첫 번째 자각이다. 내가 평소에 어떻게 앉고, 걷고, 운전하고, 말하고, 먹고, 자는지, 그저 일상에서 찾으면 된다. 모든 답은 언제나 가까운 곳에 있다!

자신의 습관을 자각하기 위한 방법은 '포즈(pause)', 즉 잠시 멈추듯 고요히 있는 것이다. 달리는 자동차를 멈춰 세우지 않고는 수리

할 수 없듯이, 정신없이 움직이는 동안에는 무슨 일이 어떻게 일어나고 있는지를 정확히 파악할 수 없다. 잠시 멈출 수만 있다면 숨을 좀 쉬면서 전체 상황을 관찰해 볼 수 있다. 일단 멈추면 느껴지는 것들, 알게 되는 것들이 많아진다. 자신으로부터 들려오는 많은 이야기들을 들을 수 있다. 아무리 마음이 바쁘다고 소리치며 채찍질을 한다 해도 잠시 멈추듯 고요히 있어 보라. 자신이 얼마나 허겁지겁 무언가에 쫓기듯 일하는지 자각하게 된다. 목적만 바라볼 뿐 주변과 그 과정을 돌아볼 여유조차 없이 애쓰고 있는 스스로를 발견하는 것, 그것만으로도 소중하다.

"잠시 멈추듯 고요히 있노라면 몸에 의식이 돌아오는 것을 느낄 것이다. 과거의 기억이나 미래의 불안과 복잡한 계획을 세우느라 바빴던 의식이 현재, 지금 여기로 오는 것이다. 그곳에는 언제나 몸이 기다리고 있다.

몸은 그제야 자신을 위한 숨을 쉰다. 그제야 의식의 방향과 내용들을 보다 정확히 파악하여 자각으로 연결된다. 이것이 알렉산더 테크닉의 진정한 출발점이다. 포즈(pause) 기술은 자제심을 훈련하는 훌륭한 기술이다."

일상생활 속의 흔한 습관의 예

습관의 특성은 '그렇게 하지 않으면 불편해진다는 착각을 만든다'는 것이다. 그래서 익숙한 것이 최선책이라 결정하고 무조건 반복한다. 긴장을 일으키는 습관들에는 어떤 것들이 있는지 생각해 보자. 다음은 일상생활 중에 흔히 일어나는 습관의 사례들이다.

호흡을 잠시 멈추는 습관

- 나는 뭔가 집중해서 생각할 때면 자주 호흡을 멈춘다.
- 나는 요리를 할 때 칼을 잡고 뭔가 자르려 하면 호흡을 멈춘다.
- 나는 사인을 할 때 숨을 참았다가 사인을 끝낸 후 숨을 쉰다.

목을 긴장하는 습관

- 식사 중에 입에 음식을 넣으려 할 때마다 머리를 뒤로 젖힌다.
- 큰 소리로 이야기할 때 머리가 앞으로 나가고 목에 힘을 준다.
- 핸드폰을 사용할 때 머리를 앞으로 많이 숙인다.
- 의자에 앉았다가 일어설 때마다 머리가 뒤로 젖혀진다.

팔다리의 습관

- 운전할 때 왼쪽 팔꿈치를 창틀에 올려놓고 운전을 해야 편하다.
- 책상다리를 하고 앉을 때 항상 오른쪽 다리를 바깥쪽에 둔다.
- 책상 앞에 앉으면 왼손으로 턱을 괸다. 안 그러면 불안해진다.
- 손에 핸드폰이 없으면 불안하다. 무언가 쥐고 있어야 편안하다.
- 왼손을 자주 꽉 쥐고 있다는 것을 친구가 알려 줘서 알았다.
- 설거지할 때 무릎을 뒤로 쭉 펴고 한다. 그래서 다리가 자주 붓는다.

의자에 앉을 때

- 의자에 앉으면 오른쪽 다리를 꼬아 왼쪽 다리에 올리고 있어야 편하다.

• 의자에 앉으면 등받이에 무조건 기대고 앉는다.

• 의자에 앉으면 무릎을 안쪽으로 모으고 발가락이 긴장된다.

• 의자에 앉으면 어깨를 앞쪽으로 구부리고, 가슴 아래쪽을 누르면서 허리와 등을 구부린다.

걸을 때

• 오른발이 바깥쪽으로 팔자가 되게 걷는다. 의식하기 전에는 모르고 살았다.

• 걸을 때 엉덩이가 항상 왼쪽으로만 돌아간다는 것을 우연히 동영상을 통해 알게 되었다.

• 걸을 때 손을 주머니에 꼭 넣고 다니는데 손을 빼면 어색하고 어떻게 해야 할지 모르겠다.

• 걸을 때 항상 땅을 보면서 걷는다고 엄마한테 혼났다.

• 걸을 때 다리를 벌리고 발을 앞으로 차듯이 걷는다. 건방져 보인다고들 한다.

잠을 잘 때

• 왼쪽으로 돌아누워 웅크리지 않으면 잠이 오질 않는다. 왼쪽 어깨가 항상 뭉쳐 있다.

• 베개를 높여 머리를 앞으로 기울여야 편하다.

• 벽에 바짝 붙어서 잠을 자야 깊게 잠을 잔다.

• 어려서부터 엎드려서 잠을 잔다. 언제부터인가 목이 너무 아프다.

식사할 때

• 음식을 몇 번 씹고는 곧장 삼켜 버린다. 그래야 맛있다.

• 항상 식탁에 왼쪽 팔꿈치를 대고 오른손으로만 식사를 한다. 거울을 보면 왼쪽 어깨가 항상 올라가 있다.

• 거의 왼쪽 치아로 음식을 씹고 있다. 턱관절에서 소리가 난다.

• 식사할 때 머리가 식탁까지 내려가 밥을 먹는다.

전화할 때

• 언제나 오른손으로 오른쪽 귀에 대고 전화통화를 한다.

• 문자를 보낼 때 어깨가 위로 올라간 채 긴장하고 있다.

• 문자를 보낼 때 호흡을 멈추고 아주 빨리 보낸다.

• 사무실에서 전화를 받을 때 왼쪽 어깨와 귀 사이에 끼워 받는 습관이 있다.

시간이 없을 때

• 나는 약속 시간을 반드시 지키는 사람이다. 그래서 언제나 30분 일찍 도착해서 기다려야 마음이 편하다. 시간 여유가 없으면 몹시 초초해진다.

• 계획이 없던 일이 생기면 몹시 불안해져서 손발이 차가워진다.

• 시간이 없다고 생각이 드는 순간부터 심장이 쿵쾅거리며 무엇이든 빨리빨리 독촉하게 되고 흥분한다.

• 내일 해야 할 일을 생각하면 신경이 예민해지고 괜히 안절부절 못한다. 생각이 많아져 잠을 깊이 못 잔다.

• 휴일에 쉴 수 있는데도 뭔가 쫓기는 사람처럼 긴장이 된다. 이것저것 하고 나면 피곤해진다. 벌써 저녁 9시, 내일 또 출근해야 한다.

습관은 경험의 닫힌 시스템

일정한 순서를 갖추고 진행(routine)하는 방식이 몸의 자연스러운 리듬과 일치할 때는 특별한 효과를 만들어 낸다. 습관은 이러한 진행방식의 효과를 높이려는 목적으로 수행하는 장점을 지니고 있다. 이러한 이유로 좋은 습관이 성공의 지름길이라고 말한다. 아주 작은 일상의 규칙과 방식이 별 어려움 없이도 척척 진행되기 때문에, 한 번 습관을 잘 들여놓는다면 규칙성에서 나오는 결과를 쉽게 얻을 수 있다.

예를 들면, 어렸을 때 양치질하는 것이 매우 귀찮았지만 어머니에게 혼이 나면서 오랜 시간 길들여진 결과 잠자기 전에 꼭 양치질을 하는 습관이 생겼다. 일상 속의 대표적인 습관으로써 치아건강을 위한 그 예방효과는 대단하다. 그 밖에 공부하기 전 책상 정리하기, 퇴근 후 옷걸이에 옷 정리하기, 일정한 시간 안에 TV 시청하기, 정해진 시간에 취침하기, 운동과 식사, 취미생활, 계획적으로 업무 수행하기 등 어느덧 우리의 대부분 일상이 습관으로 채워져 있다. 이것이 제공하는 안전함과 예측가능성이 우리의 마음을 편하게 해준다. 그러나 큰 단점이 있다. 한 번 습관이 들고 나면 우리들은 마치 기계처럼 작동한다. 융통성, 창의성, 상황처리 능력이 사라지고 이성적으로 통제할 수 없는 불안감까지 겪게 된다.

때로는 예정된 대로 진행되지 않을 때도 있을 수 있고, 때에 따라서는 생략할 수도 있는데 말이다. 만일 이럴 때 불편함이나 불안감이 없다면 아직 습관화되지 않았다는 의미이기도 하다. 깨어 있고 자유로운 상태라면 습관의 장점을 이용하면서도 단점이 나타나지 않는다.

습관은 마치 먼지와 같다. 아주 조금씩 쌓이지만 나중에는 집착과 강박, 무지한 언행으로 더 많은 문제들의 숨은 원인이 된다. 습관은 경험의 닫힌 시스템(closed system)이다. 우리의 의식은 닫힌 시스템 때문에 깨어날 수 없게 된다. 행복도 자유로움도 삼킬 만큼 강력한 시스템으로 우리의 의식을 잠들게 한다. 의식 속에 감각습관, 감정습관, 생각습관, 행동습관 등이 그려 놓은 그림들이 자신을 괴롭힌다는 것을 아는 사람은 많지 않다.

알렉산더 테크닉은 자신에게 어떠한 습관이 있는지 관찰하고 자각할 수 있는 능력을 향상시킨다. 습관이라는 무의식적 반응패턴을 적극적으로 의식화하여, 작은 먼지들로 인해 가려진 본성의 빛을 드러나게 한다. 알렉산더 테크닉의 모든 훈련과정은 이것을 위한 것이다.

> 제자가 스승에게 물었다.
> "인생을 살면서 처세를 잘하는 방법이 무엇입니까?"
> 그러자 스승은 그에게 탁자를 하나 만들라고 했다.
> 탁자를 거의 다 만들었을 때(상판에 못질만 하면 되었다) 스승이 다가왔다. 제자는 정확히 세 번 망치질을 해서 못을 박았다. 하지만 마

지막 못 하나가 말을 듣지 않아 한 번 더 망치질을 해야 했다. 그러자 못이 지나치게 깊이 박혔고 나무가 상했다.

이를 지켜본 스승이 말했다.

"네 손은 망치를 세 번 두드리는 데 익숙해 있다. 그러나 행동이 습관에 이끌리면 의미를 잃게 된다. 그리고 결국 해를 유발한다. 우리가 하는 행동 하나하나가 유일하고 특별하다. 처세의 유일한 비밀은 바로 이것이다. 습관이 너의 행동을 좌우하게 하지 마라."

-《마크툽》(파울로 코엘료 저) 중에서

긴장(tension)

대부분의 생명체가 호흡을 하고 체액을 순환시키고 태양의 빛과 지구의 전자기장에 둘러싸여 살아간다. 이러한 에너지들의 순환과 질서에 의해 모든 생명체들은 자연스러운 삶의 여정을 그린다. 이 조화로움 속에 인간 또한 진화하는 과정 속에 있다.

우리 몸의 대부분은 탄성(본래의 상태로 회복하는 성질)을 지니고 있다. 스프링이나 고무줄처럼 늘어나기도 하고 줄어들기도 하면서 긴장도를 유지한다. 몸의 각 구조 간의 상호긴장관계는 탄성에 기반하고 있다. 마치 여러 가지 질적 변형이 가능한 체액의 매트릭스(matrix) 속에 있는 거미줄 망과도 같다. 우리 몸은 정보가 저장되는 체액 위에 출렁이는 조직들의 긴장관계 속에 전체가 하나로 소통하고 있다. 따라서 어떤 긴장도를 유지하는가는 몸의 구조와 기능 간에 일어나는 모든 현상과 작용에 막대한 영향을 준다. 다행인 것은 몸은 스스로 긴장도를 조율하는 능력을 가지고 있다는 것이다. 우리 몸은 수많은 물리적 압력과 충격들로부터 보호하고 치유할 수 있는 놀라운 능력을 갖고 있다. 이것이 바로 중추조절이라는 구조의 항상성을 유지하는 기반이 된다(6장 참조).

우리의 중추신경계(뇌, 척수)는 중력장 안에서 일어나는 미세한 긴장도의 변화를 감지하고 항상 일정한 균형상태로 회복한다. 생존에 필요한 필수조건을 마련하도록 설계되어 있다. 따라서 이 기능에 조금이라도 문제가 발생하면 전신의 구조관계와 생리적 변화에 큰 영향을 줄 수밖에 없다. 그래서 몸이 요구하는 적절한 탄성과 긴장도를 유지하는 것이 건강상 중요하다. 이 긴장상태가 어떻게 조율되느냐에 따라 근육, 근막, 피부, 신경, 혈관, 장관, 골격, 장기 들이 모두 변화한다. 머리끝부터 발끝까지, 피부 표면부터 내장 깊은 곳까지 긴장관계가 연결되지 않는 곳은 없다. 따라서 긴장은 무조건 안 좋은 것, 없애 버려야 하는 것, 해로운 것이 아니다.

이러한 긴장의 연결망 속에서 우리 몸은 정보와 에너지를 소통하고 교류하면서 생명체로서의 모든 기능과 표현을 다 해낸다. 마치 생명에너지가 스스로 조직하고 변형시켜 나아가며 추는 춤과 같다. 편안한 호흡, 리드미컬한 걸음걸이, 경이로운 목소리, 음식을 소화시키는 것, 모두 몸의 탄력 상태를 나타내는 긴장도에 의해 가능한 것들이다.

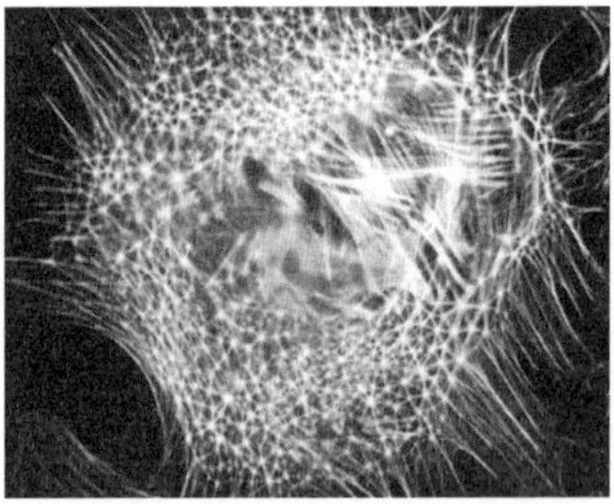

생체탄성조직체

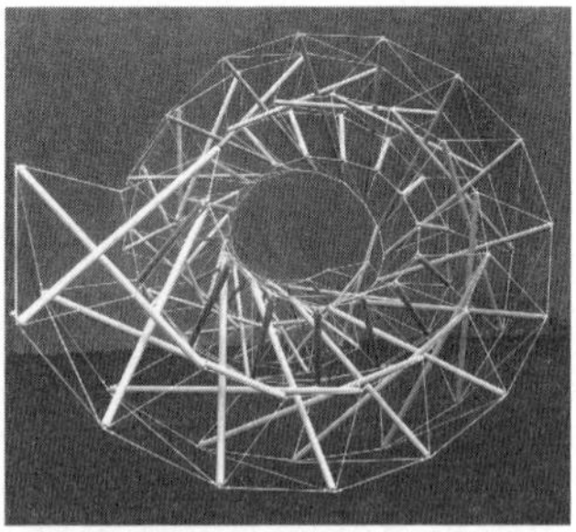

몸의 탄력 상태는 나선 구조의 긴장관계 속에 효율적인 에너지 순환에 의해 가능해진다.

어려서는 몸의 탄성이 매우 뛰어나기 때문에 어떠한 문제가 생겨도 충격을 해소하고 빠르게 본래 상태로 회복한다. 그러나 나이가 들수록 탄력이 줄고 회복력이 떨어지는 이유가 바로 이 긴장을 잘 처리하지 못했기 때문이다. 비유하자면 바이올린의 현과 유사하다.

각 현들은 그 긴장도에 따라 다른 음역과 음색의 소리를 낸다. 그리고 각 현들은 필요에 따라 조율된다. 연주자가 연주하려는 작품에 맞춰 현들이 조여지기도 느슨해지기도 한다. 그렇게 모든 현들이 조화로운 화음을 위해 잘 조율되면 아름다운 소리로 연주할 수 있다. 훌륭한 연주자일수록 연주하려는 곡에 맞춰 잘 조율했다가, 연주를 마치면 잘 풀어놓아 악기가 쉴 수 있도록 할 것이다. 그래서 다른 연주를 할 때, 언제든 새롭게 다른 소리가 날 수 있도록 해줄 것이다.

몸의 사용도 마찬가지다. 몸을 잘 사용하고 습관을 자제하여 불필요한 긴장을 해소시키는 감각을 갖고 잘 관리해야 한다. 이런 것이야말로 몸을 제대로 사용하는 것이다. 권투할 때와 수영할 때 몸의 사용이 다르듯이, 붓글씨를 쓸 때와 무거운 박스를 나를 때도 몸의 긴장도는 서로 다르다. 몸을 사용하는 목적에 따라 긴장과 이완이 달리 조율되어야 한다. 중추조절이라는 움직임의 원리를 통해 몸이라는 악기는 조율되고 연주된다.

몸의 사용 원리를 배우는 것이 알렉산더 테크닉이다. 긴장을 느끼는 것은 몸의 소리를 듣는 것과 같다. 언제든 잘못 연주될 때는 잠시 멈춰 중추조절과 디렉션으로 튜닝하여 전체적인 조화에 다시 동조하게 만든다. 디렉션을 통해 불필요한 긴장들은 해소의 출구를 찾게 되고, 중추조절에 의해 모든 상호긴장관계들은 다시 조화로운 화음을 이룰 수 있는 상태가 된다(6장 참조). 몸은 매우 예민하고 훌륭한 악기와 같다. 잘 다루고 사용해야 오랫동안 아름다운 소리를 낼 수 있다.

공포반사

우리는 누구나 긴장을 하며 살아간다. 정도의 차이가 있을 뿐 긴장 없이 사는 사람은 극히 드물다. 살다 보면 아주 위급한 상황도 경험하고 고생스러운 일도 정말 많다. 그럼 긴장은 왜 하는 것인가? 대표적인 응급상황을 떠올려 보자. 교통사고, 낙상, 폭력, 호흡곤란, 쇼크 등 매우 두렵고 피할 수 없는 그런 상황을 말이다. 우리 몸은 이런 비상상태에 대처하는 본능적인 반응들이 있다. 이것을 투쟁도피반응(fight/flight response)이라고 하며 스트레스에 대한 대표적 생리현상이다. 인류의 오랜 진화과정 속에서 몸 스스로 자신을 보호하기 위한 생존전략으로 습득하고 유전되어 왔다. 그런데 응급상황이 지나가도 강력한 경험의 기억과 반응은 사라지지 않고 무의식 속에서 계속 진행된다. 우리 몸은 온전히 처리되지 못한 정보들을 기억에 저장하여 여러 해소방법들을 동원한다. 몸은 기회가 날 때마다 이 불필요한 정보들을 배출하기 위해 최선을 다한다.

강력한 충격으로 인한 생존전략이 적절하게 해결되지 않으면 몸은 생체에너지 레벨을 집약상태로 강하게 응축시킨다. 중요한 순서대로 에너지를 공급하려는 생존을 위한 최후의 수단이다. 이 같은 상태는 마치 스프링을 꽉 누르고 있는 것과 같다. 체내의 생체에너지는 체내라는 한정된 영역에서 진동할 수밖에 없고, 따라서 모든 생체에너지는 갇힌 상태에서 긴장을 감내하게 된다. 근육이나 피부, 근막 등에서 에너지 활동을 제약시키고 심장, 뇌, 간과 같은 중요한 곳에 혈액을 집중시켜 필수기능만 유지하게 한다. 필요한 자극과 영양이 공급되기 전까지는 어쩔 수 없는 비상전략이다. 근육들은 경직되고, 혈관이 좁아지면서 혈압은 상승하고, 호르몬과 면역구들의 활동이 현저하게 제약을 받는다. 이처럼 해소되지 못한 채 강하게 응축된 에너지의 고립상태를 우리는 스트레스 또는 긴장감이라 느끼는 것이다.

F. M. 알렉산더는 스트레스에 대한 인간의 반응 양식을 관찰하였

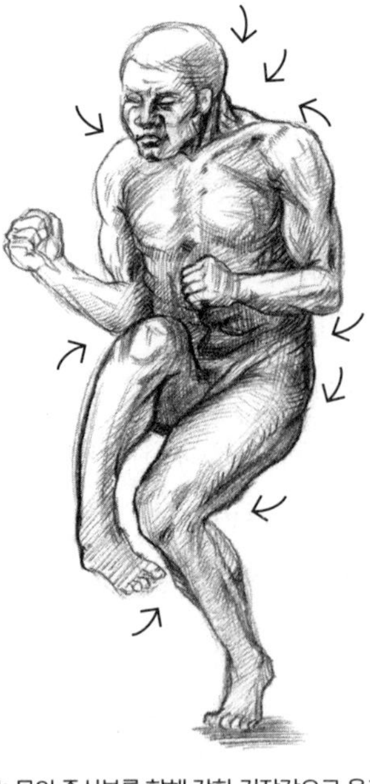

공포반사: 몸의 중심부를 향해 강한 긴장감으로 응축된 모습

고, 이것이 공포반사라는 것을 발견했다. 방어자세의 모습을 취하는 것이 특징인데, 머리를 뒤와 아래로 젖힌 채 팔을 가슴 쪽으로 웅크리며 손가락은 긴장한다. 다리는 복부를 보호하듯 고관절과 무릎을 당기고, 호흡은 갑작스럽게 멈추거나 불규칙적으로 빠르게 헐떡인다. 손발이 차가워지고 눈에 힘을 준다(이 외에도 여러 방식이 있다).

공포반사는 충격을 받은 상황에만 일시적으로 나타나는 것이 아니다. 이와 유사한 자세(몸의 사용)를 하고 있는 상태에서는 몸에 기억된 공포에 대한 반응이 무의식 속에서 재현된다. 그러면서 자신도 모르게 불안해하고 걱정하며 불필요한 잡념에 빠져 에너지를 소모한다. 내면의 불안이 몸의 긴장과 동시에 일어난다는 원리다. 내면의 불안이 지속되면 몸의 긴장상태도 지속될 수밖에 없다. 이 반응이 잠잘 때까지 반복될 경우 건강에 지대한 영향을 끼친다. 놀랍게도 F. M. 알렉산더는 스트레스에 대한 이론이 나오기 훨씬 전에 이러한 반응을 관찰했고 해소방법까지 가르쳤다.

몸의 본능적인 방어기제로 자신을 통제하고 안으로 스며든 긴장을 적절한 시간 내에 해소하는 것은 생체에너지의 지혜로운 운영이다. 그러나 이 시스템에 오류가 발생할 때 스트레스로 인한 심신상관적 문제와 면역력 저하로 질병에 노출될 수밖에 없다. 이것은 의식의 진화에도 큰 장애가 생기는 것이다. 몸의 반응과 기억에 대한 그의 발견은 오늘날 심신상관학(somatic psychology)의 큰 토대가 되었다.

공포반사는 아주 어려서부터 자신을 보호하기 위한 타고난 방어기제다. 그러나 이것이 습관화되기 시작하면 우리 내부에는 인식하기 어려운 충동(impulse)이 요동친다. 결핍을 느끼고 불안해하고 자신도 모르는 사이에 충동적으로 행동하거나 욕구불만으로 인한 감정에 휩싸인다. 충동적인 언행이 지속되면 우리 몸의 탄력적인 조직과 세포까지 이러한 충동을 기억하고 적응해 간다. 이것은 불필요한 긴장이 되어 몸의 구조와 기능들을 제약하는 요인이 된다.

예를 들면, 무언가 쫓기는 것 같은 느낌, 실수하면 안 될 것 같은 느낌, 무언가 바르게 해야 한다는 느낌, 누구보다 잘해야 한다는 느낌, 이러한 내재된 충동들로 인해 무엇을 하려는 의도가 생기고 부자연스러운 언행(doing)이 뒤따르는 식으로 긴장은 결국 습관이 된다. 이러한 습관화된 긴장은 쉽게 해소하기 어렵고 원인을 밝히기도 어렵다. AT는 이러한 자신을 깊이 포용하며 다시 자연스러운 흐름으로 되돌리는 탈학습의 과정을 교육하는 것이다.

잘못된 사용(misuse)

일상 속에 자신도 모르게 자리 잡은 긴장들은 특정 조건이 이루어졌을 때 나타난다. 스스로 그 조건을 감당할 수 있는 상태가 초과되면 나타난다. 이때 몸은 스스로를 보호하려고 자연발생적인 긴장을 만들었다가 해소하고 회복한다. 스트레스가 지속적으로 쌓일 경우 몸은 피로감이라는 신호를 보내 그 상황에서 벗어나 쉴 것을 요청한다.

만약 몸이 원하는 선택을 못할 경우 몸은 그 스트레스에 적응할 수밖에 없는 비상상태에 돌입한다. 수많은 방어기제들의 생화학적 반응들이 에너지 소모를 최대한 막기 위해 필사적으로 노력한다. 일정시간 안에 필요한 에너지를 공급하지 않으면 생체리듬이 정상적으로 회복할 때까지 긴장상태를 유지할 수밖에 없다. 이때 몸은 단순 피로감을 넘어 경직된 상태에서 고착된다.

자율신경의 부조화가 일어나 내장기관들의 움직임은 제약을 받고, 피로물질을 누적시킨 근육들은 관절의 운동범위를 제한시켜 뻣뻣해지고 불편하게 느껴진다. 이후 통증이라는 SOS 신호를 강렬하게 보내 더 이상의 잘못된 선택으로 인한 결과를 초래하지 않도록 막으려 한다. 만일 원인이 해결되지 못한 채 임시방편적인 약물이나

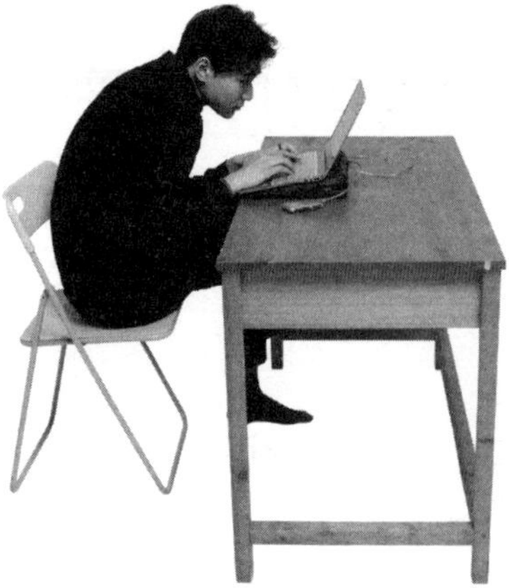

조치만을 할 경우 생명력은 점차 떨어질 것이다. 또한 만성화되어 고질적인 내상과 면역력 저하로 질병에 노출될 수밖에 없다.

긴장의 여러 양식들

- 충격(트라우마): 교통사고, 낙상, 구타, 언쟁, 정신적 쇼크
- 과로: 과중한 업무, 지나치게 게임에 몰입, 장시간의 육체노동, 졸음운전, 밤샘 공부, 장기 여행
- 손상: 스포츠 상해, 염좌, 타박상, 근육파열, 찰과상, 출혈, 수술
- 감정노동: 수치심, 모멸감, 텔레마케팅, 서비스업, 상업예술, 감정 억제
- 두뇌사용: 아이디어 개발, 수험생, 경쟁, 창작예술, 정치, 컴퓨터 게임
- 무대공포: 인터뷰, 강의, 리더십, 연예인, 발표, 자기소개, 노래,

연기, 예술 공연

• 완벽주의: 강박, 결벽, 책임감, 주변 의식, 명예, 권위, 자존심, 가문

• 목적의식: 목표 달성, 실적주의, 성공, 결과, 꿈, 이상주의, 깨달음, 돈

• 무절제: 과음, 과식, 과색, 과수면, 운동 중독, 흡연, 도박, 약물 남용, TV 시청

• 잘못된 몸의 습관: 무거운 물건을 허리로 들기, 잘못된 자세로 모유 수유하기, 운전할 때 발의 잘못된 위치, 허리를 구부린 채 설거지하기, 근육이 긴장된 채 반복되는 웨이트 트레이닝, 불편한 자세로 악기 연주, 잘못된 보행방식, 좌골이 아닌 천골 부위로 의자에 앉기, 어깨와 몸에 힘을 주며 컴퓨터 하기, 누워서 TV 시청하기, 손목에 힘을 주며 필기하기, 편측으로 음식 씹기, 장시간 쪼그려 농사일하기, 책상 위에 엎드려 잠자기, 턱을 괴고 모니터 보기, 머리 숙여 핸드폰 사용하기, 베개 높게 베고 자기, 한쪽 다리로만 다리 꼬기, 높은 하이힐 신고 오래 서 있기, 한쪽으로만 하는 스포츠(골프, 탁구, 테니스, 배드민턴 등), 무거운 백팩 잘못 메기, 불안전한 체위, 무거운 옷 오래 입고 있기, 짝다리로 서기, 한쪽 무릎 세우고 밥 먹기, 빠르게 밥 먹기, 빠르게 360° 목 돌리는 운동, 한쪽 발에만 힘을 싣고 계단 오르기, 과격한 헤드뱅잉, 소파 위에서 잠자기, 목을 앞으로 빼고 운전하기, 무거운 가방 한쪽 어깨에 메기, 꽉 끼는 바지 입기, 무거운 금속 액세서리 목에 걸기 등

한두 번 몸을 잘못 사용한 것을 빠르게 자각한다면 바로 변화할 수 있다. 그러나 잘못된 사용이 지속되면 조직들은 과부하를 받을 수밖에 없다. 물리적인 움직임이 가하는 스트레스를 해소하지 못할 경우 몸은 그 상태를 기록하고 긴장상태에 머문다.

알렉산더 테크닉에서 가장 주목하고 있는 긴장의 형태는 잘못된 몸의 사용 습관에서 비롯된 것이다. 강력한 충격이나 과로뿐만 아니라, 무의식적으로 수없이 반복되는 비효율적인 몸의 사용은 그 긴장으로 인해 온몸을 뒤틀고 정체시킨다. 이는 만성통증과 다양한 문제들의 숨은 원인이 된다. 긴장에서 벗어나려면 치료가 아닌 몸의 사용법을 다시 배워야 한다. 일상에서 발견되는 잘못된 몸의 사용은 위에서도 살펴보았듯이 매우 다양하다. 자신의 습관을 관찰해서 자각해야 한다.

탈학습의 이해

"동일한 방법으로 다른 결과를 기대하는 것은 미친 짓이다."
– 아인슈타인

일정한 자극에 대한 유사한 반응은 의식 속에 학습되어 나타나는 것이다. 정해진 대로 지속하려는 관성의 힘이 의식 속에도 나타난다. 즉, 의식에 따라 뇌의 신경회로망이 디자인되고 조건화된다. 우리는 이러한 의식의 특성을 이용하여 학습, 좋은 습관 들이기, 통념과 관습, 관념, 세뇌교육 등을 성공적으로 발전시켜 왔다. 처음에는 어려운 경험이었던 것을 반복하면 할수록 단순하게 할 수 있게 된다. 이것은 커다란 장점이 되는데 읽고, 쓰고, 말하고, 생각하고, 느끼고 행동하는 모든 영역에서 학습효과가 일어나기 때문이다. 숙련되어 특별한 제어 없이 아주 쉽게 결과를 만들어 낼 수 있다. 그러나 새로운 변화를 선택하기 어렵다는 단점이 있다. 습관화된 자극과 반응 양식은 쉽게 바꾸지 못한다. 달리는 기차를 한 번 세우려면 달리는 가속도만큼의 에너지를 소모해야 하는 것과 같다. 자동차의 가속 엑셀도 필요하지만 기어와 브레이크는 더 중요하다.

습관이 기계적으로 일어나면 인간도 기계나 다름없이 반응한다.

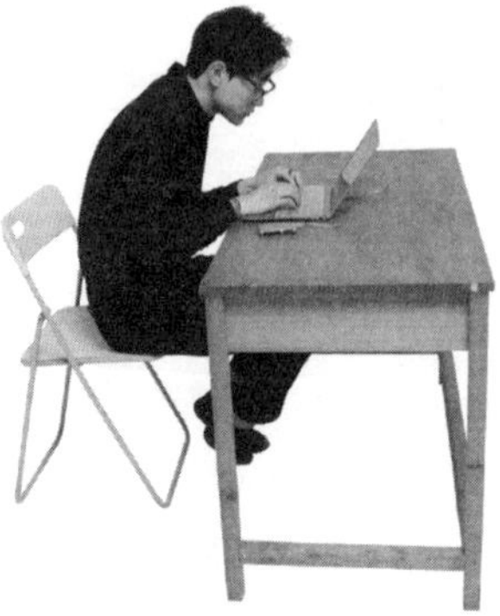

습관이 기계적으로 일어나면 인간도 기계나
다름없이 반응한다.

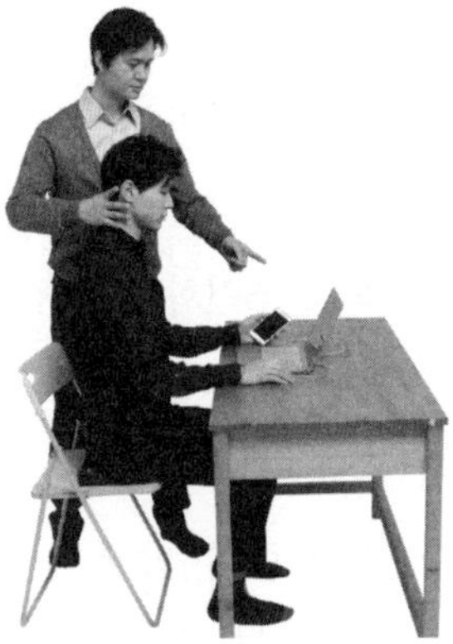

AT 훈련은 똑바로 앉기 위해서 하는 것이 아니다.
앉는 과정에서 충동적으로 막 해버리는 습관적인
반응들을 관찰하고 자제하는 순간순간의
내적 힘을 기르는 의식 훈련이다.

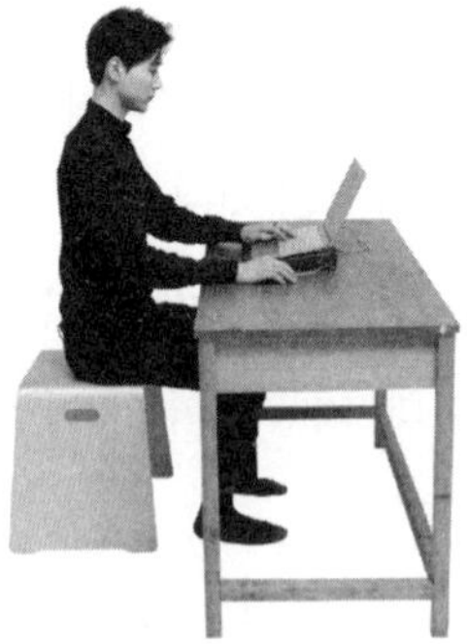

우리의 몸은 온전함 속에 있으나 습관에
가려져 있다.

이것이 우리 뇌의 특징(학습과 습관)이다. 계속해서 잘못된 결과를 도출시키는 어떤 습관을 자각하지 못하면 10년, 20년 평생 갖고 살게 된다. 강한 신념, 개념의 관념화, 고정된 사고방식, 감정유형, 개성, 인격, 운동패턴, 특정 자세, 강박증, 공황장애, 이념, 교리, 패러다임, 집단의식, 유행 등 우리 주변에서 일어나는 많은 저항과 충돌의 원인이 습관(의식의 관성)과 무관하지 않다.

인간의 뇌는 생존을 위한 효율성을 매우 중요시하며 진화해 왔다. 현대사회는 사회적 생존을 위해 육체적 측면보다 관념의 축적과 지적 정보의 처리 능력을 더 중요시 여긴다. 불안한 사회 환경에서 과부하가 걸린 생각의 흐름(마음)은 혼돈스러울 수밖에 없다. 알렉산더 테크닉이 '더' 하려고 하는 것보다 '덜' 하는 것에 초점을 맞추는 이유가 여기에 있다.

본디 학습은 탈학습과 조화를 이루며 성숙해져야 한다. 하지만 현대사회의 욕구는 탈학습의 중요성을 인정하지 않는다. 서둘러 암기하고 반복해서 연습하고 머릿속에 저장하고 시험을 치뤄 목적을 달성하는 게 더 중요하기 때문이다. 플러스가 있으면 마이너스가 있어야 균형을 이룰 수 있는 것이 당연한 자연의 조화다. 알렉산더 테크닉은 탈학습의 중요성을 강조하는 것이지 탈학습만을 중요시하는 것은 아니다.

"불필요한 학습내용은 의식적으로 비우고 자제할 필요가 있다."

습관은 의식의 흐름에 관성을 띠게 한다. 그래서 자연스러운 생명활동을 간섭하고 충돌하게 한다. 예를 들면 식후에 달콤한 케이크와 커피를 먹는 습관이 있는 사람은 디저트 없이 끝나 버린 식사에 대해 불만이 생긴다. 그는 엉뚱하게 다른 사람에게 불만과 짜증을 부릴 수 있다. 매일 아침 비타민을 먹고 출근하던 사람이 어느 날 그냥 출근하게 되면 비타민을 먹지 못했다는 생각에 사로잡혀 하루 종일 피로하다고 느끼고 불안해한다. 언제나 1등을 놓치지 않던 학생이 2등을 하면 좌절감과 열등감에 빠지고, 우울해하고 자학하며 자살충동에 사로잡힌다. 어제 이사를 갔는데 예전에 다니던 길로 퇴근하기도 한다. 습관을 자각하고 자제하지 못하면 결국 집착, 착각, 고집, 오해, 욕구불만 등으로 진행되는 관성을 띤다.

습관을 자제하기 위해서는 관찰이 매우 중요할 뿐 아니라 객관적인 조언과 가르침도 중요하다. 우리의 뇌는 착각할 수 있다는 것을 잘 이해해야 한다. 학습이 한 번 고착되면 새로운 경험을 통한 배움을 얻지 못한다. 스트레스 처리 방식이 습관화의 좋은 예다. 예를 들면 다음과 같은 특정한 해소 방식들이 습관이 되는 경우가 많다.

- TV 시청에 빠진다.
- 누군가를 헐뜯고 괴롭힌다.
- 위험한 장난과 스포츠를 한다.
- 섹스 중독에 빠진다.
- 폭식을 하거나 편식을 한다.
- 술에 취했는데도 계속 마시려는 과음 습관이 있다.
- PC방에서 밤을 새며 게임한다.

- 모든 시간을 취미활동에 투자한다.
- 폭력적인 영화만 계속 본다.
- 마약, 도박을 끊을 수 없다.
- 과도한 운동으로 푼다.

그렇게 하지 않으면 몹시 불편해 한다. 하던 대로 할 수 없게 되면 뭔가 이상하다고 착각하고 방해 받는다고 오해한다. 이것이 습관의 특징이다. 인간은 기계도 로봇도 아니지만 습관에 빠지면 기계처럼 생각하고 행동한다. 의식은 잠들고 무의식적인 반응만을 반복 경험한다. 습관을 부정적으로만 보려는 것이 아니라 습관의 실상을 이해하려는 것이다.

습관과 중독은 이웃사촌과 같다. 탈학습은 강제적으로 억제하는 과정이 아니다. 먼저 스스로 관찰하고 자각하는 힘부터 기르는 훈련을 해야 한다. 습관적인 몸의 반응을 자각하다 보면 어느덧 의식이 또렷해지기 때문에, 스스로 자제할 수 있는 내적 힘이 자연스럽게 길러진다. 예를 들면 AT 훈련 중에 의자 훈련을 천천히 해보는 것은 '의자에 그렇게 천천히 잘 앉아야 편하다'가 아니라, 습관적인 반응을 관찰하고 자제할 수 있는 여유를 가지면서 행동을 선택하기 위해서다.

AT 훈련은 똑바로 앉기 위해서 하는 것이 아니다. 앉는 과정에서 충동적으로 막 해버리는 습관적인 반응들을 관찰하고 자제하는 순간순간의 내적 힘을 기르는 의식 훈련이다. 매우 강력한 습관 자제 훈련이다. 다른 어떤 습관적인 반응이 일어나도 자신을 다스려 새로운 선택을 할 수 있다. 이 능력은 습관과 중독, 트라우마, 심인적 문제들을 풀어가는 효과적인 인지행동 수정법이 될 수 있다.

탈학습은 내가 필요 이상으로 더 하려는 학습된 반응이 일어나고 있음을 자각하고, 그것을 덜 하려는 자제력을 발휘해 긴장과 새로운 경험을 방해하는 요소를 없애 준다. AT 훈련을 통해 '무엇을 하지 않을 수 있는지' 배우게 된다. 불필요한 습관적 긴장의 반응이 덜할수록 자연스러운 반응은 저절로 나타난다는 것이 탈학습의 원리다. 탈학습적 교육법인 AT는 잠든 의식을 깨우고 싶은 사람들에게 좋은 공부가 된다. 탈학습으로 우리는 다음과 같은 의미를 얻는다.

첫째, 우리의 몸은 온전함 속에 있으나 습관에 가려져 있다.

둘째, 움직임과 기능을 위해 따로 '더' 할 필요가 없다. 이미 온전하기에 먼지(습관)를 털어 그 권능(power)이 드러나게 하면 된다.

누군가 미켈란젤로에게 어떻게 피에타 상이나 다비드 상 같은 훌륭한 조각상을 만들 수 있었느냐고 물었다. "이미 조각상이 대리석 안에 있다고 상상합니다. 그리고 필요 없는 부분은 깎아 내어 원래 존재하던 것을 꺼내 주었을 뿐입니다."

최고의 작품은 멀리 있는 것이 아니라 내 안에 있다.

배움의 과정

우리네 삶은 막을 수 없는 사건들의 연속이고, 우리는 수많은 스트레스 상황을 버텨 내고 있다. 가령, 달려드는 오토바이를 막을 수 없고, 하늘에서 내리는 비바람도, 갑작스런 친구의 죽음도 그대로 부딪혀 겪을 수밖에 없다. 이렇듯 우리는 환경에 적응하면서 무언가를 끊임없이 배운다. 인생은 배우는 과정이다. 이 배움은 어떻게 이루어지는가? '배움'에는 두 가지 방향이 있다. 하나는 고착되는 길이고, 다른 하나는 확장되는 길이다.

무언가 학습해서 익숙하게 느껴지면 우리는 이것이 맞다라고 착각하고 고집하게 된다. 그것이 틀릴 리 없다는 신념도 생긴다. 그래서 개인적인 또는 사회적인 틀(frame)이 형성된다. 이것이 학습의 놀라운 현상이고 결과다. 이로부터 자아(ego), 관념, 신념, 관습들이 생겨나는데 이들의 공통점은 언제나 자신만의 기준이 있다는 것이다. 스스로 학습한 것보다 누군가에 의해 자신도 모르게 학습된 기준과 틀일수록 그 기준은 강력하게 작용한다.

외부 환경에 스트레스를 받으면 그 환경을 바꾸려 몸부림치지만 결국 순응하고 적응하는 것을 선택한다. 이 과정에서 얻어지는 것이 '학습'이라는 대가다. 고통스런 과정을 통해 이럴 때는 이렇게 하면 된다는 '학습'이 이루어진다. 차후, 유사한 상황에서 이 학습은 매우 유용하게 적용된다. 같은 실수를 반복하지 않게 되며 지혜롭게 헤쳐 나올 수 있다. 학습은 언제나 자신이 뭔가를 알았다는 사실에만 근거를 둘 뿐, 스스로 변화할 수 없는 근성을 가지고 있는 모범생과 같다. 이 학습을 확장시키지 못하면 고집, 무지, 저항이 자신을 유지하기 위한 방어 전략이 된다. 그래서 안정(자기 유지)만이 최선책이라 생각하고 웅크리게 된다. 이것이 배움에 대한 고착의 길이다.

또 다른 길, 확장의 길은 더 나은 배움을 선택했을 때 열리는 길이다. 이것은 또 다른 학습 형식이 아닌, 시행착오를 통해 새로운 경험을 열어가는 탈학습의 지혜다. '학습'은 새롭게 '탈학습'이 되었을 때 건전한 성장이 뒤따른다. F. M. 알렉산더는 "알았다고 생각하는 순간 버릴 준비를 하라"라는 탈학습의 원리를 가르쳤다. 이것은 지식을 습득하는 학습이 아니라, 삶을 겪으면서 자신도 모르게 배우고 익숙해진 무의식적인 학습에서 얻은 고정관념의 틀을 버리라는 의미다.

'우리 어머니는 남자가 부엌에 들어와 살림을 거드는 것을 바깥일 하는 남자가 절대 해서는 안 된다고 생각한다', '나는 40살이 넘었어. 새로운 직업은 말도 안 돼', '6.25 전쟁을 겪으신 할머니는 세 끼 밥을 배불리 먹지 않으면 살 수 없다고 생각하신다' 등 이렇게 무의식적으로 강하게 습득된 생각들은 유사한 상황이 주어지면 반응도 언제나 유사하다. 자동반응하는 습관의 장벽을 부수고 나왔을 때 새로운 세상이 펼쳐질 것이다. 언제나 학습이 따르지만, 어느 때가 되면 반드시 자각하여 그 고착된 허물을 벗어 버리는 것이 진정한 배움의 방법이다. 알렉산더 테크닉은 나쁜 습관을 버리고 좋은 습관을 들이는 방법이 아니라, 어떤 습관이 괴로움으로 자각되면 거기에서 벗어날 때가 됐음을 스스로 알게 해준다.

우리가 '앎'을 고집한다면 이미 그 앎은 살아 있는 지혜가 될 수 없다. 자신이 굳건히 믿고 있던 '앎' 속에 관념이 싹트고 그것은 어느덧 혼돈의 뿌리가 된다. 그것을 모른 척한다면 그 '앎'이 지혜의 나무로 성장하는 것을 방해할 것이다. 학습으로 앎이 고정되면 새로운 경험을 선택하여 또 다른 자극(시행착오)을 받고 탈학습을 하는 것이 배움의 지혜다. 그리고 이것은 훌륭한 삶의 기술이 된다. 이것이 한 끗 차이다.

우리의 인생은 누구나 삶의 경험을 통해 직접 지혜를 얻어가게끔 한다. 알렉산더는 지혜로운 삶을 위한 7가지 핵심 내용을 그 원리로 전했다. 얼마나 귀한 가르침인지 감동스럽고 감사할 따름이다. 헤매지 않고 깨어 있는 길을 갈 수 있는 밝은 등불이 생겼으니…

삶의 선택

우리 주변 환경은 언제나 생존을 위한 조건과 자극으로 가득하다. 햇빛, 공기, 전자기, 음식, 물, 중력 등 서로 다른 물리적 성질의 자극들이 누구에게나 비슷하게 주어진다. 그 외에도 인간관계, 노동, 직업, 사고, 정신충격, 문화, 사회, 경제 등 무수히 다양한 차원의 환경 요소들이 개개인의 인간다운 삶의 조건들을 형성한다.

살아 있는 한 무시할 수 없는 환경조건들을 어떻게 받아들이고 처리하는가에 따라 몸의 내적환경이 변한다. 이를 위해 인간의 몸에는 언제나 정상상태를 일정하게 유지하려는 자동조절 기능이 갖추어져 있다. 즉, 모든 자극들에 대해 항상성의 일정한 기준 값에 맞춰 생존을 위한 최선책을 결정하는 자기조절시스템이 존재한다. 이 항상성은 모든 감각기관으로부터 들어온 정보를 처리하여 생체되먹임(bio-feedback, 생체에서 나오는 신호를 다시 생체에 입력) 과정을 통해 현재의 내적환경에 필요한 생리적 변화를 이끌어 낸다. 끊임없이 환경 속에 적응하려는 자기 제어(self regulation) 장치로서 가장 필수적인 생체 기능이다. 몸의 구조와 기능을 담당하는 조직과 장기들은 모두 항상성의 결정에 따라 한 치 오차도 없이 질서정연하게 일을 하고 변화한다.

더우면 땀을 내보내 체온을 조절하고, 수분이 부족하면 갈증 신호를 보내 물을 마시게 한다. 지나치게 에너지를 소비하면 피로감을 느끼게 한다. 영양이 부족하면 무언가 먹고 싶게 하고, 추우면 근육을 움직여 열을 생산한다. 세포에 필요한 산소량을 호흡을 통해 조절한다. 영양, 체온, 운동, 수분, 혈압, 휴식 등 수많은 것들을 몸이 알아서 자동으로 척척 잘 조절한다. 이때 우리가 몸의 신호를 잘 듣고 필요한 것을 제때 공급해 주고 해소시켜 주기만 해도 건강을 유지하는 데 별 어려움이 없을 것이다. 이것이 바로 자각(自覺)이다.

추우면 옷을 더 입고, 배고프면 밥을 찾아 먹고, 피곤하면 잠을 자는 것들이 모두 자각이다. 자각은 어려운 것도 특별한 것도 아니다. 우리가 매일 매일 평범하게 하고 있는 것들이다. 그러나 안타깝게도 이 '자각(awareness)'이라는 인지현상이 잘못될 수가 있다. 배가 부른데도 계속 먹고, 취했는데도 술타령을 하며, 충분히 잠을 잤

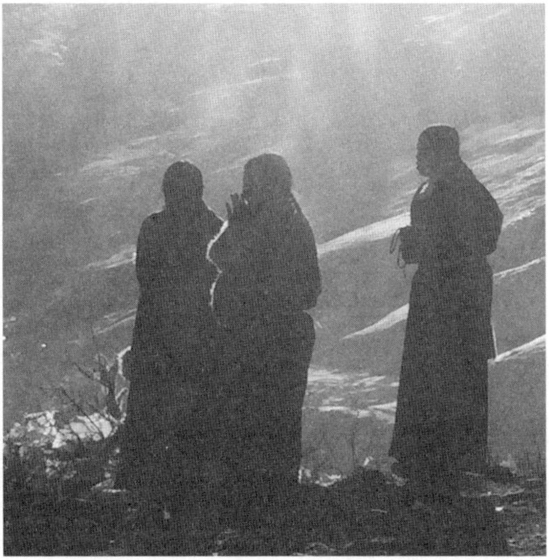

고요히 몸이 보내는 신호에
귀 기울이면 자연은
언제나 길을 열어 준다.

는데도 계속 잔다. 충분히 운동을 했는데도 무리한 운동에 중독되고, 몸이 피곤해도 밤새 계속 일을 한다. 불편함을 느껴도 계속 의자에 잘못 앉아 있는다.

자각이란 현재의 상황을 파악하여 필요한 것을 정확히 인지하는 일이다. 그래서 몸이 보내는 신호를 저절로 알게 되고 필요한 행동을 취한다. 지혜로운 항상성의 요구에 따를 수 있는 우리는 그렇게 건강과 조화를 이룰 수 있는 생명의 기본 기능이자 지혜를 갖고 태어났다. 따라서 자각이 잘 이루어지면 건강해지고, 잘 안 되면 괴로워진다. 이 기능이 적절히 이루어지지 못할 경우 몸 밖의 환경을 쉽게 바꾸는 것이 어려워지고 '스트레스' 상태를 계속 경험하게 된다.

몸이 더 이상 항상성을 유지할 수 없고 비상 대책을 세워야 하는 상황이 되면, 몸은 일정기간 스트레스 적응과정에서 새로운 항상성의 기준 값을 올렸다내렸다 힘겹게 조정할 수밖에 없다. 필요한 요소가 보충될 때까지 필사적으로 안정을 유지하려 최선을 다하지만, 결핍된 에너지로 인해 생체리듬과 생리활동이 불규칙하게 진행된다. 이때 우리는 불안이라는 존재 상태(감정 상태)를 경험한다. 이 과정에서 많은 정보처리의 오류가 발생한다. 스트레스에 대한 해소가 적절히 이루어지지 않으면 이 상태는 결국 생체 내에서 적응한다.

여기서 문제는 스트레스 상황에 대한 적응과 학습 과정 중에 많은 정보량이 처리되지 못한 채 무조건 기억되거나 지워지고 재편집되는 상태일 때다. 그 상태가 오래 지속될수록 인식 오류는 더 많이 발생한다. 이로 인해 감각인식오류, 착각, 오해, 분열, 상실증 등이 발생하여 부적절한 반응이 나타나게 된다. 즉 따뜻한 물을 마셔야 되는데 습관적으로 차가운 콜라를 마시고, 야채나 과일이 필요한 데도 육류 위주의 식사만을 고집한다. 땀을 낼 필요가 없어도 건강에 좋다며 사우나를 무리하게 한다. 자신의 속마음은 그렇지 않은데도 폭력적인 언행을 반복한다. 이러한 현상은 개인적인 문제를 넘어 대인관계와 사회활동 전반에 걸쳐 문제를 일으키는 발단이 되고 걷잡을 수 없는 반향을 일으킨다. 여기까지 오게 되면 문제의 원인은 찾을 수 없게 되고, 자기 보호를 위한 정당화와 타인과 세상의 문제로 취급하려는 정신적 방어 성향이 생긴다. 이 모든 문제들의 공통점이 바로 '습관'이다.

앞서도 설명했지만 습관은 관성적 의식의 흐름이다. 감각이든 감정이든 생각이든 행동이든 무의식적으로 선택하기 때문에 유사한 상황에서 언제나 유사한 결과를 얻게 된다. 스트레스에 대한 적응과정에서 각인(학습)된 것이면, 유사한 스트레스로 자극을 받을 경우 고정된 의식의 흐름이 작동한다. 원하든 원하지 않든 관성에 의해 진행되는 반응을 한다. 이것은 매우 깊이 생각해 봐야 할 부분이다. 습관이 삶을 이끌고 가게 될 경우 괴로움, 불편함, 아픔이 뒤따른다는 것을 관찰해 보길 바란다. 어느 정도의 습관은 허용할 수 있지만 원치 않는 결과가 계속될 때는 자각할 수 있어야 한다.

습관은 짧은 기간 동안 버릇이 될 수 있지만, 좀 더 지나면 습성이 되고, 더 오래되면 기질이 되며, 더 오래되면 성격이 되고, 아주 오래되면 인성(personality)이 된다. 다시 말해 습관이 우리를 만들고, 습관이 우리 인생을 설계한다. 의식의 관성을 이용하여 아무 생각 없이 무언가 규칙적으로 행동하게끔 프로그램할 수 있다. 여기에는 변화와 성장의 기회를 얻지 못할 수 있다는 단점이 숨어 있다. 인간의 의식은 습관에 의해 제한되어 고정된 생각과 반복되는 감정패턴, 고집과 신념, 변화되지 않는 행동, 한정된 언어와 말투들이 그 사람의 특징이 된다.

알렉산더의 가르침인 '잘못된 것을 그만두면 올바른 것은 저절로 이루어진다'는 말에서 '잘못된 것'이란 바로 고정된 자기관념이며 습관화된 긴장이다. 우리는 고통의 원인이 외부 환경에 의한 것이라 생각하지만, 자신의 내면에서 출발한다는 것을 삶을 통해 배워 간다. 고착의 길로 갈 것인가, 자각의 길로 갈 것인가에 대한 선택은 언제나 자신에게 있다.

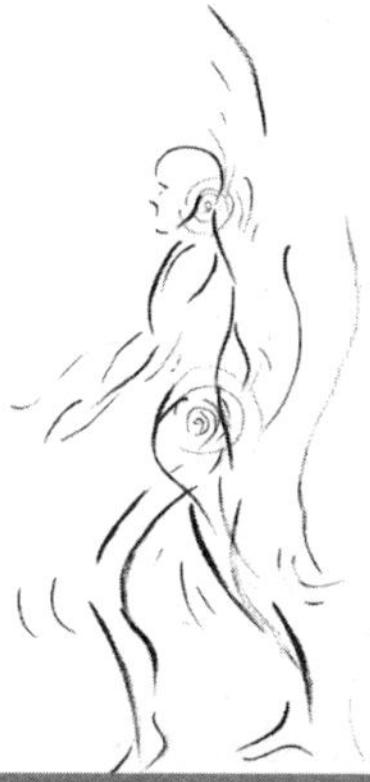

6장 알렉산더 테크닉의 7가지 원리

1. 중추조절(Primary Control)

알렉산더 테크닉에는 7대 원리가 있다. 이 원리를 경험 없이 글로만 읽고 이해하려 한다면 매우 혼란스럽고 흥미를 잃을 수도 있다. 필자가 글을 통해 최대한 쉽게 설명하고자 하지만, 여러 경험과 함께 저절로 이해될 수 있는 내용들에 대한 뜻풀이 정도에 불과하다. 원리는 생각으로 따져야 할 철학이나 이론이 아님을 알고 시작하길 바란다. 알렉산더 테크닉은 글이나 말에 얽매여서는 단 한 걸음도 나아가지 못한다. 알렉산더 테크닉은 '몸'으로 경험하는 공부다.

> **"중추조절은 대단히 복잡한 인간 생체와 그 모든 메커니즘을 비교적 단순하게 통제할 수 있도록 하는 것, 바로 자기 자신에 대한 사용이다." – F. M. 알렉산더**

머리(두상안면부)에 뇌와 감각기관(눈, 코, 입, 귀)을 두고 있는 척추동물은 머리가 안정된 위치에 놓이면 자동으로 방향을 잡아 움직임을 이끈다. 머리를 따라 척추가 움직이고 사지는 자연스럽게 뒤따른다. F. M. 알렉산더는 직립보행을 하는 인간에게도 동일한 현상이 일어난다는 것을 발견했고, 이를 중추조절(Primary Control)이라 불렀

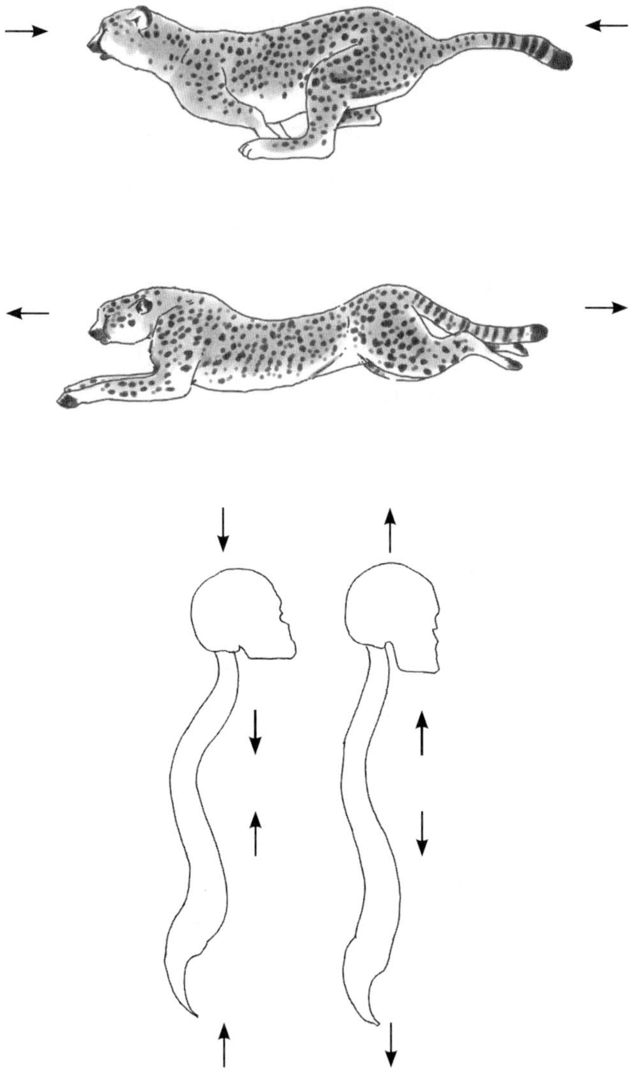

중추조절: 머리와 척추의 정상적인 연결을 회복하면서
압박을 받던 뇌와 척수의 긴장이 해소되기 시작한다.

다. 중추조절은 복잡한 기능들을 통합하고 단순하게 제어하여 모든 생리작용을 효율적으로 다스리는 인간의 타고난 자동제어 시스템이자 내적 지성(innate intelligence)이다.

복잡한 인체 구조가 기능적으로 움직일 수 있는 이유는 언제나 적절한 위치로 조절하고 구조 간의 긴장성을 탄력적으로 회복시키는 내재된 협응력이 있기 때문이다. 이런 이유로 중초조절을 구조(움직임)의 항상성이라고도 부른다. 고양이, 퓨마, 말, 뱀과 같은 동물들의 움직임을 관찰해 보면, 아무리 빠르게 움직이더라도 머리를 매우 안정되게 유지하며 방향을 컨트롤한다. 척추는 머리를 따라 유연하게 협응하고 다리는 반사적으로 모든 상황에 맞춰 대응한다. 머리-목-몸통의 흐름이 하나로 컨트롤될 때 다른 모든 움직임이 가장 효율적으로 작동한다. 이것이 바로 중추조절이다.

인간의 중추조절은 생후 1년간의 운동발달과정에서 그 기본체계가 완성된다. 이후 환경에 적응하면서 5, 6세까지 발달한다. 우리 모두 배밀이, 뒤집기, 기기, 걸음마를 통해 지금의 복잡하고 정교한 움직임들을 해낼 수 있었다. 그 과정들의 궁극적인 목적이 중추조절이다. 모든 동물은 스스로 균형을 잡고 움직일 수 있을 때 생존 가능성이 높아진다. 직립보행을 가능케 하는 이 원초적인 능력은 이미 우리 몸속에 내재해 있었고, 알렉산더는 이것을 사용하는 것이 인류의 위대한 유산이라고 했다.

머리의 감각기관들이 공간과 사물의 위치를 파악하고 자신의 몸 상태까지 지각한 후 운동의 진행방향을 결정하여 이끈다. 머리의 진행이 목(경추)과 나머지 몸통 부위(흉추, 요추, 천추, 미추)를 자연스럽게 조절할 수 있을 때 팔과 다리는 반사적으로 운동프로그램을 완수할 수 있다.

중추조절의 가장 중요한 역할을 수행하는 곳이 머리의 후두골(뒤통수)과 경추 1번(목뼈)이 만나는 환추후두관절(atlanto-occipital joint) 부위다. 여기서 정교한 조절이 시작된다. 머리와 목을 연결하는 후두하근(sub-occipitalis, 대후두직근, 소후두직근, 상두사근, 하두사근 등 4개의 근육들이 좌우로 하나씩 총 4쌍을 이룸)들이 뇌의 운동명령을 받아 미세하게 머리의 무게중심이 방향성을 띠는 순간 위대한 움직임의 첫 시작이 촉발된다. 이 첫 번째 조절명령에 의해 온몸의 모든 협응체계가 연차적으로 정확히 반응해 나가면서 효과적인 몸의 사용이 가능해진다. 움직임(movement), 이것이 중추조절의 1차 목적이다. 이러한 조건에 의해 내장기관들의 자율적인 조절기능(항상성)을 하나로 종합하는 중추신경의 활동이 결정된다. 생명에 있어 1차적으로 중요한 조절기능으로 수많은 구조와 기능이 통합되기 때문에 '중추조절'이라 부른다.

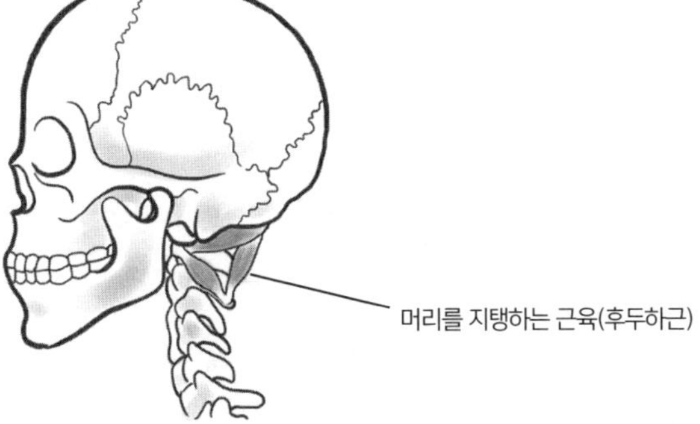

중추조절은 언제나 몸을 가장 적합한 상태로 조절하며 움직이기 위해 준비된 능력이다. 오뚜기처럼 균형을 되찾는 수많은 정위반사(righting reflex)들도 함께 포함되어 있다. 또한 중추조절은 호흡을 편안하게 유지하기 위한 필수적인 기능으로 발달하였다. 호흡을 위해 기도를 확보하여 생명활동에 중요한 에너지원인 산소를 흡수하고 이산화탄소를 배출한다. 그리고 횡격막과 늑간근들의 협응작용에도 큰 영향력을 준다. 중추조절은 마치 오케스트라의 지휘자와도 같다. 모든 악기들이 지휘자의 손끝을 보며 협연하듯 복잡한 기능들을 단순한 체제 안에서 통합시키고 조정한다.

우리들의 걷는 모습을 잘 관찰해 보자. 걷는다는 행위는 발로 시작하는 것 같지만 사실 머리에서부터 시작된다. 이 첫 번째 신호가 잘 이루어져야 나머지 연쇄적인 움직임들이 민첩하고 정확하게 이루어진다. 눈으로 관측하기 어렵지만 머리부터 움직임이 일어난다.

본래 직립보행을 하는 인간은 머리로 인식하고 호기심을 느끼면서 몸을 이끈다. 그런데 현대인들은 머리가 아닌 골반이나 가슴 또는 어깨나 배 등의 신체 부위가 머리보다 먼저 반응하는 습관에 길들여져 있다. 중추조절을 통해 긴장 없이 호흡할 때만이 2차적인 모든 기능들이 수행된다. 따라서 중추조절이 모든 기능의 1차 조건이 된다는 것은 매우 중요한 사실이다.

사람은 머리가 제일 높은 위치에 놓여 있다. 머리의 무게를 얇은 경추가 받치고 있는 상태에서 몸통의 무게와 함께 두 다리를 통해 내려가는 중력의 흐름은 손을 자유롭게 움직이게 하고 두뇌가 발달할 수 있는 혜택을 주었다. 그러나 이러한 구조를 잘못 사용할 경

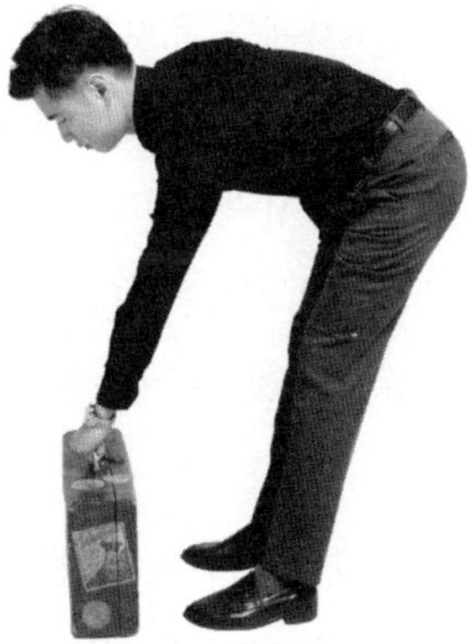

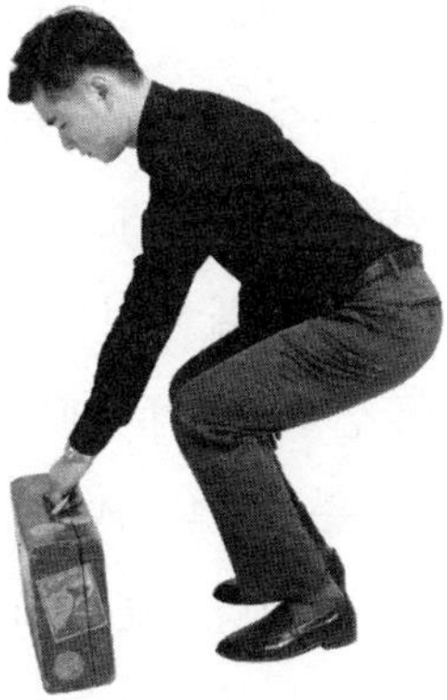

좌측 사진이 우리가 흔히 취하는 중추조절이 무너져 몸에 긴장을 유발시키는 자세이고,
우측 사진이 올바른 중추조절로 머리의 균형이 바로잡힌 자세다.

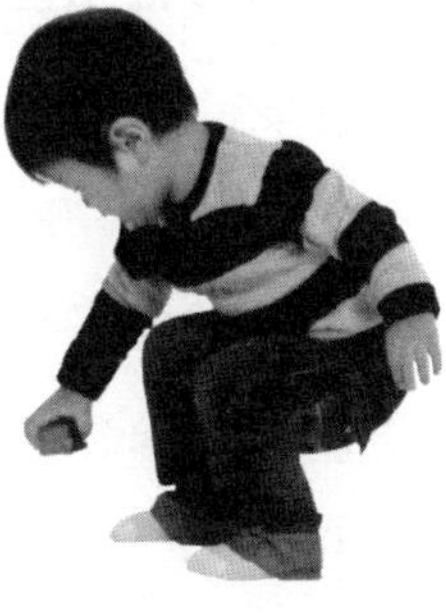

어린 아이들의 자세나 움직임을 보면 인간이 본래 갖고 태어난 중추조절 능력을 아직 잃지 않았음을 볼 수 있다.

우 과도한 긴장에 의해 중추조절은 쉽게 기능 이상을 일으킨다. 대표적인 것이 머리의 균형을 조절하는 목의 근육이 쉽게 긴장하면서 척추를 아래로 누르는 방향으로 젖혀지는 것이다. 그래서 머리의 무게중심이 뒤로 또는 앞으로 이동하는 현상이 자주 일어난다. 이로 인해 호흡이 멈추고 기체 순환이 세포까지 정상적으로 이루어지지 않게 된다.

이렇게 잘못된 몸의 사용이 반복될 경우 자세를 유지하는 전신 근육들은 정상적인 긴장도를 회복하지 못한다. 그래서 에너지 소모율은 높아지고 전신의 비틀림 현상이 초래되기 시작한다. 이 현상은 몸의 여러 기능에 악성 신호를 보내 내장기관의 기능들을 교란시킨다. 결국 중추조절의 실패는 이러한 악순환이 반복되면서 만성적인 문제와 통증으로 나타난다.

머리가 후하방으로 젖혀져 머리 무게가 척추를 누른 채 걷게 되면 오랫동안 긴장으로 고정된 상태를 지속한다. 그럼에도 불구하고 머리 무게가 척추 전체를 압박하는 위험한 상태를 자각하지 못한다. 이는 만성적인 경직으로 이어진다. 척수를 통해 뇌와 정보를 소통하지 못하는 응급상황에까지 이르면 본능적으로 강력한 경련을 일으켜 회복하려는 시도를 수차례 한다. 그래도 긴장을 해소시키지 못하면 중력을 조절하지 못해 시선의 높이가 이상해지면서 고개를 젖히거나 깊게 숙이게 되어 가슴은 움푹 들어가고 허리와 등은 휘어진다. 이 상태로 앉을 경우 골반은 지탱할 힘을 잃고 좌골이 아닌 꼬리뼈 주변이 체중을 감당한다. 팔(어깨)과 다리는 무기력하게 비틀리고 이 압박을 풀지 못하면 자율신경계의 자동조절이 어려워진다.

척추, 늑골, 머리의 무게가 내장기관을 아래로 내리누르는 형국이 되고 결합조직들은 그 긴장 형태를 그대로 기억하고 구축한다. 자신이 아무리 척추를 바르게 펴고 싶어도 몸은 그렇게 할 수 없는 지경에 이르게 된다. 이로 인해 몸과의 소통 장애, 운동감각의 상실, 생체리듬 이상, 에너지 소모로 인한 피로, 정신적 불안이 시작된다. 이후부터는 우리가 이미 다 알고 있는 온갖 문제들이 나타난다.

F. M. 알렉산더가 발견한 중추조절은 언제나 지면(공간)과 몸의 상호관계 속에서 긴장을 해소하면서 호흡과 평형을 유지할 수 있는 방향으로 미세한 움직임이 자동으로 조절된다는 것이다. 이것을 과학적으로 입증한 사람이 영국의 찰스 스콧 셰링턴이다. 신경학의 아버지라 불리는 그는 생리학적 실험과 비교를 거쳐 자신의 연구결과를 발표했고, 1932년 노벨생리의학상을 받았다. 그는 F. M. 알렉산더로부터 알렉산더 테크닉을 배웠으며, 인간의 반사체계에 대한 발견을 시작한 인물이다. 그 외에도 동물생물학계의 거장 니콜라스 틴베르헌(1973년 노벨생리의학상) 또한 알렉산더 테크닉을 배우고 이 기능의 중요성을 입증하는 데 큰 성과를 이루었다.

중추조절이 제대로 되고 있지 못하는 것을 자각하는 것은 매우 중요하며, 자각을 위한 몇 가지 관찰법을 소개한다.

관찰하기 1: 의자에 앉았을 때

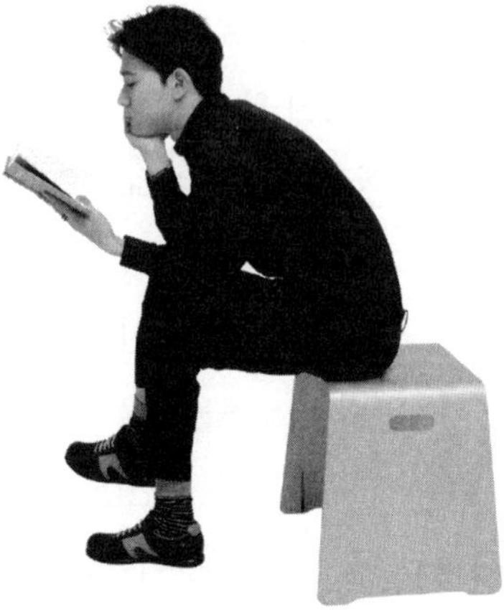

1. 머리의 위치를 의식하고 전방에 있는 사물이나 글씨에 집중해 본다. 머리의 위치와 목이 어떻게 반응하는지 관찰해 본다.

2. 자신이 평소 공부하는 자세로 몸을 앞으로 살짝 기울여 본다. 머리의 위치와 목이 어떻게 반응하는지 관찰해 본다.

3. 다리 한쪽을 꼬아 본다. 좌골 부위의 변화와 머리의 위치를 관찰해 본다.

➡ 관찰하기 2: 서 있을 때

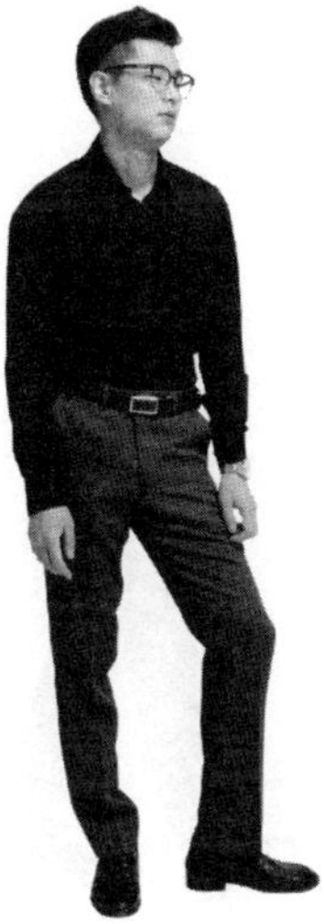

1. 짝다리를 하고 서 본다. 골반, 어깨, 머리, 목의 반응을 관찰해 본다.
2. 무거운 가방을 한쪽 어깨에 메어 본다. 머리, 척추, 다리, 발바닥의 반응을 관찰해 본다.
3. 한쪽 다리를 들어 외발서기를 한 다음, 눈과 목을 불규칙적으로 움직여 본다. 균형을 잘 잡을 수 있는지 관찰해 본다.
4. 거울을 통해 자신의 머리 위치를 살펴본다.

➲ 관찰하기 3: 걸을 때

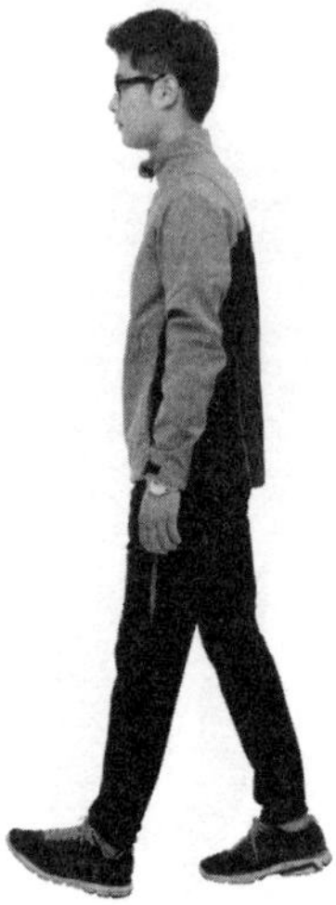

1. 걸으려 할 때 몸의 어느 부위가 몸을 이끌고 나가는가?
2. 골반을 앞으로 내밀며 걸어 본다. 머리의 반응은 어떠한가?
3. 일부러 한쪽 다리를 평소보다 멀리 떼면서 걸어 본다. 머리와 몸의 반응은 어떠한가?

➲ 관찰하기 4: 기타

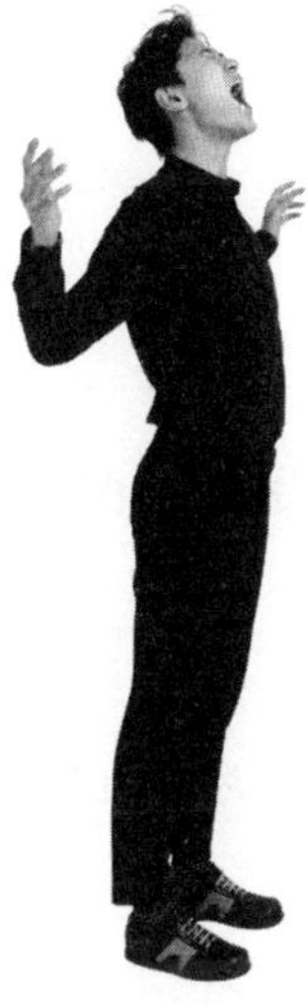

1. 춤(막춤)을 추어 본다.
2. 균형 잡기 어려운 동작(자세)을 해본다.
3. 서서 몸을 활처럼 뒤로 넘겨 본다. 얼마나 버틸 수 있는가?
4. 의자에 쿵 하고 앉아 본다. 충격이 어디로 가는가?

2. 디렉션(Direction)

"올바른 자세란 존재하지 않는다. 다만, 올바른 디렉션이 있을 뿐이다." - F. M. 알렉산더

알렉산더 테크닉의 기술적 특징은 '디렉션(direction)'이라는 언어정보를 이용한 지시어를 사용한다는 것이다. 이것은 무의식적인 습관과 감각인식의 오류를 수정하여 자연스러운 몸의 방향성을 되찾아 주는 의식적인 생각이다. 디렉션은 고유수용감각을 깨워 중추조절을 회복시키는 중요한 역할을 한다. 자신의 행위가 언제나 무의식에 지배되어 있고 자신의 감각 또한 부정확하여 믿을 수 없는 상태가 지속되면, 몸은 익숙한 것을 선택할 수밖에 없다. 따라서 긴장은 계속 남아 있게 된다.

우리는 자세를 쉽게 조정할 수 있다고 믿는다. 어색한 자세를 의식적으로 취하면서 자신의 부자연스러운 자세가 바르다고 착각하는 경우가 많다. 자세를 만들어 내는 수많은 조건들(불수의근, 내장, 근막, 자율신경 등)은 그 어떤 것도 자신의 의도에 따라 쉽게 작용하고 변화할 수 있는 것들이 아니다. 특히 자세를 유지하는 '자세근육' 조직들은 자율신경에 의해 통제되고 있어 의식적으로 통제하기 어렵

다. 단지 몇 가지 운동근육들(주로 대근육)을 통해 강제적으로 자세를 취하거나 잠시 고정시킬 수 있을 뿐이다. 그러나 이들은 매우 빨리 피로감을 느끼기 때문에 자세를 유지하고 조절하는 데는 부적합하다. 자세의 통제는 의식적이기도 하지만, 일상의 모든 동작들과 순간적인 몸의 사용들은 모두 무의식적으로 이루어진다.

알렉산더는 오랜 시간 어떻게 하면 습관에 의한 즉각적인 반응을 자제하고 불필요한 효과를 야기하지 않는 메시지를 몸(무의식, 내면)에 전달할 수 있을까를 연구했다(3장 참조). 결국 몸의 정신성이 언어 정보들을 해석하고 반응한다는 사실을 알게 되었고, 가장 필수적인 5가지 메시지를 발견하였다.

1. 내 목이 자유롭다.
2. 내 머리가 앞과 위로 향한다.
3. 내 척추가 길어지고 넓어진다.
4. 내 다리와 척추가 서로 분리된다.
5. 내 어깨가 중심으로부터 넓어진다.

디렉션을 주면 신경계(뇌)에 유용한 정보를 미리 전달한다. 그래서 몸의 시스템이 필요한 에너지를 자동으로 생성하고 소통시켜 새로운 질서를 만든다. 디렉션은 인간이 직립하기 위해 사용해온 잠재된 균형력을 일깨우고, 중력에 대해 신체 구조를 가장 온전한 방향으로 자연스럽게 준비시킨다. 이 과정에서 긴장이 풀어지면서 신경계는 안정을 회복한다. 인간은 태어나면서부터 자신이 어떻게 움직일 것인지, 어떻게 균형과 효율성을 유지해 나갈 것인지 몸의 방향성을 알고 있다.

디렉션은 중추조절을 회복하고 존재의 공간성과 방향성에 대한 잠재력을 깨우는 의식 활동이다. 스스로 디렉션을 주면 고유수용감각이 더욱 정확해지고 더 넓은 영역까지 수용한다. 즉 자신의 몸과 주변공간에 대한 무의식적인 영역을 실체적인 감각인지영역으로 확장시킨다. 따라서 무의식에 잠재된 활동이 의식 영역으로 올라온다. 이것은 잠재된 공간에 대한 활용영역을 필요한 만큼 현실화시켜 사용하는 고차원적인 의식 활동이다.

오랜 시간 제 기능을 발휘하지 못하던 중추조절에 스스로 회복

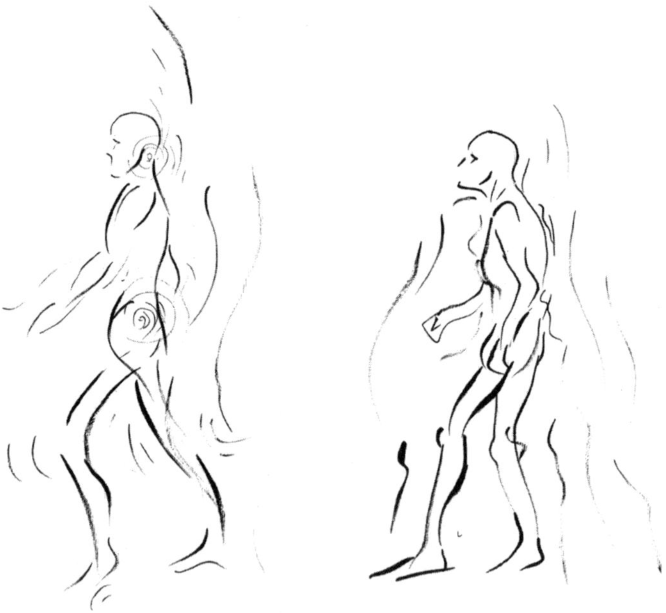

디렉션은 몸과 공간의 흐름을 자연스러운 방향으로 진행시킨다.

하라는 정신적 메시지가 전달됨으로써 몸의 정신성이 깨어나는 것이다. 디렉션의 순서는 몸의 위계질서를 재조정하도록 정교히 설계된 것이므로 함부로 뒤바꾸거나 생략해서는 그 효과를 얻지 못한다.

현대인들은 몸의 사용과 움직임의 방향성이 모두 엉망이 되어 불필요하게 힘을 써서 동작을 한다. 그리고 긴장상태에서도 그것을 긴장이라 느끼지 못한다. 그렇기 때문에 수십 년간 오류를 반복한다. 디렉션은 이러한 잘못된 몸의 사용을 자각하고 인간 본연의 자연스러움을 회복하기 위해 주어지는 의식적인 생각이다. 여기서 '생각'이란, 상상(imagination)이나 시각화(visualization) 또는 최면암시(hypnosis)와는 전혀 다르다. 그저 문장을 순서대로 생각할 뿐 아무것도 하지 않고 몸의 반응만을 지켜보는 단순한 과정이다. 알렉산더가 발견한 이 놀라운 원리는 130여 년간 임상적 실천과 공식 논문을 통해 검증되었다.

디렉션을 주는 방법은 매우 단순하다. 시간과 장소가 따로 정해져 있는 것이 아니므로 어떤 상황에서든 생각할 수 있다. 마음속으로 순서대로 5가지 '디렉션'을 생각하고 다른 생각 없이 순진하게 반응한다. 느껴지는 것이 있으면 그대로 있으면 될 뿐 느끼려 할 필요는 없다. 그저 담담하고 조용히 메시지를 전달하고 그 무엇도 기대하고 요구하지 않으며 변화를 허용한다. 몸에서 몸으로 전달되는 생명체 간의 교감 통로가 열리는 것이다. 디렉션은 AT 교사의 정확한 관찰과 핸즈온(Hand's-on)을 통해 전달받아 그 감각을 경험해야 이해할 수 있다. 디렉션의 감각을 전달받아 몸의 흐름을 인식하는 것이 중요한 과정이다. 디렉션을 줄 때 주의할 점은 다음과 같다.

하나, 서두르지 말고 느긋하게 한다.

둘, 기대감에 무언가를 상상하고 시각화하여 뇌를 흥분시키지 않는다.

셋, 어떤 느낌들에 지나치게 집중하여 과민하게 반응하지 않는다.

넷, 좋다, 싫다, 잘했다, 잘못했다 등의 판단 없이 디렉션을 생각한다.

다섯, 몸을 디렉션의 방향성에 맞추려 의도적으로 행동하지 않는다.

여섯, 반응이 느껴져야 한다고 생각하면서 확인하려 들지 않는다.

일곱, 잘 되지 않는다고 자책하거나 실망하지 말고 그저 꾸준히 일상 속에서 하면 자신도 모르는 사이에 몸은 변화한다.

> "알렉산더 테크닉은 어떻게 생각하는지를 배우는 것이다."
> – F. M. 알렉산더

3. 자제심(Inhibition)

"주어진 자극에 대한 특정 반응을 자제하는 것이 알렉산더 테크닉의 전부다." - F. M. 알렉산더

'자제심'은 습관의 반응을 의식적으로 자제하는 것을 의미한다. 몸의 움직임을 억제하는 것이 아니라, 일정한 자극에 대해 무조건 즉각 반응(습관)하려는 충동을 자제하는 것이다. 따라서 '자제심'이란 습관적으로 반복하는 행위를 잠시 멈추고 고요한 평정상태가 되는 것을 일컫는다.

어떤 자극(원인)에 대해 충동적인 뭔가를 하려는 반응(결과)을 지켜보는(과정) 것이 우리 의식 속에 온전히 자리 잡고 있어야 한다. 무엇에 자극받고 어떻게 반응하는지 알아차려 잠시 혼돈으로부터 벗어나 고요한 흐름을 찾을 수 있도록 한다. 그러면 자신의 삶에서 어떤 시행착오를 반복하는지 자각할 수 있고, 그에 따른 새로운 선택이 가능해진다. 몸에 한 번 밴 습관은 좀처럼 인지하기 어렵고 처리하기 어려운 대상이 되므로 반응하기 직전에 잠시 '쉼표'의 신호를 주는 것, 그것이 알렉산더 테크닉이 알려 주는 '자제심'이다.

감각, 감정, 생각, 행동 등의 과정은 우리의 의식 속에서 매우 빠

르게 진행된다. 이 과정에서 스트레스가 발생할 경우 그에 대한 보상을 만들어 내는데, 바로 습관이라는 무의식적 반응을 자체적으로 조직해 의식을 지배한다. 이는 매우 무서운 현상이며 인간의 의식과 삶을 송두리째 집어삼킬 정도로 강력한 체계다. 습관은 쉽게 자제하거나 스스로 깨닫기 힘들다. '내 안의 또 다른 나'라고 볼 수 있다.

자제심은 긴장을 억제하는 것이 아니라 일련의 의식의 흐름 속에 있는 관성을 자제시키는 것이다. 의식의 흐름 속에서 어떠한 자극이 주어졌을 때 무의식적으로 자동반응하는 출력 현상을 목격해 볼 필요가 있다. '욕을 많이 하는 그 친구를 만나기만 하면, 나도 모르게 더 심한 욕을 한다', '빨리 생각해서 결정하려 할 때 항상 손톱을 물어뜯는다' 등을 예로 들 수 있다. 자제심은 자극과 반응 사이에 의식의 공간을 만들어 우리 뇌가 학습한 과정에 따라 처리하려 할 때 새로운 선택을 가능하게 한다. 그 방법은 '잠시 멈추기(pause)'와 '노(NO) 하기'다. 단순한 방법을 사용해야 효과적이다.

> **"자극과 반응 사이에는 공간이 있다. 그 공간에는 반응을 선택할 수 있는 자유가 있다. 여기에 자신의 성장과 행복이 달려 있다."**
> **– 빅터 프랭클**(신경학자, 정신과 의사)

알렉산더 테크닉 훈련에서는 몸의 움직임의 최고 사령관 역할을 하는 중추조절 기능을 방해하는 가장 강력한 습관을 자제하는 것을 매우 중요시한다. 머리와 척추의 균형이 무의식적인 습관에 의해 지속적인 방해를 받으면 모든 의식의 흐름에 혼란이 생긴다. 다시 말해 전신에 신경교란 현상이 발생한다. 다음은 하나의 사례다.

철수는 군 생활을 하는 동안 시간에 쫓겨 식사를 급하게 해야 하는 스트레스를 겪었다. 전역 후 자신도 모르는 사이에 여전히 식사를 5분 이내에 끝낼 정도로 급하게 먹는다. 누군가에게 항상 쫓기는 것 같고 누군가 자신을 보는 것 같은 불안한 감정을 느끼며 급하게 먹는다. 먹으면서 다음 할 일을 생각하고 핸드폰을 자주 본다. 철수는 군 생활 동안 빨리 먹기 위해 머리를 뒤로 젖히고 입을 크게 벌리고 빠르게 음식을 씹어 삼키는 운동 반응이 일어났다. 식사할 때 그의 무의식적 반응은 빨리 먹기 위한 최선의 방식으로 머리를 식판 가까이 내린다. 머리와 목이 지나치게 긴장한 채 정신없이 입에 음식물을 넣고 씹는다. 그럴 때 정서는 조급하고, 조급할수록 생각이 많아져 앞으로 일어날 일들에 대비하려는 행동을 취하게 된다(5장 공포반사 참조). 오랜 시간 반복되면 목이 당기는 듯한 통증이 느껴지고, 몇 개월 후에는 허리에도 원인 모를 근육의 긴장이 발생한다. 몸은 피로하고 무기력감이 들게 된다. 자신감이 떨어지고 모든 일이 잘 안 될 것이라는 부정적인 마음과 자신에 대한 분노가 항상 머릿속을 지배한다. 우리가 간과하고 있는 이런 작은 부분들이 의식을 송두리째 지배할 수 있다. 철수는 알렉산더 테크닉을 배운 후, 자신을 관찰하고 머리와 척추의 습관을 자제하며 긴장을 해소했더니 마음은 고요해지고 식사도 천천히 할 수 있는 여유를 되찾았다. 더 이상 무기력감과 분노에 빠져들지도 않게 되었다.

아무리 복잡한 상황일지라도 해결책은 자신을 지배하는 습관을 관찰하고 자제하여 원활한 몸의 기능을 회복하는 것부터 시작해야 한다. 뇌가 활동할 수 있는 최소한의 조건을 만들어 주고 나서 긴장들을 다뤄야 한다. 우리가 취하는 거의 모든 행위 안에는 자신만의 습관이 있다. 그 습관은 긴장이라는 형태로 신체에 드러나 여러 가지 기능 이상을 일으킨다. 책상 앞에 앉으면 무조건 턱을 괴거나 조그마한 스트레스에도 온몸에 힘이 들어가는 긴장 반응은 좀처럼 바뀌지 않는다. 습관은 한 사람의 정서와 생리 기능을 방해하는 원인이 된다.

현대인들이 오랜 시간 의자에 앉아 생활하는 습관은 몸을 쉽게 불균형상태에 빠트린다. 불균형으로 인해 중추조절 같은 1차적인 생존 능력에 문제가 생기면 인간은 순수한 '몸', 신성한 '몸'이 아닌 복잡한 생각(마음) 속으로 들어가 혼란스러운 망상 속에 쉽게 빠져든다. 자기(Self)에 대한 혼돈과 잘못된 정의로 인하여 비난과 자학, 정서적 불안을 겪으며 자기 파괴적인 행위로까지 이어진다. 이러한 상황에 우리는 어떻게 대처할까? '현재'의 몸으로 의식이 깨어나도록 해야 한다. 그리고 이것이 '자제심'의 핵심이기도 하다. 자제심이란 단지 습관을 없애려는 것이 아니라, 현재에 깨어 있어 과거의 기억에 영향 받지 않고 지금 필요한 새로운 선택을 할 수 있는 상태를 만들어 내는 것이다. 자제심 없이 습관은 바뀌지 않는다.

알렉산더 테크닉에서 말하는 자제심이 중요한 이유는 자극과 반응을 쉼 없이 연속적으로 진행하게 내버려 두면 자신은 지금 여기, 현재에 있지 못하게 되기 때문이다. 자신이 무엇에 자극을 받고 어떻게 반응하는지 혼돈에 빠진다. 그렇게 의식은 혼돈 속에 잠이 들고 무의식적으로 학습된 활동만을 무조건 선택한다.

몸은 사실상 무의식적으로 움직인다. 움직임이 변하면 감정이 변하고, 감정이 변하면 생각이 변한다. 생각이 변하면 말과 행동이 바뀐다. 새로운 배움은 습관을 의식적으로 자제할 때 이룰 수 있다. 자신의 내부 깊숙이에 축적된 습관들을 어떻게 하면 현재의 의식 상태에서 자제할 수 있을까? 우리를 괴롭히는 긴장은 대부분 자신도 모르게 반복하는 불필요한 반응 때문에 생긴다. 자제심을 발휘하기 위해서는 무엇을 '더' 하는지 관찰해야 한다.

AT 교사는 '무엇을 더하고 계신가요?' 또는 '무엇을 하지 않게 되었나요?'라는 질문을 하면서 자각하게 해주며 자제심의 방법을 가르친다. 반복해서 강조하지만 알렉산더 테크닉은 무조건 습득하는 학습(learn)이 아니라 오히려 잘못 익힌 것을 버리는 탈학습(unlearn)이다. AT는 자연스러운 것을 통제하는 것이 아니라, 무의식적으로 되는 습관적 생각(판단, 욕망, 의도)의 간섭을 의식적으로 자제하는 것이다. 어떻게 자제하는가는 인류의식의 진화에 결정적인 방향이 될 것이다.

F. M. 알렉산더는 자제심으로 습관을 다스리고, 더 나아가 디렉션을 통해 생명의 방향을 다시 프로그래밍해 줌으로써, 중추조절이라는 온전한 존재 상태에 이를 것을 가르쳤다.

> **"고양이는 욕구로 인해 성급하게 달려드는 것을 억제하고, 본능적인 식욕을 즉각적으로 만족시키려는 욕망을 최후의 순간까지 통제한다." – F. M. 알렉산더**

관찰하기

1. 자신에게 어떤 습관이 있는지 적어 본다.
2. 일상 속에서 자주 취하는 불필요한 동작은 무엇인가?
3. 습관적 행위 속에 담겨진 감정이나 욕구는 무엇인가?
4. 어떨 때 같은 반응을 반복하는지 관찰한다.

연습하기

1. 자신이 언제 불필요한 긴장을 하려는지 알아차린다.
2. 긴장된 동작이 취해지기 직전에 '노(NO)'라고 생각한다.
3. 뒤이은 동작의 흐름에 편안히 맡기고 움직인다.
4. 다음 동작에 긴장이 자각되면 다시 '노(NO)'라고 생각하고 움직인다.

지금까지 얘기한 중추조절, 디렉션, 자제심, 이 3가지 원리는 알렉산더 테크닉을 실천하는 데 있어 특히 중요하다. 그리고 이 각각의 원리는 체험 없이는 이해하기 어렵다. 알렉산더 테크닉은 중추조절을 통해 생명의 질서를 회복하고, 이를 위한 방법으로 디렉션이라는 언어 정보를 인식체계에 전달하여 의식을 몸으로 되돌려 정상적인 위계질서를 회복한다. 이때 우리의 의식 속에 형성된 자아(ego)가 자신이 원하는 대로 하기 위해 여러 가지 간섭과 방해를 하며 노력, 기대, 예측, 설정, 이미지화, 환상, 의지, 의도 등을 동원하는 것을 알아차리고, '노(NO)'의 신호를 주면서 모두 내려놓는 작업을 한다. 자신이 하려는 의도를 스스로 그만두고, 내면의 욕구를 알아차리기 위해 잠시 멈추는 힘은 높은 의식 상태에서 나온다.

중추조절, 디렉션, 자제심을 통해 우리는 현재 깨어 있는 '자각' 상태에 있게 된다. 그리고 더 이상 습관에 지배받지 않는다. 긴장은 눈 녹듯이 사라지고 몸은 본연의 자연스러움을 되찾게 된다. 알렉산더 테크닉은 자연스러운 것은 허용하고 부자연스러운 것은 자제하게 하여, 무엇을 더 하는 것이 아닌 덜 하는 방향으로 흘러가게 한다. 비울수록 새로운 것이 채워질 수 있다. AT를 통해 자신 안의 관념의 성을 부수고 본래의 지성과 삶의 능력을 되찾기 바란다.

4. 목적의식(End-gaining)

"인류는 점점 더 목표지향적이 되어 간다. 그럴수록 몸의 사용은 더 욱 이상한 방식으로 바뀌어갈 것이다." - F. M. 알렉산더

목적의식이란 결과를 위해 과정을 무시하려는 충동을 알아차리도록 하는 원리다.

어떠한 행위든 그 나름의 목적이 있다. 그러나 결과에 집착한 선택과 행동들은 언제나 제한적이며 긴장을 촉발한다. 좋은 결과를 바라는 마음이나 목표를 세우고 열심히 사는 것을 비판하는 것이 아니다. 목적의식에 사로잡혀 흘러가는 모든 순간들을 놓치고 몸 · 마음이 한쪽으로만 지나치게 집중되어 온전한 감각인식과 생각을 하지 못한다는 것을 말하려는 것이다.

긴장이 몸 · 마음에 언제 초래되는가를 잘 관찰해 보면, 그곳에는 언제나 자신에게 필요한 것을 얻으려는 욕구(needs)가 있는데, 그 욕구가 충족되지 못하면 욕망(desire)이 되어 행동 양식에 충동을 더해 간다. 이때 인간은 미리 결과를 예측하는 고차원적인 능력을 발휘하지만, 문제는 자신이 이루고픈 결과로 인해 만족될 느낌(감정)에 사로잡힌다. 또한 그 결과를 목적으로 맹목적인 의지와 생각을 가할

경우, 우리의 의식은 전체 과정이 아닌 하나에 집중된 채 자기 사용을 하려든다. 따라서 현재의 진행과정을 놓치면 결과만을 위한 충동에 쉽게 지배된다.

현실적으로 과정과 결과라는 것은 계획대로 진행되지 않을 때가 더 많다. 결과 중심적인 현대인들은 이때 몹시 긴장하며 중심을 잃고 방황한다. 우리는 원하는 결과를 위해 어떻게 접근해야 온전한 것인지 어려서부터 배운 적이 없다. 그저 어른들을 모방하거나 시키는 대로 따를 뿐, 진행과정이 어떻게 지혜롭게 결과로 이어지는지 경험하지 못했다. 그 결과 집단 충동의 소용돌이 속에 자신의 선택권을 빼앗기고 허무해한다.

인간은 미래의 상황을 미리 예측함으로써 고통을 피하는 방식으로 진화해 왔다. 동시에 미래를 완전히 예측할 수 없어 그 결과에 더욱 집착하게 되고, 그럴수록 더 많은 긴장과 불안이 내재된 과정 속에 갇히게 되었다.

일상 속에서 업무의 일정과 목표를 계획하고 실천하지 말라는 의미가 아니며, 장래의 꿈과 이상을 갖지 말라는 주장 또한 아니다. 오히려 이루고자 하는 목표를 더욱 잘 성취할 수 있는 지혜로운 방식을 선택할 줄 알아야 한다는 것이다.

알렉산더 테크닉은 성공적으로 목표를 이루는 방법을 직접적 방식에서 간접적 방식으로 바꾸도록 가르친다. 곧장 결과를 성취하려는 즉각적인 충동에 사로잡혀 긴장이라는 반응이 일어나지 않게 자제시켜 준다. 관점을 넓히고 더 많은 가능성을 열어 둘 때 진행과정이 목표에 더 순조롭게 다가가고 있음을 깨닫게 한다. 또한 인생의 상황이라는 것이 한 점에서 다른 한 점으로 향하는 것처럼 보일지라도, 모든 것은 유기적으로 연결되어 동시에 이루어진다는 것을 알게 해준다.

일어나는 모든 작은 사건들이 과정 속에서 일어나는 중요한 결과들임을 받아들이며 그 진행과정에 깨어 있는 태도가 중요하다.

5. 진행과정(Means-whereby)

어떠한 일이든 선택과 함께 그에 따르는 과정이 있기 마련이다. AT는 습관적인 선택이 아닌 언제나 새로운 선택을 할 수 있으며, 선택의 가능성이 자유롭다고 가르친다. 대부분의 사람들은 여러 이유들을 들어 자신의 선택을 스스로 제약하고는 그것이 현실적인 것이라고 믿는다. 그러나 생각을 자유롭게 하지도 않은 채 방법과 수단을 한정시키는 것은 현실적인 것이 아니라, 과거의 경험으로 인한 두려움으로 많은 가능성을 포기하는 것이다.

진행과정은 선택 이후의 과정이 과거의 기억과 미래의 상상 속이 아닌, 지금 여기 순간순간 깨어 새로운 방법을 모색하고 선택할 수 있다는 원리다.

진행과정에 깨어 있는 사람은 목적을 바꿀 수도 있고 언제든 방향과 수단을 새롭게 결정할 수 있다. 중요한 것은 이 모든 가능성이 현재 진행 상태에서 선택하는 것이다. 이 훈련을 통해 과거나 미래도 언제나 현재에서 경험되고 있는 의식 현상임을 자각하게 된다.

예를 들면, 의자에 앉으려 할 때 이미 익숙히 알고 있는 행동이라 곧장 의자를 향하는 일정한 반응을 일으킨다. 그 반응으로 엉덩이가 곧장 뒤로 향하고 필요 이상 머리가 뒤로 젖혀진다. 협응되지 못한 상태에서 무릎과 고관절, 어깨와 팔들이 과긴장된지도 모른 채 '쿵' 하고 의자 위에 몸을 싣는다. 행위의 과정은 쉽게 무시된 채 빨리 편안해지고픈 욕망의 결과를 즉각 얻고자 한다.

이후 습관적인 반응이 연쇄되어 나오면서 심각한 긴장 상태가 초래된다. 등받이에 등을 밀어 넣고, 팔과 다리를 꼬거나 벌리면서 습관화된 움직임을 이어 간다(중추조절의 이상). 때로는 갑자기 똑바른 자세(목적)를 해보려 허리에 무리한 힘을 주어 등을 곧게 펴려고 애를 쓴다. 이때는 진행과정을 통한 긍정적인 변화를 경험할 수 없다. 오직 자신에게 주입된 바른 자세의 모양을 흉내 내는 목적의식의 피로함이 지속될 뿐이다. 따라서 억지스럽게 바른 자세를 만들려고 노력하지 말고, 그 마음의 충동과 몸의 반응을 자제하고 언제라도 멈추어 디렉션을 준다면, 자연스럽게 움직임을 이어갈 수 있는 진행과정 속에 편안히 있을 수 있다. 이러한 재교육을 하다보면 어느덧 자신에게 적합한 자세로 통증 없이 일을 하고 있는 자신을 발견하게 된다.

무언가 선택한 후, 의심하고 전전긍긍하기보다 자신을 믿으며 진행되는 흐름을 경험해 보는 담담한 태도가 필요하다. 지금 여기에 그라운딩(Grounding, 접지[接地])하고 진행되어가는 순간순간 깨어 그 과정을 지켜보자. 목적을 향해 맹목적으로 돌진하는 것이 아니라, 여러 진행과정이 있음을 알고 전체적이고 간접적 방식을 통해 목적에 도달하는 지혜와 묘미가 이 원리에 담겨져 있기 때문이다.

F. M. 알렉산더는 현재의 삶에 깨어 있을 것을 가르쳤다. 시간에 대한 우리의 관념은 습관적인 반응을 강력하게 유인한다. "시간이

없어 ~을 못한다", "언제까지 ~해야만 한다", "계획대로 돼야만 해" 등. 그러나 사실 시간은 개념에 불과하다. 자연의 변화과정을 우리의 뇌가 선형적으로 나열하여 해석하고 있어서 실재하는 것처럼 경험할 뿐이지, 시간이 실제로 흐르는 것은 아니다. 지금이라는 순간이 쭉 지속되고 있을 뿐이다. 시계바늘이 돌아가듯 12시간이 돌고 도는 것이 아니라, 언제나 지금만이 우리에게 주어지고 있다. 우리는 단 한번도 '지금 여기'에서 벗어난 적이 없다. '지금 여기'에서 벗어날 수 있는 사람은 아무도 없다.

지금 여기에 다 내려놓으면 된다. 지금 여기에 그라운딩하고 사는 것이 알렉산더 테크닉에서 가르치는 '진행과정'이다.

> "소위 '집중(concentration)'과 '주의 모으기(attention)'로 불리는 것들은 사실 위험한 훈련 방법이다. 이들은 두뇌의 지력을 밀집시키는 대신에 서로 분열시킨다. 이것은 정신적 노력보다 신체적 노력과 관련된 습관이다. 또 다른 문제는 목적의 단일성이다. '나는 원한다'라는 하나의 목적을 대체할 만한 것이 필요하다. 왜냐하면 여기에는 '나는 해야 한다'와 '나는 할 수 없다'가 충돌하고 있기 때문이다. 정신적 습관을 이해하고 통제하는 데 있어 첫 번째 어려움은 마음속에 이미 자리 잡고 있는 관성(inertia)을 극복하는 것이다." - F. M. 알렉산더

6. 판단하지 않음(Non-judgement)

목적의식을 자제하고 진행과정에 몸을 맡길 때 가장 많이 겪는 시행착오가 불편함을 느끼는 순간 바로 주관적인 판단을 성급하게 내린다는 것이다. 그 불편함이 감각인식오류에 의한 것인데도 말이다. '이렇게 되어야 맞는 거잖아', '나는 이렇게 해야 옳은 거 같아', '내 느낌이 틀릴 리 없어'라는 식으로 판단을 내리고 행동을 결정한다.

'판단하지 않음'이란 자신의 주관적 감각에 의해 오차가 있을 수 있고, 또한 그 반응에 의한 행동 결정 때문에 문제가 생길 수 있음을 알려 준다. 온전히 맡기고 허용하려 해도 몸속에 강력하게 배어 있는 습관과 긴장들은 생각대로 쉽게 변하지 않는다. 이러한 시행착오는 반복될 것이다. 흔히 왼쪽 어깨가 올라갔다고 판단되면 왼쪽 어깨를 내리거나 오른쪽 어깨를 올리면 된다고 단순하게 생각한다. 하지만 이러한 자신의 판단과 결정으로 몸은 더욱 긴장하고, 계속 교정하려는 습관이 배면서 악순환이 된다. AT 교사의 도움이 절대적으로 필요한 부분이기도 하다.

자신이 옳다고 생각하는 습관은 정말 강력하다. 이것은 고집이 되어 누구의 말도 들으려 하지 않는다. 자기 내면의 틀이 얼마나 협소한지 스스로는 알지 못한다. 긴장이 해소된 후라야 잘못된 판단을 일으킨 긴장을 자각할 수 있다.

'판단하지 않음'은 판단 없음과는 다르다. 여기서 '판단'이란 지성에 의한 사고력을 의미하는 것이 아니라, 자아(ego)가 경험한 과거의 기억으로 습관화된 판단의 틀이다. '좋다, 싫다' 등의 감정적인 판단을 하고 그것이 '옳다, 그르다' 식으로 단순하게 결정한다. 과거 경험의 판단 기준으로 현재를 경험하는 것이다.

자신에게는 절대적인 기준이 다른 이에게는 그렇지 않기 때문에 충돌이 빚어진다. 더럽다, 아름답다, 선하다, 악하다, 가치 있다 혹은 가치 없다 등 우리는 하루에도 수백 번 판단의 기준을 세운다. 이것은 경험을 제한하고, 배움의 기회를 잃게 하고, 정신을 어둡게 만든다. 있는 그대로가 아닌 자신만의 기준에 빠지기 때문이다. 자신이 어떤 틀 속에서 생각하는지 잘 모르기 때문에 언제나 갈등 속에서 살아가게 한다. '판단하지 않음'은 무의식적으로 분별하는 사고의 습관을 자제하여 온전한 지성, 즉 몸의 정신성에 의해 삶의 방향을 선택하게 해주는 원리다.

7. 넌두잉(Non-Doing)

넌두잉(non-doing, 無爲)은 자연스러움이다.
자연은 언제나 넌두잉이다.
움직이며 변화하지만 하려함(doing, 有爲)이 없다.
침묵 속에서 고요히 흐르고 있을 뿐,
모든 것이 모든 것 안에서 모든 것에 의해 한순간을 맞이한다.

두잉(doing)이 자제된 상태를 넌두잉(non-doing)이라 한다. 두잉이란, 일정한 조건이 주어지면 자동적으로 반응하는 학습된 활동 양식을 총칭한다. AT 훈련은 잠재의식 속에 조건화된 두잉을 자각하여 의식적으로 자제(inhibition)하는 데 주력한다. 자신의 두잉이 언제 어떻게 일어나는지 깨어서 관찰하는 것이 중요하다.

두잉은 자연적으로 반응하는 본능과는 달리 어떠한 의도에 의해 조작되어 오랜 시간 학습되어온 일종의 프로그램인 셈이다. 우리는 자신이 왜 괴로워하는지, 왜 고통에서 벗어나지 못하고 지쳐 가는지 알지 못한 채 살아간다. 여러 부정적 감정과 원치 않는 생각들, 몸을 옥죄어 버리는 긴장, 이들은 밖으로부터 오는 것이 아니다. 그것은 자신 안에서 형성되어 마치 자신인 것처럼 조정하는 두잉이라는 습관 프로그램 때문이다. 두잉은 신체적이든 감정적이든 정신적이든 구별하지 않고 강력하게 의식을 지배할 수 있다.

인간은 심신 통합적 유기체이기에 몸과 마음이 분리된 채로는 어떠한 경험도 일어날 수 없다. 따라서 우리 마음속에 일어나는 생각과 느낌 또한 감각으로 수용된 자극에 조건적으로 반응하여 일어나는 운동 반응과 다르지 않다. 그러므로 몸도 마음도 두잉의 반응 양식에 빠질 수 있다. 생각, 느낌, 감정 등이 조건에 맞춰지면 자동적으로 일어나고 사라지는 현상이기에 관찰된다면 자각할 수 있는 일이 분명하다.

두잉이 자제되지 못하면 충동적인 생각, 감정, 행동 등이 반복된다. 그 결과 한정된 경험만을 반복 선택할 수밖에 없게 된다. 아무리 원치 않는 것이라 하더라도 학습된 대로 정해진 말과 행동으로 반응하고 만다. 충동적으로 하는 쇼핑, 타인을 비방하는 말버릇, 귓가에 맴도는 유행가, 끊이지 않는 잡념, 이미 지나간 감정에 대한 집착, 원치 않는 몸짓들. 이 모든 것들이 어떠한 조건이 되는 즉시 반응하게끔 오랜 시간 프로그램된 결과이기에 쉽게 자각하고 수정될 수가 없다.

두잉은 자신의 생각과 느낌이 옳고 좋다고 믿는 동시에 무언가는 틀렸고 싫다고 판단하며 저항하게 만든다. 이것이 긴장의 원인이 된다. 몸 · 마음에 긴장이 형성되면 이분법적인 판단과 제한된 느낌, 기계적 행위 속에 갇혀 버린다. 자연스러움에 대한 저항으로 나타나 우리의 몸 · 마음에 지대한 영향력을 끼치게 된다. 감각인식, 생각, 감정(느낌) 등 모든 곳에 오류가 일어나 이미 프로그램된 두잉의 방식으로 하지 않으면 몹시 불쾌하고 답답해진다.

이와 같은 잠재의식적 현상을 의식 위로 끌어 올려 알아차리는 순간, 몸과 마음을 강력히 지배하던 허구의 두잉은 물거품이 된다. 이것이 인간의 이성(理性)과 지성(知性)을 온전히 성숙케 하는 진정한 밑거름이다. 두잉을 알아차리고, 자제심을 통해 빠져나온 후, 진정한 이성을 통해 자신이 처한 과제를 풀기 위한 새로운 선택과 디렉션을 주는 것이 AT 훈련의 가치라 하겠다.

AT는 움직임을 관찰하는 것에서 시작하지만, 더 나아가 행위로 나타나기까지 정신적 · 육체적인 모든 과정을 관찰한다. 어떠한 생각이나 느낌에 의한 충동적 결과인가를 자각하는 것이다. 즉, 외형적 움직임의 조절 요령이 중요한 것이 아니라, 그렇게 하려고만 드는 부자연스런 두잉의 실체를 목격하고 그만두는 근원적인 해소가 더 중요하다.

예를 들면,

1) 공부를 시작하기 전에 나는 책상 위 먼지를 완전히 제거해야(조건) 공부가 잘 된다고 믿는다(반응). 그렇지 않으면 미칠 것 같다(반응).

2) 아버지께서 학력이 낮은 사람은 인성도 좋지 않다고 하셨다(조건). 그래서 나는 학벌이 좋은 사람에게 호감이 가고 그들과의 사회생활에 최우선한다(반응).

이처럼 선행된 조건에 따른 생각, 느낌, 행동이 두잉이다. 두잉은 실재와 달리 거짓을 진실로 탈바꿈시킬 수도 있다.

두잉을 관찰 자각하여 자제하는 것만으로 우리의 몸과 마음은 저절로 순행의 길을 가게 된다. ~을 해야만 하고, ~을 해내려 애쓰고, 스스로 조작할 필요가 없어진 넌두잉 상태가 된다.

넌두잉은 자연스러움 그 자체다. 모든 부자연스러움과 고통은 조건화된 반응 양식에 묶여 선택을 하지 못하기 때문에 생긴다. 두잉은 부자연스럽게 학습된 것으로 진정한 자기(The Self)를 가리는 먹구름과도 같다. 잘못된 생각과 느낌에 의한 두잉이 자제된 상태일 때 순수한 의식이 몸과 마음의 본래 주인이 되어 자기 사용(Use of The Self)을 하게 된다는 것이 F. M. 알렉산더의 가르침이다.

늘 주변의 자극에 무조건적인 반응을 선택하는 기계와 같은 사람은 왜곡된 정체성에 갇혀 행복을 누리지 못한다. 자신이 진정으로 원하는 것을 선택하고 책임져 본래의 자기 자신이 될 때 진정한 행복을 누릴 수 있다.

> "자신의 손 안에 든 구원을 놔두고 필사적으로 먼 곳에서 찾는다. 그것은 잘못된 것을 가장 먼저 자기 자신 안에 그리고 바깥세상 속에서 자신의 활동 속으로 가져가는 행위(doing)다. 오직 그 행위를 막음으로써 진정한 변화를 시작할 수 있다." - F. M. 알렉산더

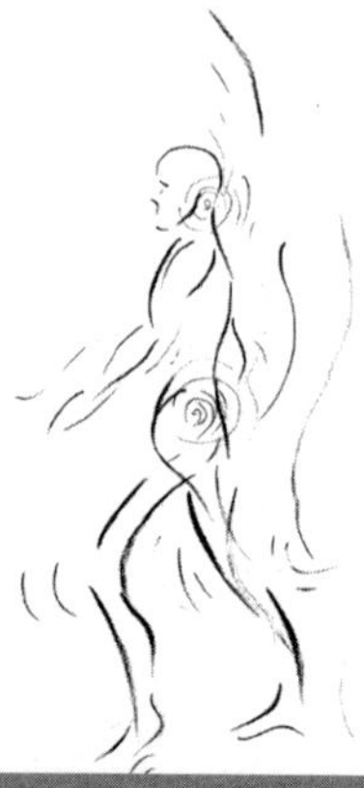

제 3 부 훈련

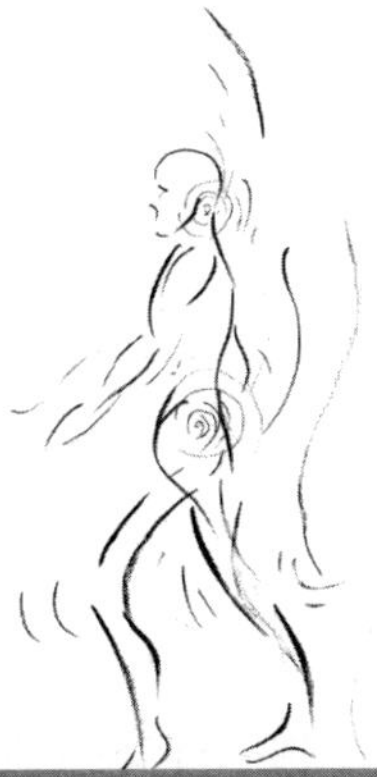

7장 알렉산더 테크닉 훈련

알렉산더 테크닉의 기초 훈련

처음 입문할 때 알렉산더 테크닉은 자세를 좋게 하는 그 무엇쯤으로 생각하고 시작한다. 괜찮다, 당연하다. 그러나 배울수록 긴장하는 습관에 의해 자세가 형성된다는 것을 알게 된다. 스스로 관찰하고 자각하기 전까지는 긴장이 풀리지 않는다는 것까지도 체험하게 된다. 이 모든 과정에서 AT 교사는 조용히 몸 이곳저곳에 편안하게 따스한 손길을 줄 뿐 별다른 설명을 하지 않는다. 단계별 진도를 미리 정해서 안내해 줬으면 좋겠지만 그저 자신을 관찰하도록 유도할 뿐 '잘했다', '잘못했다', '올바르다', '틀렸다' 식의 지적을 하지 않는다. 궁금증이 많은 학생들은 답답해한다. 그러나 이것이 알렉산더 테크닉의 교육방식이다.

스스로 알 수 있도록 할 뿐, 답을 주거나 독촉하지 않는 교사의 태도를 통해 학생의 성급한 마음이 쉬게 된다. 점차 깊은 내부의 긴장을 탐색할 수 있는 기회를 얻으며 보다 깊은 해소감을 맛볼 수 있다. 좀 느리게 갈 수는 있어도 잘못될 수 없는 훈련 방식이다. 이러한 과정은 학생의 의식을 더욱 고양시키고 심오한 이치를 스스로 터득하게 한다.

알렉산더 테크닉 훈련은 동작의 반복으로 근육과 관절에 힘과 유연성을 촉진하려는 것이 아니다. 움직임 속에 내재된 습관을 수정하고 긴장을 해소하는 데 그 깊은 의미가 있다. 알렉산더 테크닉의 기초 훈련을 통해 잠들어 있는 감각을 깨워 보다 폭넓게 인식하며, 있는 그대로의 관찰과 자각에 도움을 받을 수 있다. '감각', '관찰', '원리', '해소', '선택' 등은 AT에서 중요시 여기는 훈련내용의 요지들이다.

좀 더 풀어서 얘기한다면, 사용하지 않던 여섯 번째 감각(고유수용감각)을 깨워 감각인식오류를 자각한다. 자제심으로 습관적 반응을 자제할 때 디렉션을 통해 중추조절을 회복하면 오류와 긴장은 해소된다. 더욱 안정된 호흡과 그라운딩이 이루어지면서 많은 기능들이 저절로 정상화된다. 의식이 밝아져 겪고 있던 혼돈을 이해하게 된다. 그리고 평정한 마음으로 생각과 행동을 선택할 수 있는 가능성이 열린다. 선택 후에는 두려움 없이 맡기고 행동하게 된다.

이제 알렉산더 테크닉 훈련의 내용들을 살펴보며 체험해 보자.

기초 훈련 1: 감각인식

"모든 사람은 올바르기를 원한다. 그러나 자신의 옳다는 생각이 정확한지는 그 누구도 생각하지 않는다. 올바르다는 자신의 생각이 잘못된 경우 좋지 않은 결과를 불러온다." - F. M. 알렉산더

알렉산더 테크닉은 의식을 활용하는 공부다. 의식은 감각이라는 수용채널 없이 어떠한 정보도 그 흐름 속으로 들어갈 수 없다. 적어도 지구에서 살아가는 생명체들은 감각이라는 기능 없이는 단 한순간도 생존할 수 없다. 감각에는 감각기(눈, 코, 입, 귀, 피부)로 들어온 외부 정보들뿐만 아니라, 자신에게 일어나고 있는 변화 상태를 지각하는 고유한 자신만의 감각이 있다. 이것을 고유수용감각(proprioception)이라 하며 알렉산더 테크닉에서는 이를 6감이라고 부른다.

인간에게는 자신의 몸에서 일어나는 여러 가지 변화를 감각할 수 있도록 수많은 수용기들이 전신에 퍼져 있다(근육, 관절, 인대, 피부, 내장, 혈관, 근막, 두개봉합, 치아 등). 이런 다양한 수용기들이 뇌로 신호를 보내면 뇌는 그 정보를 종합 해석하여 자신의 상태가 어떤지를 인식한다. 기분이 어떤지, 어디가 아픈지, 어디가 긴장하는지, 피곤하고 불편한지, 자세가 어떤지, 어떻게 움직이는지, 심장이 어떻게

뛰는지, 숨이 어떻게 들어가고 나가는지, 몸의 체온이 어떤지, 기분이 어떤지, 몸의 구조가 평형을 유지하고 있는지 등 매우 다양하다.

5감이 주로 외부 환경에 대한 감각들이라면, 6감인 고유수용감각은 그것에 끊임없이 반응하는 내적 상태를 전달한다. 알렉산더 테크닉은 고유수용감각을 매우 중요시 여긴다. 자신을 자각하고 사용하기 위해서는 이 감각이 잠들어 있어서는 안 되기 때문이다. 이 감각이 정확하게 작동할 때 나머지 5감도 제 기능을 수행할 수 있다. 몸이 어떤 상태에 있는지 알지 못하면 다른 감각들은 혼돈 상태에 빠져 버리기 쉽다. 잘못 입력되어 전달된 감각은 잘못된 움직임을 출력하게 된다.

알렉산더 테크닉의 첫 번째 훈련은 모든 감각들을 깨우는 데 있다. 자신의 안과 밖의 감각과 반응상태가 곧 자신의 존재감을 이루는 기초가 된다는 것을 이해해야 한다. 중력과 지면에 접지한 상태가 어떠한지 의식하는 훈련, 자신의 팔 · 다리 · 몸통 · 머리가 어떤 위치에 놓여 있고, 그 느낌은 자신에게 어떤 감정을 느끼게 하고, 어떤 생각을 유도하는지 알아차리는 것도 모두 고유수용감각의 정확성에 달려 있다.

현재 얼마나 긴장하는지, 어떻게 움직이는지, 어떤 것이 더 자연스러운지, 디렉션을 주면 어떻게 변화하는지, 자신이 원하는 동작이 잘 되는지 등 이 모든 관찰이 고유수용감각과 5감에 의해 있는 그대로 잘 전달되고 인식될 때 건강한 몸, 자세, 움직임이 이루어진다. 감각과 인식에 의한 경험이 이루어지는 의식의 흐름이 온전해야 긴장을 조절하고 편안한 몸의 사용이 가능해진다.

살아가면서 생기는 여러 가지 스트레스는 우리 몸에 어떤 식으로든 긴장을 축적시킨다. 일상생활에서 나쁜 자세로 오래 있거나, 운동을 하다 다치거나, 사고로 인한 외상이나 수술을 받는 등 이 모든 경험이 모두 기억(학습)되어 몸을 잘못 사용하게 한다. 그래서 몸의 통합과 효율적인 긴장 해소는 더욱 어려워진다. 감각이 종합적인 처리를 하지 못한 채 오류를 거듭하면 인식에도 문제가 발생한다. 그러나 잘못된 오류가 해결되면 온전함은 스스로 돌아온다. 감각인식오류가 정리되고 상호간의 긴장을 적절히 조절할 수 있는 감각되먹임 능력이 정상적으로 실행되는 상태일 때 몸의 올바른 사용이 이루어진다.

근육의 비정상적인 긴장과 피로 뒤에는 언제나 감각인식오류로 반복된 습관이 자리 잡고 있다. 따라서 정확한 감각인식 없이는 외부에서 물리적 힘을 아무리 반복해도 적절한 수정 효과가 나타나지 않는 것은 당연하다. 내 자신이 얼마나 긴장하는지, 무엇 때문에 긴장하는지 자신의 몸에 대한 관찰이 선행되어야 한다. 그런 후 점차 몸 전체에 디렉션을 주어 중추조절을 할 수 있는 시간을 갖게 되면 감각인식오류에서 벗어난다.(이때 AT 교사의 핸즈온은 감각인식오류를 빠르게 극복시킨다.) 이것을 인정하고 받아들이는 것이 자존심 상하는 일이 되어서는 결코 안 된다. 이것은 첫 단추를 다시 맞추는 작업이다.

자신의 현재 상태를 정확히 받아들이고 인지해야 다음 과정을 순조롭게 진행할 수 있다. 그러니 신뢰할 수 없는 자신의 감각을 탓하지 말고 자신이 이러한 오류로 얼마나 고통 받고 불필요한 긴장 속에서 살아왔는지를 생각하자. 긍정적으로 회복할 수 있는 방법을 배우는 것이 최선이다. 감각인식오류를 수정한 후 중추조절을 회복시키면 놀라운 변화를 경험할 것이다. 이 책을 통해 우리가 지금껏 몸의 사용이 얼마나 잘못되었는지 자각하고, 감각을 회복하는 것이 중요한 것임을 알게 되었으면 좋겠다.

> **"감각과 인식의 과정에서 모든 문제가 시작된다. 감각의 영역이 넓어지면 인식의 폭도 넓어진다. 따라서 삶의 경험을 변화시킬 수 있다."**

➡ 연습하기 1

1. 가능한 한 전신을 비출 수 있는 거울을 준비한다.

2. 자신의 측면을 비추며 선다.

3. 자신이 생각하는 올바른 자세를 취해 본다.

4. 충분히 자세가 안정되었다고 느낄 때 고개를 돌려 거울을 본다.

5. 거울에 비춰진 모습과 자신이 느꼈던 자세와 어떻게 다른지 관찰해 본다.

관찰 포인트: 등의 기울기, 골반의 위치, 목과 머리의 위치 등.

연습하기 2

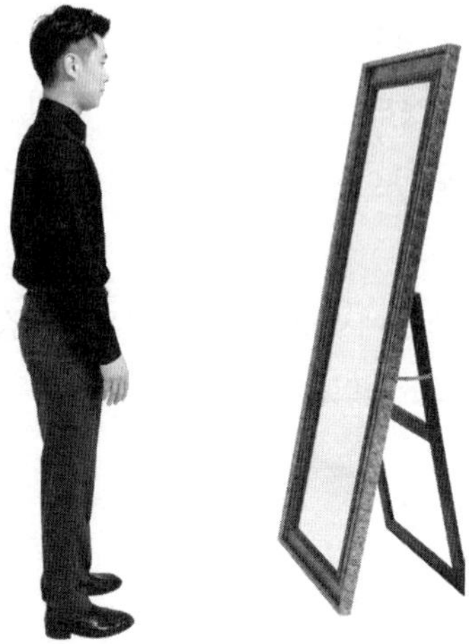

1. 바로 선 채 눈을 감는다.

2. 제자리걸음으로 몇 번 걷다가 멈춘다.

3. 눈을 감고 양발의 좌우 각도가 동일하게 놓이도록 조정한다.

4. 머릿속으로 발의 모양을 생각해 본다.

5. 잠시 후 자신의 발을 내려다 본다.

6. 자신이 생각했던 것과 어떻게 다른지 관찰해 본다.

주의: 자신이 편하다고 생각되는 위치에 놓고 눈을 떠서 관찰한다.

관찰 포인트: 양발의 중심에 수직선이 있다고 가정한 채 양발의 각도 차이와 어느 발이 더 앞으로 나갔는지 또는 옆으로 벌어져 있는지를 관찰해 본다.

연습하기 3

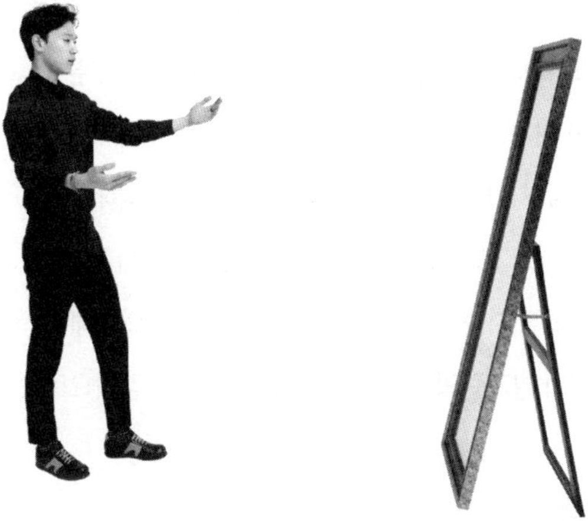

1. 거울 앞에 정면으로 선다.

2. 눈을 감고 양팔을 좌우 수평으로 벌린다.

3. 자신이 수평 상태라 느껴지는 상태에서 눈을 뜬다.

4. 좌우 팔의 높낮이를 비교해 보며 관찰한다.

주의: 오랫동안 팔을 들고 있기보다 올린 후 몇 초 후에 바로 눈을 뜨고 보는 편이 더 좋다.

관찰 포인트: 좌우 비교 시 힘을 더 많이 준 것 같은 쪽이 어느 쪽인지 관찰해 보자.

➲ 연습하기 4: 고유수용감각 훈련

1. 목의 위치와 공간을 3차원적인 감각으로 의식해 본다.
2. 머리의 위치와 공간을 3차원적인 감각으로 의식해 본다.
3. 몸통의 위치와 공간을 3차원적인 감각으로 의식해 본다.
4. 다리의 위치와 공간을 3차원적인 감각으로 의식해 본다.
5. 어깨의 위치와 공간을 3차원적인 감각으로 의식해 본다.
6. 팔의 위치와 공간을 3차원적인 감각으로 의식해 본다.
7. 손가락의 위치와 공간을 3차원적인 감각으로 의식해 본다.
8. 발바닥과 발가락의 위치와 공간을 3차원적인 감각으로 의식해 본다.

연습할 때 주의 사항

• 감각은 바깥이든 안쪽이든 무언가 있음을 느끼게 한다. '있다, 존재한다' 등 자신에 대한 존재감각은 끊임없는 내외 간의 상호작용으로 매순간 달라진다.

• 어떤 감각에 지나치게 빠져들거나 과장하지 않는다.

• 지금까지의 감각은 무언가에 예민하도록 길들여져 왔겠지만, AT를 연습할 때 모든 감각을 전체적으로 평준하게 열어 놓는다.

• 그저 보이는 대로 들리는 대로 내버려 두고 어떤 것에도 지나치게 집중하거나 집착하지 않는다.

• 그 사물의 이름이 무엇인지, 저 소리가 무슨 소리인지, 좋은지 나쁜지 판단하지 않은 채 그저 마음을 열어 놓고 받아들인다.

• 아무것도 모르는 순진한 아이처럼, 마치 처음 보는 것처럼, 마치 처음 느끼는 것처럼 순간순간 경험한다.

• 불안한 마음이 요동치더라도 있는 그대로 안과 밖이 하나로 연결된 감각을 제한하지 말고 두려움 없이 경험한다.

기초 훈련 2: 관찰과 자각

관찰한다는 것은 있는 그대로를 인지하는 것이다. 그 어떤 판단도 기준도 없이 보이는 대로 들리는 대로 그대로 받아들여 알아차리는 것이다. 알렉산더 테크닉에 있어서 관찰은 매우 흥미롭고 중요한 과정이다. 또한 이 공부를 재미있게 하는 묘미가 숨어 있기도 하다.

관찰은 감각인식 과정에서 일어나는 현상을 지켜보는 것이며, 이는 자신에게 일어나는 모든 것을 스스로 밝게 비추는 것과 같다. 처음에는 관찰을 의식적으로 하게 되고 시행착오도 필요하다. 끊임없는 관찰을 통해 몸의 변화와 생각과 느낌들이 동시에 나타났다 사라지는 현상을 지켜본다. 이것들이 분리된 별개의 현상이 아님을 알아가는 중요한 과정이기도 하다. 관찰을 하지 않는 한 습관에 의한 의식의 흐름은 반복된 상황을 만들고 비슷한 경험만 되풀이된다.

관찰이라는 의식의 활용은 언제나 자각의 방향으로 진행한다. 자각은 무언가 새롭게 인식하는 의식현상이다. 판단하지 않고 특별한 지식이나 평가 기준 없이 자각은 저절로 일어난다. 이것이 인간 의식의 타고난 능력이며 중요한 능력이다. 과거 경험에 의한 기억과 학습에 의한 반복이 멈추고, 순수하게 현재의 감각으로 곧바로 알아차리는 지극히 자연스러운 경험이다.

특별한 노력 없이 저절로 이루어지는 의식이 있다면 누구나 되는 현상이다. 그러나 습관이 많은 사람에게는 어려운 것이 된다. 충동이 앞서게 되고 빨리 평가해 버리거나 생각의 혼돈 속에 고정된다. 행동은 순식간에 결정되고 불안한 감정 상태를 유지한다. 그 느낌(기분) 속에 자신을 오래 머물게 할수록 새로운 인식은 어려워진다.

대부분의 사람들은 관찰하고 있는 것이 아니다. 평가(판단)하고 있는 것이며, 그것이 습관화되었다. 더럽다, 추하다, 나쁘다, 싫다, 좋다, 옳다, 그르다 등의 식으로 실체와 다른 평가와 판단을 하게 된다. 내면에 이미 형성된 기준들이 있는 그대로를 감각하고 인식하지 못하게 한다. 언제나 상대적으로 분별하게 한다. 과거 경험에 의해 강력하게 학습된 반응을 선택하는 자신을 관찰하는 것이 필요하다.

감정(느낌)과 생각은 인식에 의해 나타난 몸의 현상이다. 따라서 어떤 형식이냐에 따라 달리 불릴 뿐이다. 감정(느낌)은 감각과 인식에 의해 반응하는 에너지 현상을 일컬으며, 생각은 경험한 이미지·개념·언어로 반응하는 정신적 현상을 일컫는다. 관찰은 이 현상들을 있는 그대로 비추는 의식의 조명과 같다. 이 조명은 수평적인 감각인식을 수직적으로 비추는 것과 같다. 따라서 고정된 의식의 흐름을 관통하는 진화된 의식이다. 습관화된 감각인식은 관찰과 자각으로 의식화된다.

감각의 영역이 넓어질수록 인식의 범위도 넓어진다. 인식의 범위가 넓어질수록 감각의 영역도 넓어진다. 이 과정에서 의식은 자신에게 일어나는 모든 현상과 반응들을 더욱 강력하게 인지하기 위해, 관찰하고 자각할 수 있는 다른 각도의 의식의 흐름이 가능해진다. 그러나 안타까운 것은 아직 오류가 많다. 감각인식 과정 중에 무언가 강력하게 학습되거나 충격과 스트레스가 발생하면 오류가 많이 발생한다. 이때는 무엇을 어떻게 해야 할지 수습이 되질 않는다.

알렉산더 테크닉은 자각 훈련을 몸에서부터 시작하는데, 가장 쉽고 현실감이 뚜렷하기 때문이다. 자세를 관찰하고 긴장을 자각하는 것은 주의를 하지 않으면 하기가 어렵다. 따라서 기초 훈련이 중요하다. 생각과 감정을 자각하는 것이나, 몸을 관찰하고 자각하는 것이나 같은 의식의 힘이 사용되기 때문이다. 몸을 관찰하는 힘은 곧 마음을 관찰하는 힘이 된다. 이렇게 몸과 마음이 하나임을 깨달아 간다.

자신의 감각이 옳기를 바라겠지만 감각은 쉽게 왜곡된다는 것을

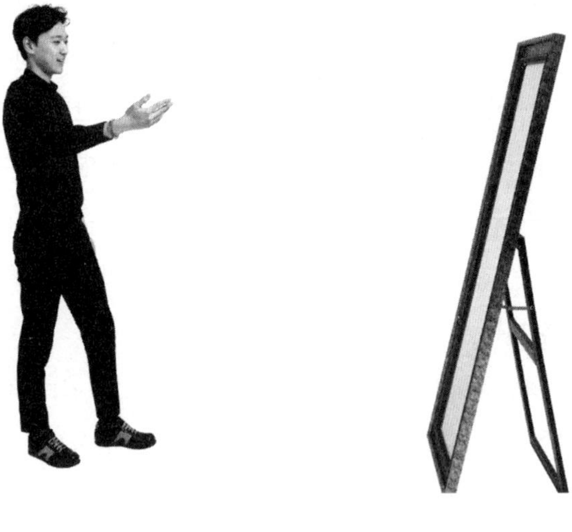

아무런 편견 없이 그저 들여다보고 느끼고 알아차리는
과정 속에서 새로운 감각의 눈을 뜨게 한다.

알아야 한다. 착각은 언제나 습관 속에 있다. 감각인식오류를 자각하는 것이야말로 이 과정의 과제이며 성과다. 잘못 인식하여 잘못된 반응을 반복해서 긴장을 초래한다는 것을 자각하지 못하는 한 수많은 운동과 치료들은 효과를 얻기 힘들다.

아무런 편견 없이 그저 들여다보고 느끼고 알아차리는 과정 속에서 새로운 감각의 눈을 뜰 수 있다. 그리 어려운 것이 아니라 재미있는 것이다. 특별한 잣대도 망원렌즈도 필요치 않다. 중요한 것은 무엇이 자연스럽고 무엇이 부자연스러운가를 직관하는 것이다. 쉽게 판단하거나 평가해 버리는 조급함을 내려놓는다. 관찰은 담담하고 편안한 기분으로 하는 것이 좋다. 시간을 충분히 갖고 관찰하는 태도가 길러진다면 그것만으로도 매우 훌륭하다. 관찰은 빛이 어둠을 밝히듯 그저 비추는 것이다. 자각은 그 빛이 있음을 아는 것이다. 이 앎은 의식을 통해 일어나고 사라진다. 느낌이든 생각이든 그것이 일어나고 사라지는 그 자리를 보라.

기초 훈련 3: 자제심 훈련

자제와 허용

알렉산더 테크닉은 넌두잉을 바탕으로 자제와 허용을 공부한다. 일반적으로 자제라고 말하면 억누르는 느낌을 받는다. 그러나 AT에서의 자제심은 억압하고 통제하는 것과는 거리가 멀다. 자제심은 잠시 멈췄다가 고요히 흐르는 것과 같다. 아무런 판단없이, 기대없이, 목적없이 그저 잠시라도 '~하려는 것'을 그만두는 것이다. 습관은 무작정 충동적으로 느끼고 생각하는 성향이 있다. 그렇기 때문에 보고 듣는 순간, 판단하고 집착하며 둘로 분리하여(좋다 싫다, 옳고 틀리다 등) 아주 빠르게 결정을 내린다. 자신에겐 익숙하기 때문에 이것을 알아차리기란 어렵다. 자제심은 이러한 몸과 마음에 휴식을 주는 것이다. 고요히 쉬는 것이다.

자신의 결정이 왜 옳은지, 자신의 느낌이 얼마나 정확한지, 얼마나 오랫동안 경험한 것인지 이런 인식과 반응(생각, 느낌)들이 온갖 이유를 들어 의식의 흐름 속에 강력히 일어난다. 그러나 자제심을 통해 흥분한 자신을 보게 될 것이고, 시끄러운 마음의 소리들과 긴장한 몸을 경험하게 될 것이다. 이때 잠시 멈추고 그저 무심히 자신을 포기한 듯 내버려 두면 된다. 잠시 모든 것을 내려놓고 머릿속을 텅 비운다. 자제심 훈련이 조금만 되어도 정말 많은 사실을 스스로 알게 된다. 자신의 어떤 욕구가 무작정 충족되고 싶어 하는지를 말이다. 충동에 영향 받지 않고 자신을 잠시 내버려 둔 채 쉬는 것이 처음에는 매우 어렵게 느껴지겠지만 곧 친근해진다.

충동은 몸은 어른이지만 내면에 상처 받은 어린아이(inner child)가 있어 자신을 조정하는 것과 같다. 잠시 멈춰 고요한 순간 속에 내면의 어린아이를 만나는 시간이 필요하다. 인정받고 싶고, 사랑받고 싶고, 이리저리 방법을 찾아 헤매기도 하고, 이렇게 욕구불만에 차 있는 어린아이를 무조건 포용하는 시간을 가져 보는 것이 좋다. 자신의 판단, 욕망, 그 어떤 것이든 사랑으로 포옹하듯 받아들인다. 자신과 싸우지 않는다. 잠시 아무것도 하지 않으면 흐름이 생기고 그것을 기꺼이 허용하게 된다. 예측할 수 없지만 이 흐름은 편안하고 자연스럽다. 저절로 움직임이 일어나고 행해진다. 그렇게 넌두잉을 경험한다. 이것을 허용하는 감각을 다시 회복하는 것, 이것이 알렉산더 테크닉이다. 진심으로 허용하면서 가슴과 몸 전체가 깨어난다. 새로운 경험으로 활기찬 생명력이 느껴지고 온전히 지금 이 순간에 머문다.

잠시라도 이러한 경험을 하는 것은 매우 큰 변화를 안겨다 줄 것이다. 자제와 허용을 할 수 있다면 우리 삶의 모든 문제들은 저절로 풀린다. 대부분 자제와 허용을 하지 못해서 생긴 문제들이기 때문이다. 이것이 삶의 기술이고 AT 훈련의 진면목이기도 하다. 지금껏 자신이 믿어 왔던 머릿속의 결정이 아니라 가슴으로 현존하는 것을 몸소 체험하게 된다. 머리에서 가슴으로 흐름이 바뀔 때 이것이 자제와 허용을 할 수 있다. 우리는 그 어떠한 것도 억누를 수 없는, 허용하는 존재다.

습관 자제

알렉산더 테크닉은 멈춤의 기술이다. 분주한 일상생활 속에 잠시 멈춰 자신의 존재 상태를 느껴 보자. '이것을 했으면 좋겠고, 저것도 빨리 해야 되고, 안 하면 어떻게 될 것 같아 걱정이고, 누구 때문에 신경질이 나고, 어제 한 일 때문에 후회되고, 내일이 막막하고 불안한' 자신을 있는 그대로 자각한다. 평가하지 말고 내버려 둔다. 자신 안에서 벌어지는 감정, 욕구, 잡념들이 뒤엉켜 혼돈 속으로 들어갈 때 '포즈(pause), 잠시 멈추기'를 한다. 자신을 습관 속으로 다시 데려가려고 강하게 끌어당겨도 내버려 두고 가만히 있어 본다. 1초일

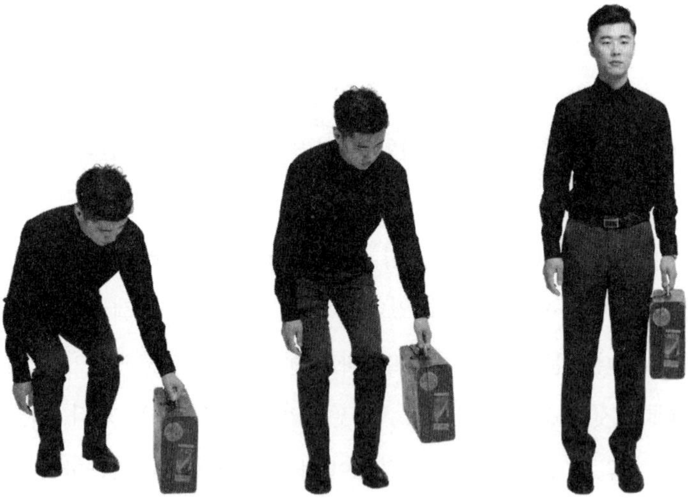

포즈(pause)는 무엇을 '하려는' 욕망을 자제하여 최적의 상태에서 에너지를 사용하는 타고난 기술이다.

수도 있고 1시간일 수도 있다.

포즈(pause)는 잠시 멈춘 것일 뿐, 정지(stop)하는 것이 아니다. 내적인 흐름은 그대로 유지하고 호흡을 멈추지 않는다. 고요히 멈추는 것이야말로 가장 원초적이면서 동시에 의식적인 행위다. 순간적으로 무엇을 '하려는' 욕망을 자제하여 최적의 상태에서 에너지를 사용하는 타고난 기술이다.

포즈(pause)를 하는 동안 외부세계의 이모저모에 빠져나갔던 의식이 '몸'으로 되돌아올 기회를 얻는다. 숨 쉬고, 심장이 뛰고, 근육들이 힘을 쓰고 있는 그 생명의 장소로 순조롭게 회귀할 수 있게 된다. 그리고 그 의식은 몸 안에서 흥분하고 괴로워하고 번잡스러운 상태를 발견하게 된다. 포즈 상태에서는 언제든 디렉션을 줄 수 있다. "내 목이 자유롭다…" 등 5가지 디렉션을 생각할수록 감각이 되살아나고 긴장이 해소되면서 본래 자연스러운 상태의 중추조절을 회복한다.

포즈 상태에서 하는 관찰은 자신을 보다 명료하게 깨어나게 한다. 그래서 자신의 문제, 습관, 상황들을 더욱 더 명확하게 인지한다. 다시 몸을 움직이려 할 때 먼저 자제심의 기술인 '노(NO)'를 한다. 과거의 습관대로 움직이려는 무의식적인 반응을 제어하는 방법으로 '노(NO)'라고 마음속으로 생각하고 나서 움직인다.

➡ 연습하기 1: 포즈(pause) 기법

자신의 생각이든, 행동이든, 모두 서로 다른 반응 양식일 뿐 의식 속에 습관만 멈추게 하면 된다.

1. 자각: 먼저 감각을 깨워 관찰하라. 반복되는 습관을 계속 관찰하다 보면 부자연스럽고 불편함을 분명히 느낄 수 있다.
2. 포즈(pause, 잠시 멈추기): 긴장이 자각되면 천천히 자신의 모든 행동과 생각을 잠시 멈춘다. 조금 당황스럽더라도 잠시 기다리듯 여유를 갖는다. 숨을 멈추지 않도록 주의한다. 가능한 고요히 계속 흐를 수 있게 내버려 둔다.
3. 디렉션과 중추조절: 호흡이 흐르게 내버려 둔 채 잠시 그대로 있는다. 긴장을 없애려고 애쓰지 말고 천천히 디렉션을 준다. 중추조절을 회복할수록 호흡과 자세가 안정되고, 좀 더 깨어 있는 평정 상태가 되어간다.

연습하기 2: '노(NO)' 하기

위의 연습으로 중추조절을 회복한 후 곧장 움직여서는 안 된다. 습관적인 반응은 움직이려는 순간부터 일어나기 때문이다. 습관적인 반응이 일어나기 직전에 '노(NO)'라는 신호를 주어 즉각적인 반응을 자제시킨 후에 움직인다.(이 과정이 빠르게 진행될 수도 있다.)

1. 습관을 관찰한 후 의식적으로 같은 동작을 취한다.
2. 의식적으로 그 상태를 충분히 자각한다.
3. 반응하려는 순간 '노(NO)'를 하면서 동작을 다시 해본다.

어떤 습관이든 위의 방식을 적용하면 움직임이 훨씬 수월해지고, 긴장이 해소되는 것을 느낄 것이다.(이 모든 과정은 AT 교사의 도움이 많이 필요하고 자세한 느낌은 글로 표현하기 어렵다.)

기초 훈련 4: 해소

모든 긴장은 호흡과 그라운딩(접지)으로 해소하며, 그것은 일종의 청소작업과 같다. 긴장을 해소함으로써 몸은 그동안의 스트레스와 억압들을 스스로 정화한다. 몸은 자신만의 방식으로 자발적으로 정상화시키는 조율 작업을 한다. 정화, 순환, 균형 등 그 모든 과정을 몸 스스로 진행한다. 그리고 깊은 휴식과 안정감을 되찾는다.

진정한 치유는 이 해소 과정을 거치지 않고는 일어날 수 없다. 이 과정에서는 어떠한 간섭 없이 호흡과 그라운딩에 몸을 맡기면 된다. 몸은 고유의 리듬이 있고 타고난 자신의 상태를 잘 알고 있기 때문이다. 알렉산더 테크닉에서는 이 과정을 스스로 할 수 있도록 가이드를 해줄 뿐이다. 모든 과정은 우주의 지혜를 지닌 몸이 스스로 한다.

1. 그라운딩(Grounding)

그라운딩은 접지(接地)라는 뜻이다. 풀이하면, 땅에 잘 적응하고 공간 속에 몸 전체를 편안하게 맡기는 것이다. 알렉산더 테크닉에서 '그라운딩을 한다'는 것은 중력을 최대한 수용하며 자신을 맡기면서 적절한 상호긴장도를 유지하는 것을 뜻한다. 특히 똑바로 서 있거나 의자에 앉을 경우 절묘한 그라운딩 기술이 요구된다. 안정된 그라운딩 없이 중추조절을 회복하기는 어렵다. 따라서 그라운딩은 몸을 잘 사용하기 위한 기초인 셈이다.

안정된 그라운딩이 되어지지 못하면 몸은 중력에 대해 비정상적으로 대처한다. 따라서 내부 장기와 근골격계, 신경계 등은 극도의 자극을 받게 되고 피로와 통증을 유발시키는 요인이 된다. 신체의 어떤 부위로든 지면과 접촉할 수밖에 없는데, 적응을 잘 못하는 근육들은 지나치게 긴장하여 신체 부위를 편하게 내려놓지를 못한다. 그러고 싶어도 의지대로 되지 않는다. 왜냐하면 지각되는 부위의 긴장이 사실상 국소적인 부위가 아니라, 전신의 관계망 속에서 부각되어 느껴지는 부위이기 때문이다. 아무리 힘을 빼려 해도 그 노력은 방해만 된다. 좀 더 근원적인 문제에 접근해야 한다. 그렇다고 그라운딩을 위해 따로 노력할 필요는 없다. 단지, 몸이 그라운딩

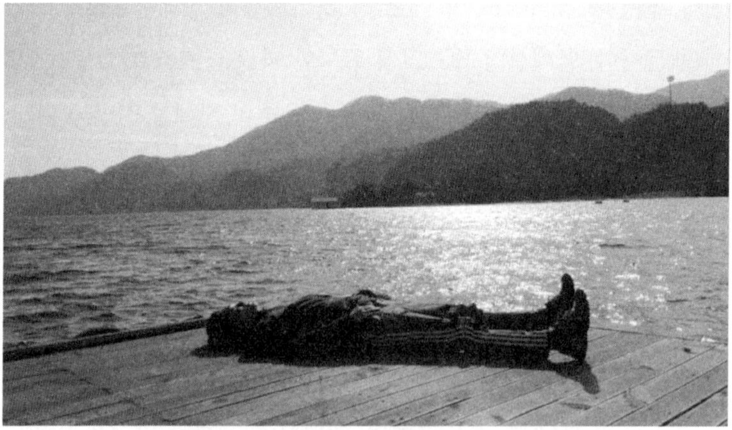

땅은 어머니 대지(大地)이며 모든 자연이 뿌리내리는 쉼터다.
편안히 대지의 어머니에게 자신을 맡기고 숨을 쉬어 보자.

할 수 있도록 자신을 맡기면 된다. 그라운딩은 저절로 자연스럽게 되는 것이기 때문이다.

"자연은 부분적으로 활동하지 않는다. 전체를 하나로 인식하면서 치유하기 때문이다." - F. M. 알렉산더

몸이 땅에 닿아 있다는 것은 현실 속에 현재(現在)한다는 의미를 담고 있다. 기본적으로 누구나 중력에 의해 지구와 연결되어 있다. 그러나 이 사실에 대해 현실감을 갖고 사는 사람은 드물다. 그라운딩은 단순히 자세를 잘 유지하는 의미만 있는 것은 아니다. 수많은 생각들이 오가는 중에도 자신의 몸과 분리되지 않고 '지금 여기'라는 현재의 경험 상태를 깨어서 유지하는 것도 포함한다. 그렇게 몸은 안정되고 의식적으로 평정함을 유지하는 훈련을 하게 된다. 자신의 의식이 현재로 돌아와 존재를 경험하는 현존(現存)을 위한 매우 중요한 기초 훈련이기도 하다. 두 발을 편안히 지면 위에 내려놓고 현재 자신에게 일어나는 경험을 몸의 중심에 두고 현실의 상황들을 처리하는 기술은 우리 삶에 반드시 필요하다.

그라운딩은 발바닥으로 하는 것만이 아니다. 몸의 각 부위가 각각의 위치에서 이루어진다. 무릎은 무릎에서, 어깨는 어깨에서, 머리는 머리에서 모든 세포들이 각자의 공간에서 편안히 이루어지는, 그렇게 그라운딩은 모든 공간에 몸을 맡기는 것이다. 두 발에 의해서 있다는 생각이 아닌 지구와 공간에 의해 땅 위에 떠받쳐져 있다는 의식을 활용하면 좋다.

그라운딩은 맡긴다는 뜻이다. 땅은 어머니 대지(大地)이며 모든 자연이 뿌리내리는 쉼터다. 편안히 대지의 어머니에게 자신을 맡기고 숨을 쉬어 보자. 모든 힘겨운 싸움을 내려놓고 그 품속에서 어린 아기처럼 감사한 마음을 가져 보자. 눈 녹듯이 점차 긴장이 풀릴 것이다. 마음이 쉴 때 몸도 쉰다. 그렇게 편안한 상태에서 몸을 3차원적인 공간감각으로 느끼게 된다. 고유수용감각이 그라운딩을 통해 점차 깨어나는 것이다. 연습할수록 인식의 범위가 더 넓어지고 정확해진다.

2. 세미수파인(Semi-supine) 자세로 눕기

현대인들은 주로 서서 움직이거나 의자에 앉아 생활한다. 여러 가지 복잡한 생각과 정신적 스트레스도 많다. 긴장은 개인에 따라 다르겠지만 근육의 긴장도와 관절의 압박, 내장기관의 불편함, 호흡

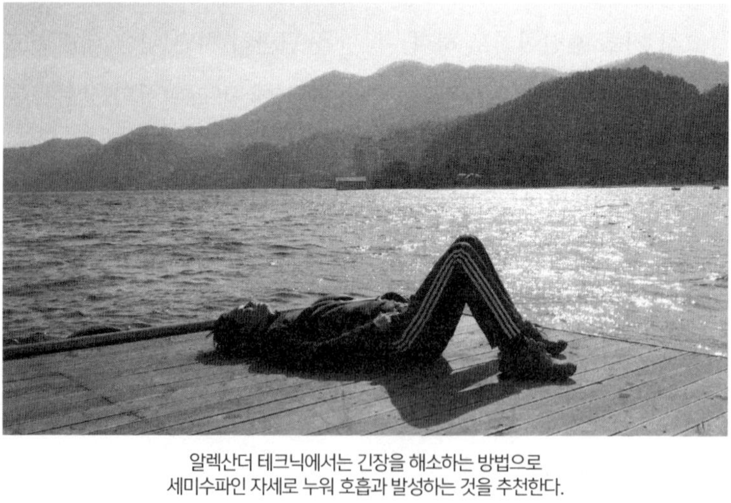

알렉산더 테크닉에서는 긴장을 해소하는 방법으로
세미수파인 자세로 누워 호흡과 발성하는 것을 추천한다.

의 긴장 등은 보편적이다. 긴장이라는 반응이 지속되면 우리는 마치 어디엔가 갇혀 있는 느낌이 들면서 자유로워지고 싶어 한다. 그래서 심호흡을 하거나 몸을 이리저리 움직여 긴장과 피로감을 떨치려 한다. 과도한 긴장과 스트레스가 많은 문제들을 일으키는 원인임을 누구나 잘 알지만 어떻게 해야 하는지는 잘 모른다. 몸은 몇 가지 활동을 한다고 해서 해결되지 않는다. 일시적인 긴장 완화를 반복할 뿐이다.

알렉산더 테크닉에서는 긴장을 해소하는 방법으로 세미수파인 자세로 누워 호흡과 발성하는 것을 추천한다. 이 자세는 척추의 부담을 해소시키고 몸을 안정시키는 효과가 있다. 일상생활에서 이 자세를 자주 취해 긴장을 풀어줄 것을 권한다. 세미수파인 자세는 요통과 척추관절 문제, 턱관절과 다양한 근육통에 매우 효과적이다. 자신을 위해 5~20분 정도의 시간을 할애한다면 몸은 정말 행복해할 것이다.

관찰하기

1. 천장을 바라보고 눕는다.

2. 다리와 팔을 펴고 누웠을 때 바닥에 접촉하는 부위가 어느 부위이고 어떤 느낌인지 관찰해 본다.(그라운딩)

3. 머리부터 발끝까지 몸 전체를 지면에 맡기고 편안히 내려놓는다.

연습하기

1. 천장을 바라보고 눕는다. 이마가 지면과 수평이 되도록 단단한 베개나 책

등을 머리 밑에 받쳐 준다.(목이 뒤로 젖혀지거나 앞으로 기울지 않도록 한다.)

2. '무릎이 천장을 향한다'고 생각하면서 천천히 한쪽 무릎을 편안한 정도로 세운다. 다른 쪽 무릎도 같은 방법으로 세운다.
3. 무릎에 힘을 빼고 발바닥이 무릎과 연결되는 감각으로 나란히 11자로 세운다.
4. 골반이 편안하게 자리를 잡도록 살짝 들었다 놓는다.
5. 양팔을 앞으로 나란히 한 후 등과 견갑골이 편안하게 놓이도록 살짝 들었다가 놓는다.
6. 양손은 골반 위에 가볍게 올려놓는다.
7. 온몸에 힘을 빼고 쉰다.

주의: 두 무릎이 바깥으로 벌어지거나 안으로 오므라들지 않도록 한다. 무릎이 안으로 오므라드는 경우 두 발의 폭을 조금 더 좁게 하고, 밖으로 벌어지면 두 발의 폭을 조금 더 넓게 한다.

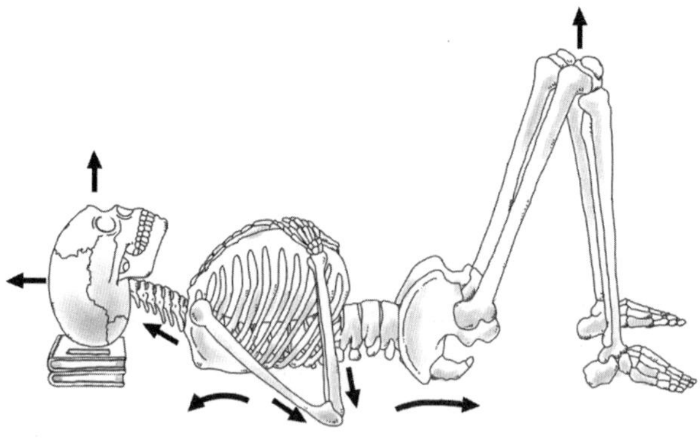

세미수파인 자세는 요통과 척추관절 문제, 턱관절과 다양한 근육통에 매우 효과적이다.

3. 위스퍼 하(Whisper ah~) 호흡

누구나 호흡을 한다. 그러나 호흡을 제대로 하는 사람은 드물다. 마치 누구나 걷고 움직이지만 잘 걷고 잘 움직이는 사람은 별로 많지 않는 것처럼. 호흡은 생명활동을 위한 기본 기능이며, 마치 식물이 광합성을 통해 생명을 유지하듯이 모든 세포의 에너지 대사가 호흡을 통한 기체 교환에서 비롯된다.

호흡을 어떻게 하느냐에 따라 신체활동에 큰 영향을 주는데, 그 첫 번째가 중력에 대한 자동자세 조절기능이다. 앞서도 살펴보았듯이 중추조절의 상태에 따라 늑골과 횡격막, 호흡근들의 긴장과 신경조절이 크게 좌우된다. 특히 우리의 뇌는 산소를 필수 에너지원으로 사용하기 때문에 흡입한 산소의 30% 가량을 요구한다. 이때 산소가 부족할 경우 심각한 문제가 발생한다. 중추조절이 잘 되지 않으면 머리의 무게가 작은 경추(목뼈, 횡격막 신경이 나오는 곳)와 근육들을 긴장시킨다. 그리고 뇌간에서의 호흡의 리듬 조절이 부적절해지고 횡격막과 복근과 같은 주요 호흡근들도 긴장한다.

특히 책상 앞에 등을 구부리고 앉아 공부하는 자세는 횡격막을 아래로 눌러 위장을 비롯한 내부 장기들이 유착되어 상호긴장력을 높인다. 그럴 경우 호흡 시 흉추에 연결된 늑골 부위를 편안하게 들어 올리지 못하고 공기의 흡입 배출 능력도 현저히 줄어든다. 따라서 호흡과 중추조절을 따로 떼어 생각할 수가 없다. 호흡을 잘하기 위해서는 중추조절이 잘되어야 하고, 호흡이 잘되어야 중추조절이 잘된다. 그렇기 때문에 알렉산더 테크닉에서는 호흡이 자연스럽게 되지 않을 때 내부적인 조건(내부 장기들의 상호긴장력)을 바로하기 위해 '위스퍼 하~ 호흡법'을 가르친다. 호흡은 강제로 조절할 수 있는 것이 아니다. 따라서 '위스퍼 하~'는 호흡을 다시 정상화시키기 위한 수정 방법이지, 항상 이런 방식만으로 호흡을 해야 하는 호흡 단련법이 아니다.

'위스퍼 하~'는 턱관절을 부드럽게 여닫는 움직임과 함께 진행된다. 많은 사람들이 턱관절을 잘 움직이지 못하거나 좌우균형이 틀어져 있다. 잘못된 저작 습관, 발성 습관, 자세 습관 등에서 비롯되었다. '위스퍼 하~' 호흡법은 좌우 턱관절을 균형 있게 여닫으면서 목과 경추와의 긴장과 비틀림을 해소한다. 이 과정을 통해 중추조절 상태가 좋아지고 중추신경계의 압박이 스스로 풀어지는 매우 유용한 호흡 기술이다. 매일 약 10~30분가량 세미수파인 자세에서 '위스퍼 하~' 호흡을 연습하는 것이 좋다. 충분히 익숙해지면 앉거나 서서 해도 좋으며, 긴장이나 스트레스가 생겼을 때 자주 '하~' 하면서 가슴과 머릿속을 텅 비운다.

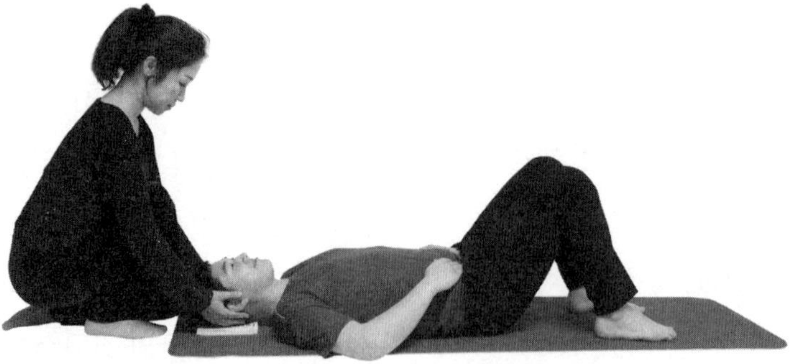

매일 약 10~30분가량 세미수파인 자세에서 '위스퍼 하~' 호흡을 연습하는 것이 좋다.

관찰하기

1. 숨을 내쉬고 들이마시면서 늑골의 움직임을 관찰한다.
2. 호흡을 억지로 멈췄을 때의 느낌을 관찰한다.
3. 복부와 흉곽이 움직이는 정도를 관찰하고 인위적인 호흡을 시도해 보면서 어떤 것이 편안한 호흡일까 생각해 본다.

연습하기

1. 먼저 숨이 나가고 들어오는 것을 느낀다. 몸 전체의 힘을 빼고 그라운딩한다.(바닥에 닿아 있는 몸을 느낀다.)
2. 복부에 인위적인 힘을 가해 가슴을 부풀리거나 누르지 않는다.
3. 기분 좋은 일을 잠시 떠올린 후, 얼굴 근육이 편안해지면(인스마일[insmile, 내면의 미소]) 숨을 입으로 천천히 내뱉는다.
4. 혀를 아랫니 뒤에 놓으며 턱관절을 자연스럽게 벌린다.
5. 숨이 나갈 때 "하~" 하는 소리가 일정하게 나도록 한다.
6. 공기가 다 나가면 저절로 입이 다물어지고 숨이 들어간다. 이것을 반복하

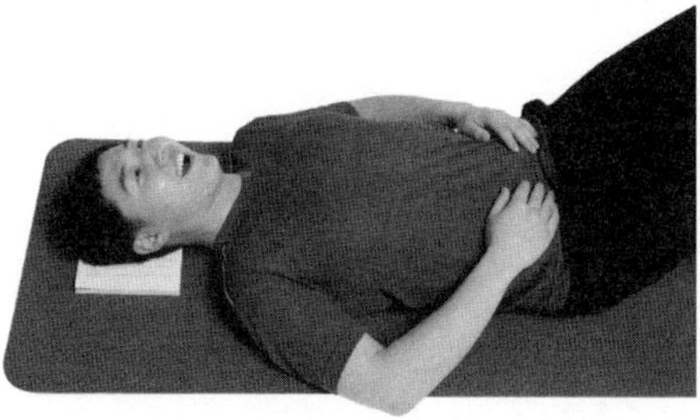
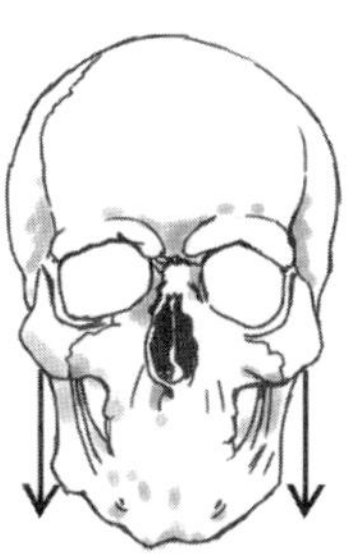

'위스퍼 하~': 턱관절이 아래쪽 배꼽 방향으로 향한다고 생각한다.

면서 턱관절이 점차 더 자연스럽게 열리고 닫히도록 한다.

주의: ① '하'는 발음하는 발성이 아니라 웃고 울 때 나는 탄성음이다.

② 인스마일이란 처음 시작할 때 즐거운 상상을 해서 얼굴 전체와 목이 편안하게 가벼운 미소를 띠는 것을 말한다.

③ 턱관절 외에는 다른 신체 부위에 힘이 들어가거나 불필요하게 움직이지 않도록 한다. 점차 아무런 힘을 주지 않고 입을 열고 닫을 수 있도록 연습한다.

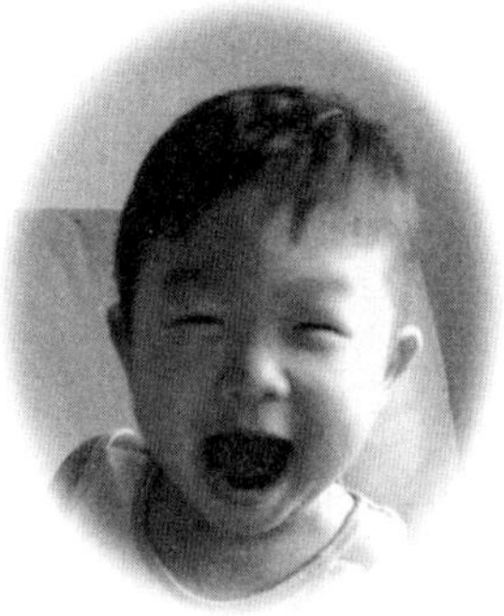

인스마일: 얼굴 전체와 목이 편안하게 가벼운 미소를 띠는 것을 말한다.

기초 훈련 5: 평정심

"만약 우리가 소원을 빌거나 뭔가를 원할 때에는 자신의 생각을 고요한 상태에 두어야 한다. 평온한 상태에서 벗어나 서두르면 문제를 해결하기보다는 현재 자신이 처해 있는 모든 문제 속으로 곧장 달려가는 것과 같다." – F. M. 알렉산더

평정심이란 변화하는 자연의 흐름 위에서 몸과 공간에 고요히 자신의 존재를 내려놓은 상태다. 마치 표면에서 출렁이는 파도 밑에 보이지 않는 해류가 하나로 연결되어 흐르듯, 우리의 존재 역시 불안정한 것도 아니고 길을 잃은 것도 아니다. 우리의 경험은 파도와 같지만 자연의 질서와 과정 속에 언제나 함께 하고 있다. 더욱 깊은 경험을 통해 존재의 본질을 의식화하는 길이 현 인류에게 주어지는 숙제이기도 하다.

평정심을 지닌 사람은 일상의 변화무쌍한 흐름에 흔들리더라도 그 중심에는 깊은 존재의 근원과 닿아 있음을 자각하고 있어 두려움 없이 삶의 경험을 선택하고 맞이한다. 그러나 이것은 쉽게 이루어지거나 정해진 훈련만으로 성취할 수 있는 것은 아니다. 삶의 경험이 어떠했고 그것을 통해 무엇을 통찰했느냐에 따라 그 깊이는

달라진다. 그러므로 묘책을 바라지 말고 진실한 태도로 공부하는 것이 중요하다.

알렉산더 테크닉을 공부한다는 것은 평정심을 갖고 살아가기 위함이다. 평정한 상태란 특별한 것이 아닌 오히려 평범한 것이고 자연스러움의 또 다른 표현이다. 역동적이고 변화무쌍한 세상 속에서 삶의 진한 맛을 느끼며 일상을 즐기는 태도라 할 수 있다. 모든 것을 내려놓고 자연스러운 흐름에 맡겨 느끼는 생생함이다. AT의 원리는 그저 자연의 원리이고, 자연의 원리는 경험을 통한 지혜의 산물이다. 이 원리들은 모두 삶 속에서 평정심을 갖고 살아갈 수 있도록 하는 '현자의 돌'과 같다.

지금까지의 기초 훈련은 모두 평정심을 위한 것이다. 감각과 인식, 관찰과 자각, 자제와 허용, 해소 등 이 모든 과정에 평정심이 있고 평정심을 찾아간다. 구조와 기능의 항상성, 즉 중추조절이 편안하게 이루어질 때 평정한 상태로 되돌아올 수 있다. 편안한 자세와 태도가 없이는 건강한 생각과 행동이 있을 수 없다. 따라서 알렉산더 테크닉에서 평정심은 중추조절 상태에서 모든 기능들이 온전히 이루어져 감각, 생각, 느낌(감정), 언행 등이 온전히 되는 상태를 말한다.

생각도 잘하고 감정도 잘 표현하고 말과 움직임도 잘 다스릴 수 있는 것이 F. M. 알렉산더가 말하는 '자기의 사용(Use of The Self)'이다. 이렇게 깨어 있을수록 경험을 두려움 없이 고민 없이 맞이하고 부딪히며 배워 나간다. 따라서 평정함이란 아무런 감정이나 생각 없이 아무것도 하지 않는 모습이 아니라, 최선을 다해 하루하루 자신의 역할을 충실히 하는 평범한 생활인의 모습이다. 알렉산더 테크닉은 특별한 무엇이 되려는 것이 아닌, 불필요한 노력을 자각하고 멈춤으로써 지극히 평범한 일상 속에서 진리와 삶의 진한 맛을 제대로 즐기는 것이다.

선택

우리의 삶에는 언제나 선택이 주어진다. 선택을 하기 위해 필요한 것은 무엇인가? 그것은 평정심이다. 고요하고 평온한 마음상태라고 말할 수 있다. 그러나 이러한 상태는 그리 쉽게 얻어지지 않는다. 왜냐하면 우리가 선택하는 대부분의 경험들은 외부 조건이나 상황에 의해 결정되며 그것을 자각하지 못한 채 반복적인 선택을 하기 때문이다. 대부분의 선택은 습관적이거나 학습된 것이 많다. 진정한 자신의 내면의 소리에 의한 결정이 아닌, 학습된 대로 행동 반응이 일어난다.

예를 들면, 자신보다 높은 지위나 권한을 가진 사람이 눈앞에 나타나면 우리는 곧바로 머리를 숙이고 인사하게끔 학습되어 있다. 그 사람을 존경하는 마음보다 조직 속에서 훈련된 반응이 우선된다. 이때 두려움과 긴장이 일어난다. 편안한 마음으로 감응할 수 있는 순간을 가지지 못한 채 기계적인 반응을 반복한다. 반대로 누군가 자신보다 직책이 낮은 사람이 인사를 안 하면 그 사람을 오해하고 기분 나빠하는 감정반응이 일어나고 스트레스를 받는다. 관습적으로 강력하게 신념화된 것일수록 있는 그대로를 보지 못하고 심리적 투사에 의한 판단이 일어난다. 이렇게 선택된 경험들은 내면에 정신적인 저항을 불러일으키고, 부정적인 감정이 뒤따르게 된다. 그 결과 외부 조건에 의해 자기의 존재가 결정되어 불안해하고 자신을 잘못 평가하고 판단하는 착각을 일으킨다.

평정심은 선택의 권한(authority)이 외부 조건에 있는 것이 아니라 자신에게 있음을 이해하는 데서 시작한다. 오늘날 빠르게 발전하는 문명 속에서 쉽게 스트레스를 받고 불안해하는 이유가 무엇일까? 수많은 결정권을 여론, 명령, 관습, 조직, 유행, 시대적 가치관, 명성, 광고, 매스컴, 의무, 책임 등 외부에 내준 채 무의식적인 선택을 많이 하고 있다는 사실을 음미해볼 필요가 있다. 외부의 그것에 저항하라는 것이 아니라 자신을 만들어가는 정신적 환경에 깨어 있을 필요가 있다는 뜻이다.

삶의 중심을 잘 잡고 온전하게 살아가기 위해 선택의 기술을 배워야 하지 않을까. 알렉산더 테크닉은 무의식적인 강요나 학습된 경험으로 선택하는 자신을 관찰하고 재발견하여 진정한 선택을 할 권한을 자신에게 되돌려 준다. 그럼으로써 존재 본연의 자율성을 통해 평정심을 배워가는 매우 현실적인 의식 공부다. 자신을 알고 싶고, 발전시키고 싶다면 무엇보다 자신의 습관을 관찰하고 자각하여 삶의 선택권이 자신에게 있음을 깨닫고 되찾는 훈련을 할 필요가 있다. 몸의 사용은 곧 정신의 사용이다.

우리의 일상은 정신없이 바쁘기도 하고 무료할 때도 있다. 그래도 일상으로 돌아와야 한다. 일상 속에는 우리를 기다리고 있는 많은 선택들이 있다. 선택에 따라 경험도 달라질 것이다. 평정심은 경험을 선택하고 따르기 위한 것이다. 잠시 멈춰 깊이 생각하기도 하고, 잠시 멈춰 자신이 진짜 원하는 것이 무엇인지 느끼기도 하고, 잠시 멈춰 자신의 충동을 바라보곤 하는 것이다.

대지 위에 내려놓고
하늘 향해 나아간다.
만나는 사람들이 반갑구나.
두 발로 움직여 일하고
생각하고 말을 하네.
일어나는 대로 사라지는 대로
숨 쉬며 함께 흘러간다.
하루하루 감사히
순간순간 즐겁게
평범하게 살아가네.

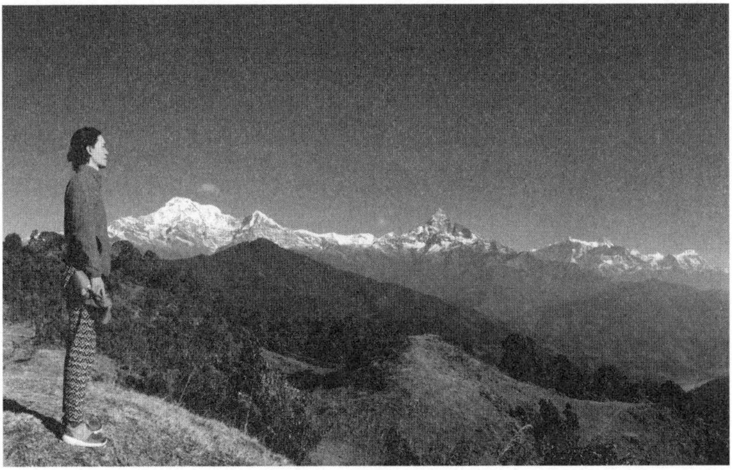

의자 훈련

우리 일상에 의자가 사라진다면 어떤 세상이 될까? 지하철, 영화관, 강의실, 식당, 사무실 등에 의자가 없다면 얼마나 불편할까? 그만큼 의자는 우리와 친숙하고 가장 기본적인 편의시설이 됐다. 단 한 번도 '왜 의자가 있을까?', '의자는 필요한가?'라는 의문을 가져본 적이 없을 정도다.

알렉산더 테크닉에서 제일 먼저 배우는 것 중 하나가 '의자' 사용이다. 의자 사용은 오랫동안 배우는 가장 어려운 주제다. 의자는 누구에게나 익숙하고 평생 아무렇지 않게 사용해온 것인데 왜 배우는 것일까? 잘못된 습관과 긴장을 가장 많이 제공하기 때문이다. 인간의 몸은 본래 의자에 앉도록 설계되어 있지 않다.

직립 보행하는 인간의 두 다리를 편히 쉬게 하기 위해 만든 의자인데 몸의 구조에 맞지 않는다는 것은 좀 이상하다. 보통 앉을 때 인간은 골반 뼈의 제일 아래 부위, 즉 2개의 좌골을 의자에 닿게 한 후 상체를 지지한 채 하체를 안정시키는 자세를 취한다. 그러나 좌골 부위에는 중력을 컨트롤할 수 있는 감각수용기들이 부족할 뿐더러, 그 작은 두 곳의 접지면으로 상체 무게를 모두 감당하려면 여러 관절들의 관계가 부적절해진다. 문제는 여기서 끝이 아니다. 책상 앞의 의자에 앉은 경우 몸을 앞으로 기울인 채 작은 활자를 보거나 손까지 사용(식사, 글쓰기, 컴퓨터, 그 외 수작업)하며 섬세한 일들을 장시간 하게 된다. 뿐만 아니라 컴퓨터 작업을 하는 경우에는 눈을 모니터에 장시간 고정시키는 상태라 몸의 구조적 모순에 모순이 더해지는 매우 복잡한 상황에 이르게 된다.

목이 긴장하고, 허리는 불편하고, 엉덩이는 배기고, 다리까지 꼬게 되면 어깨 근육은 뭉치고 손목은 긴장한다. 그럴수록 호흡은 불편하고 가슴이 답답해진다. 따라서 혈액순환이 잘 되지 않아 머리가 묵직하고 상쾌하지 못한 상태가 된다. 여기에 심리적인 압박이나 스트레스까지 더해지면 마치 풀 수 없는 암바(레슬링 기술)에 걸린 것처럼 긴장은 쉽게 해소되지 않는다.

이러한 긴장상태가 하루 이틀이 아닌 10년, 20년 인생의 전 과정에서 삶의 질을 계속 떨어뜨려 왔다면 어떤 일이 벌어지겠는가? 먼

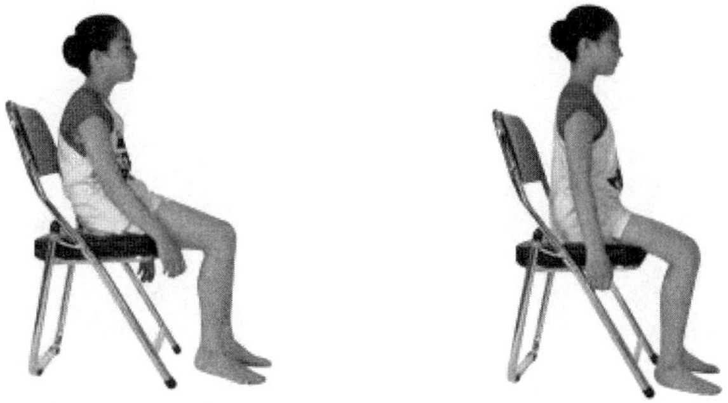

약 6세 이상이 되면 학교에서의 의자 생활로 인해 아이들의 몸은 점차 의자에 적응해 간다. 그리고 10년도 채 안 되어 아이들의 중추조절 시스템은 퇴보한다.

저 머리와 척추의 첫 번째 관계를 이루는 환추후두관절을 기준으로 머리 앞쪽에 있던 무게중심이 점차 후하방(뒤로 아래로)으로 움직여 환추후두관절 위로 이동한다. 이에 따라 후두하근(목뒤 근육)이 모두 수축하면서 상부경추(뒤쪽 목뼈)에 압박을 가한다.

머리를 떠받쳐야 하는데 상부경추는 압박 때문에 그러지를 못한 채 점차 전방(앞)으로 이동한다. 이때 턱과 목의 비틀림이 생기고 뇌에 전달되는 혈관들이 긴장을 일으켜 뇌혈류량에 문제가 생기기 시작한다. 따라서 스스로 균형을 회복하는 중추조절은 실패하고 이로 인해 수많은 증상들이 나타난다. 이 상태에서 책상 앞에 앉아 무언가 작업을 하면, 몸이 앞으로 기울어지면서 머리도 앞으로 기울어지고 척추를 세우는 근육들은 더 많은 에너지를 소모하기에 이른다.

5~6kg이 넘는 머리가 앞을 향해 있으려면 앞에서 무언가가 받쳐주어야 하는데 그 역할을 팔꿈치가 하게 된다. 이때 오른손으로 연필을 잡게 되면 왼쪽 팔꿈치는 더 많은 무게를 감당하게 되고, 왼쪽

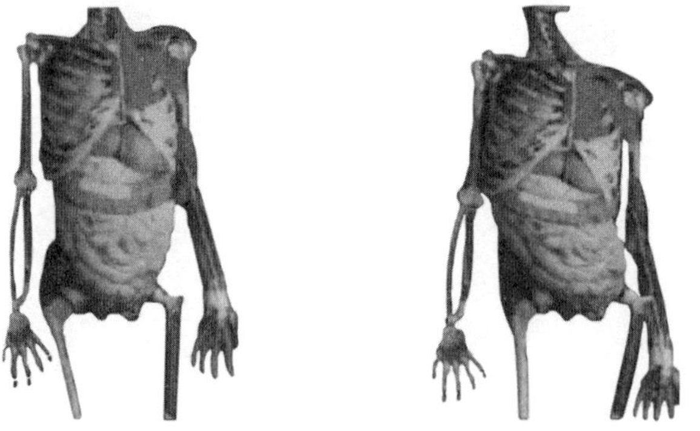

머리와 척추의 관계에서 균형을 잃게 되면 결국 머리 무게 때문에 폐, 심장, 위, 간, 콩팥 등 내장기관은 더욱더 비틀리면서 내부 공간에 압박을 가하게 된다.

좌골로 전신의 무게가 이동한다. 이런 상태로는 오래 버티지 못하므로 결국 가슴마저 앞으로 아래로 웅크리듯 처진다. 결국 무게 때문에 폐, 심장, 위, 간, 콩팥 등 내장기관은 더욱더 비틀리면서 내부 공간에 압박을 가하게 된다. 긴장은 점점 더 내부로 스며들어 내장기관이 관계를 맺는 공간을 협소하게 하고, 압박을 받는 장기는 계속 취약한 공간에 있게 된다.

이로 인해 자율신경에 문제가 생기고 몸은 감정 표출을 유발시켜 해소하려 든다. 이것마저 실패한다면 점차 자율신경체계에 의한 혈액, 영양공급을 받는 공급로, 대사노폐물들에 대한 처리 등이 부적절하게 이루어지고 점차 이 상황은 누적되기 시작한다. 이것이 야기하는 증상들은 개인별로 천차만별이며 몇 가지 증상의 유형만으로는 치료가 어려워진다.

이렇듯 작은 습관과 긴장은 시간이 갈수록 신경체계의 교란, 소화배설의 문제, 영양과 에너지 대사의 어려움, 면역력 저하, 체액순환의 정체, 몸의 구조역학적인 비틀림, 아탈구, 근신골격의 통증 등으로 그 문제는 더욱 깊어간다. 따라서 원인은 더욱 밝히기 어려워지게 되어 증상만 해결하려 들지만, 습관을 다루지 않는 한 원인은 해결되지 못할뿐더러 통증 및 질병은 더 깊이 진행된다.

약 6세 이상이 되면 학교에서의 의자 생활로 아이들의 몸은 점차 의자에 적응해 간다. 그리고 10년도 채 안 되어 아이들의 중추조절 시스템은 퇴보한다. 의자에서의 중추조절은 서서 활동할 때보다 더욱 힘들다. 결국 아이들은 목을 빼고, 턱을 괴고, 힘들 때는 목을 젖히거나 등을 굽힌다. 이것은 중추조절 능력이 저하되었고 스스로 그

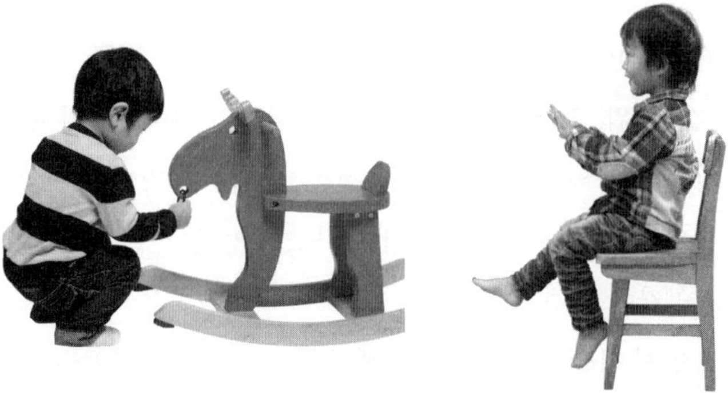

학교에 들어가기 전에도 이미 유아교육시설 등에서 의자 사용을 시작하기도 한다.
아이들은 불편함과 부자연스러움을 본능적으로 안다.

기능을 회복시키지 못한 채 힘들어 한다는 신호이기도 하다.

학교에 들어가기 전에도 이미 유아교육시설 등에서 의자 사용을 시작하기도 한다. 아이들은 불편함과 부자연스러움을 본능적으로 안다. 그렇기 때문에 처음에는 의자에 앉아 있으려 하지 않고, 바로 일어나 부산스럽게 움직이며 몸에서 일어나는 긴장을 해소하려 든다. 그러나 어른들은 아이들을 끝끝내 의자에 앉히고 학습시키고, 의자에 앉아 꿈틀대는 아이들과 전쟁을 치른다. "우리 아이는 너무 까불어요. 어떻게 하면 가만히 있게 할 수 있나요?" 아이들은 결국 무서운 선생님에 의해 점차 의자에 길들여진다.

한편 다리를 흔들거나 엉덩이를 움직이고 의자를 앞으로 기울이기도 하면서 자신의 몸이 의자에 적응할 수 없음을 온몸으로 표현한다. 수업시간이 끝나 쉬는 시간이 되면 마치 탈출이라도 하듯 자신을 고문하던 의자에서 벗어나 뛰고 놀면서 몸의 자발적인 긴장해소 능력을 최대한 활용한다.

초등학교를 졸업할 무렵의 아이들을 보면 더 이상 즐겁지만은 않아 보인다. 반짝거리고 생동하는 모습은 점차 사라져 간다. 중학교, 고등학교까지 무려 10,000시간 이상을 의자에 앉아 교육을 받고, 그 외에도 방과후 학원에, 귀가 후에도 의자와 책상에서 학습이 이루어진다. 대학생활과 사회생활로 이어지면서 의자와는 더욱 친숙해진다. 현대사회에서 의자 생활은 떼려야 뗄 수 없다. 그런데 편의시설로 사용하는 의자를 잘못 사용하면 의자는 몸을 고문하는 도구가 된다.

척추의 압박은 서 있을 때보다 의자에 앉아 있을 때 약 30~40% 증가한다. 너무 오랜 시간 길들여져 그 긴장과 불편함을 자각하지 못할 뿐이다. 보이지 않는 숨은 병원체보다 더 깊숙이 우리에게 침투해 있는 발병의 원인이다. '몸'의 기능 중 가장 중요한 중추조절이 가장 어려운 환경 속에서 살아가는 셈이다. 점차 몸과의 괴리가

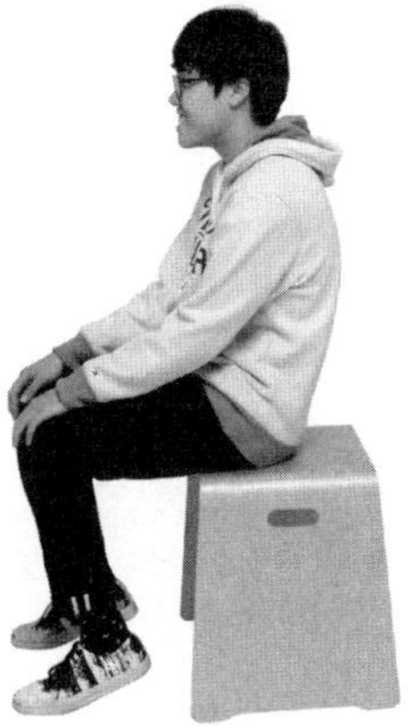

척추의 압박은 서 있을 때보다 의자에 앉아 있을 때 약 30~40% 증가한다.

생겨 질병에 노출될 수밖에 없고, 우리는 그러한 사실조차 모른 채 살아간다.

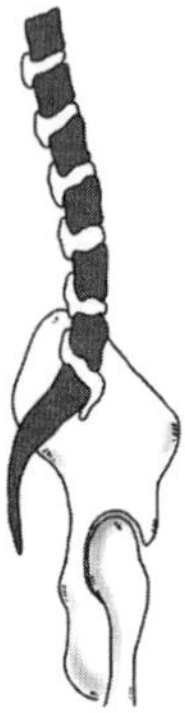

서 있을 때

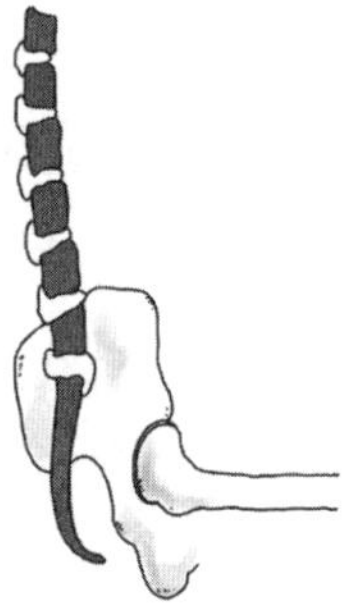

앉았을 때

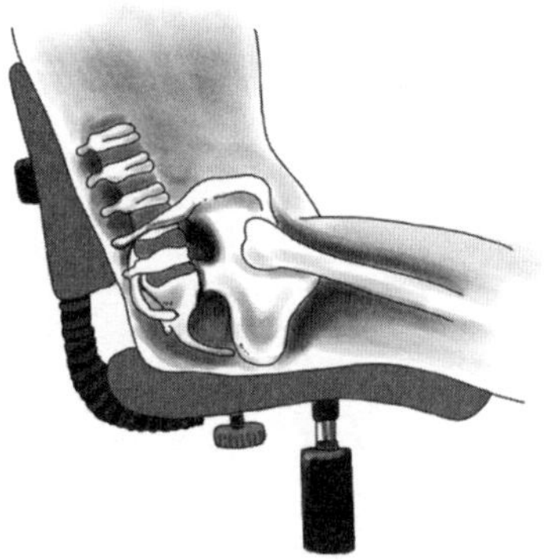

좌골의 끝부분이 아닌 곳에 체중이 실리면 꼬리뼈를 압박한다. 꼬리뼈의 압박은 자율신경을 실조(失調)시키는 숨은 원인이 되어 수많은 증상을 일으킨다.

➲ 관찰하기 1

1. 가장 편한 자세로 의자에 앉는다.
2. 엉덩이의 어느 부위가 의자와 접촉하는가?
3. 좌우의 좌골을 느낄 수 있는가?
4. 그 위로 척추와 몸통, 머리는 어떻게 세워져 있는가?
5. 목과 허리의 근육들이 어느 정도 긴장해 있는가?
6. 다리는 어떻게 놓여 있는가?
7. 팔은 어떤 방향에 위치해 있는가?

➲ 관찰하기 2

1. 등받이에 기댔을 때 골반과 척추는 어떻게 변화하는가?
2. 등받이에 기댈수록 가슴과 어깨, 복부가 어떻게 긴장하는가?
3. 등받이에 기댈수록 목의 긴장은 어떠한가?
4. 시선은 어떻게 되는가?
5. 자신의 감정 상태는 어떻게 변하는가?

➲ 관찰하기 3

1. 바른 자세라고 알고 있던 자세로 앉아 본다.
2. 척추와 등에 어느 정도 힘이 들어가는가?
3. 호흡이 편안한가?
4. 가장 긴장하는 곳은 어디인가?
5. 버티는 듯한 느낌의 긴장감이 있는가?

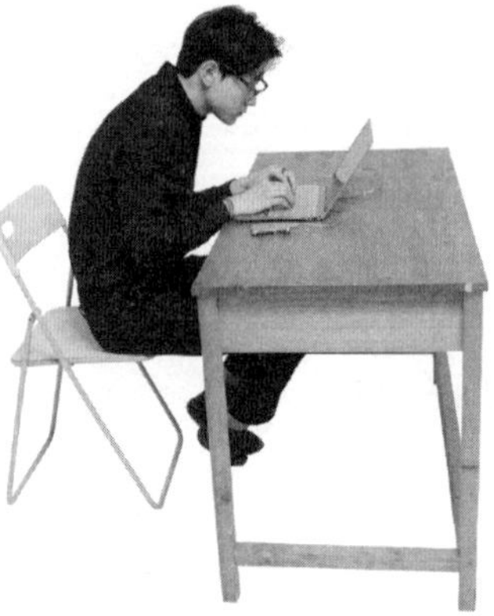

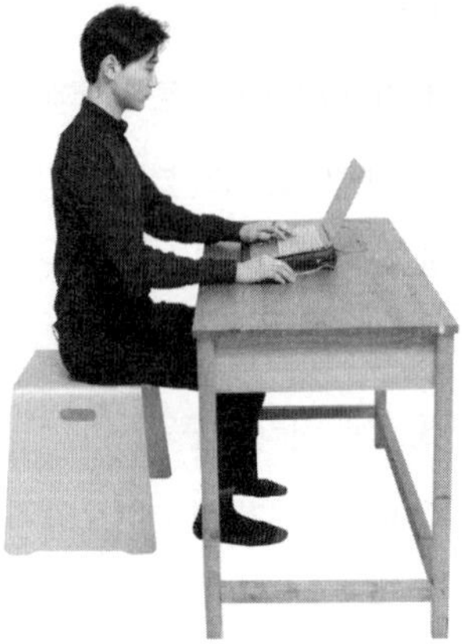

➲ 관찰하기 4

1. 어떤 자세가 바르다고 생각하는가?

2. 자세를 바꿀 때마다 어떤 존재감(몸의 느낌)이 드는가?

3. 자신이 편하다고 생각한 자세가 정말 편안한가?

4. 자신이 바르다고 생각한 자세가 정말 편안한가?

위의 관찰하기를 통해 무엇을 자각했는가? 익숙한 것은 언제나 옳은 것처럼 느껴진다. 이러한 착각이 몸의 의식 활동을 못하게 방해한다. 그저 반복할 뿐 알아차릴 수 없는 상태가 되어 무엇이 자연스러운지 알지 못하게 된다.

의자를 어떻게 사용할 것인가

각양 각색의 의자들을 보면 대체로 좌골로 앉을 수 없게 디자인된 의자들이 많다. 이러한 의자들은 천골을 구부정하게 말아서 바닥에 닿게끔 만들고, 등받이는 눈으로 보기에만 좋을 뿐 척추를 대면 편안하게 숨을 쉬지 못한다. 많은 사람들이 이러한 사실을 모른다. 이렇게 디자인된 의자에 하루에 몇 시간을 앉아 있는가? 수업 또는 업무에 집중을 못하는 것은 어쩌면 당연하다.

초등학교 3학년쯤 되면 척추가 틀어진 학생들이 눈에 띄기 시작한다. 초, 중, 고, 대학교에서 사용하는 의자들, 컴퓨터를 오랜 시간 사용하는 사무실 의자들, 어느 것 하나 척추를 편안히 해주게끔 디자인되어 있지 않다. 긴장이 일어나도 무감각하고, 몸이 불편하다고 아무리 호소를 해도 들을 수 있는 감각이 살아 있지를 않다. 그렇게 몸은 통증으로 고통을 받고 있는데도 그 원인인 의자에 무감각하게 앉아 시간을 보낸다. 우리에게 필요한 것은 멋진 의자가 아니라 몸이 사용할 수 있는 의자다. 그러려면 우선 척추가 편안하다는 감각을 알아야 한다. 감각인식오류가 없는 감각으로 앉아 보지 않으면 그 감각은 전혀 알 수가 없다.

한 가지 실험을 해보기 바란다. 자신이 의자에 항상 앉아 있는 자세로 앉아 있고, 친구나 동료에게 부탁해 자신의 머리를 위에서부터 천천히 밑으로 눌러 보라고 해보자. 머리가 뒤로 밑으로 꺾이면서 등이 구부정해지고 밑에서 받치는 느낌이 약하게 느껴진다. 강하게 누르면 척추가 잘못될 거 같은 느낌마저 든다. 이번에는 딱딱한 의자 앞쪽에 좌골로 앉아 척추를 펴고 머리를 척추 위에 잘 올려놓은 뒤 다시 한 번 머리를 밑으로 눌러 보라고 해본다. 아무리 힘을 가해도 밑에서 받치는 힘이 강하고 탄탄해 몸의 구조가 무너지지 않는다. 밑으로 누르는 힘을 천천히 빼본다. 척추가 밑에서부터

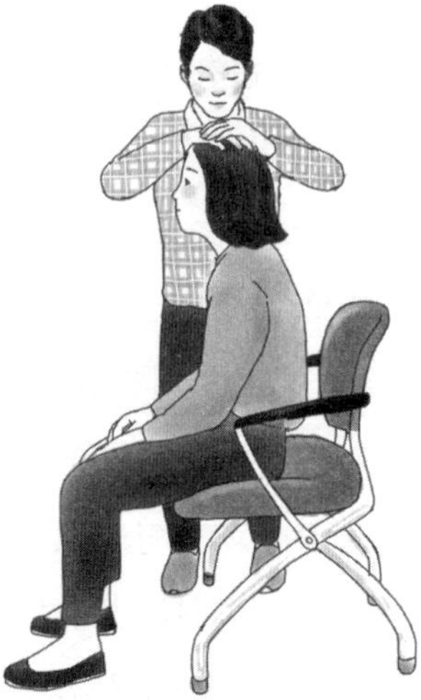

자신이 평소에 앉는 의자와 딱딱한 의자,
두 가지 경우 모두 실험해 보자.

스프링처럼 천천히 위로 올라오며 펴지는 흐름을 느낄 수 있다. 설 때는 두 발을 잘 딛고 서 있고, 앉을 때는 좌골과 두 발을 잘 딛고 앉는 것이 중요하다.(이것은 그라운딩이 매우 중요하다는 것을 다시 한 번 보여 준다.)

알렉산더 테크닉을 배울 때는 바닥이 평평하고 단단한 등받이 없는 의자를 사용한다. 의자에 앉을 때는 먼저 좌골을 의식한다. 좌골에서 머리와 척추는 위로 향해 있다. 좌골에서 무릎은 'ㄱ'자로 구부러져 있고 발바닥은 바닥에 닿아 있다. 나쁜 습관이 없는 아이들을 보면 자연스럽게 척추를 위로 펴고 앉아 있다. 그들에게는 머리를 밑으로 누르며 구부정하게 앉는 자세가 부자연스럽게 느껴진다.

사람들은 AT를 배워 등받이 없이도 척추를 펴고 오랜 시간 앉아 있는 사람들을 더 신기해하고 부자연스럽다는 듯 바라본다. "불편하지 않아요?"라고 물어보기도 한다. 잠깐 흉내를 내보기는 하지만 오히려 더 긴장이 느껴져 바로 척추를 무너트린다. 인간이 태어난 그대로 자연스럽게 앉아 있는 자세임에도 대부분의 사람들이 불편하고 부자연스럽다고 생각한다. 척추가 무너진 상태가 오히려 몸에 긴장을 주는 것이고 호흡이 자유롭지 않은 불편한 상태임을 전혀 자각하지 못한다.

연습하기 1: 좌골로 앉기

1. 오른손으로 오른쪽 엉덩이 밑으로 손을 넣어 제일 아래 뾰족한 곳을 찾아본다.
2. 눈을 감고 그곳의 정확한 위치와 느낌을 인지한다.
3. 반대쪽도 같은 요령으로 좌골을 찾는다.
4. 양쪽 좌골이 의자에 닿아 있고 그것이 체중을 받치도록 앞뒤, 좌우로 움직여 본다.
5. 조용히 움직임을 멈추고 좌골과 머리를 동시에 의식하면서 몸에게 맡겨 본다.

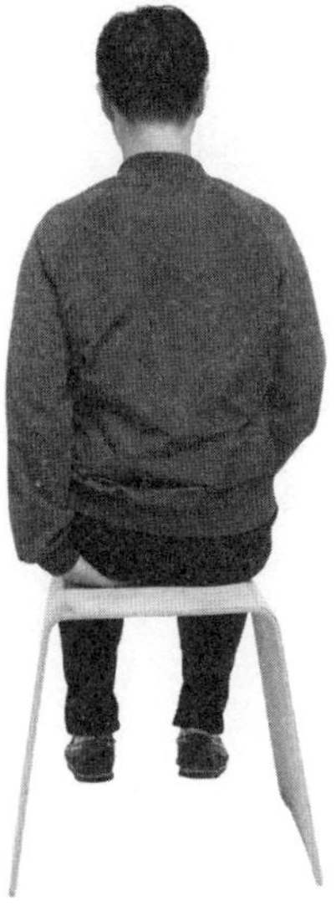

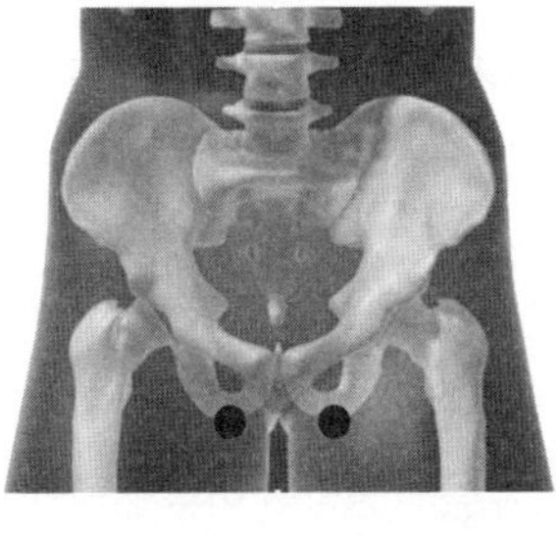

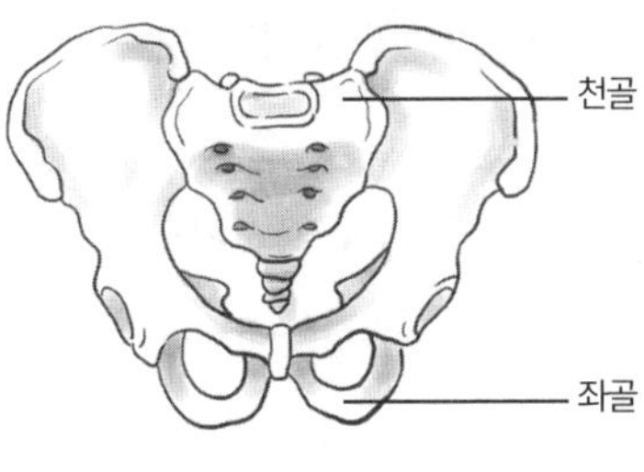

➲ 연습하기 2: 등받이 없는 의자에 앉기

1. 등받이 없는 의자에 앉을 경우에는 좌골을 의자 앞쪽에 놓아서 허벅지가 의자에 많이 닿지 않는 게 좋다.
2. 등이 굽어 있다면 머리가 척추의 움직임을 이끌듯 위로 천천히 편다.
3. 좌골과 발바닥을 의식한다.
4. 몸 전체를 의식하고 디렉션을 순서대로 준다.
5. 호흡이 들어오고 나가는 흐름을 느끼며 긴장을 해소해 간다.

➲ 연습하기 3: 앉기에서 서기

1. 뒤꿈치를 의자 가까이에 가져온다.
2. 좌골에서부터 척추와 머리의 방향, 무릎과 발바닥의 방향을 의식하며 상체를 앞으로 구부린다.
3. 발바닥에 그라운딩이 되면 저절로 일어서게 된다. 충분히 숙이기 전에 일어서려 하면 온몸에 힘이 잔뜩 들어간다. 발바닥과 좌골로 나뉜 그라운딩이 발바닥으로 충분히 이동한 후에 일어서야 한다.
4. 무릎의 방향성은 항상 발가락과 같은 방향이라는 걸 염두에 둔다.(일어서고 앉을 때마다 무릎 안쪽으로 힘을 주는 습관들이 많다.)
5. 무릎의 방향이 어떻게 변화하는지 관찰한다.
6. 여러 방향으로 시도해 보면서 편안한 방향을 자각한다.

➲ 연습하기 4: 서기에서 앉기

1. 무릎과 고관절을 구부린다.(멍키[8장 참조])
2. 천천히 앉는 과정에서 엉덩이와 무릎이 어떻게 움직이는지 관찰한다.

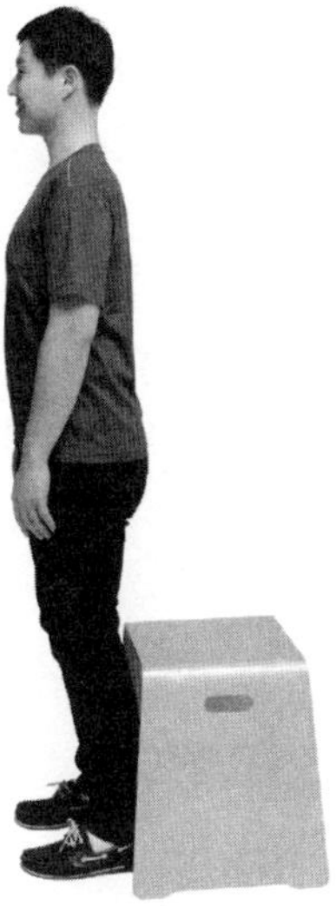

1

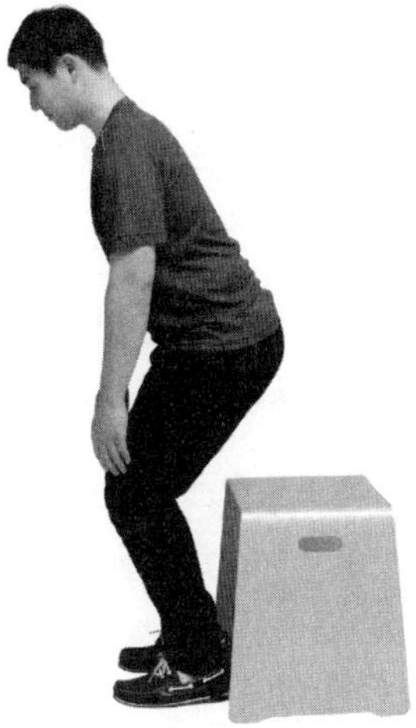

2

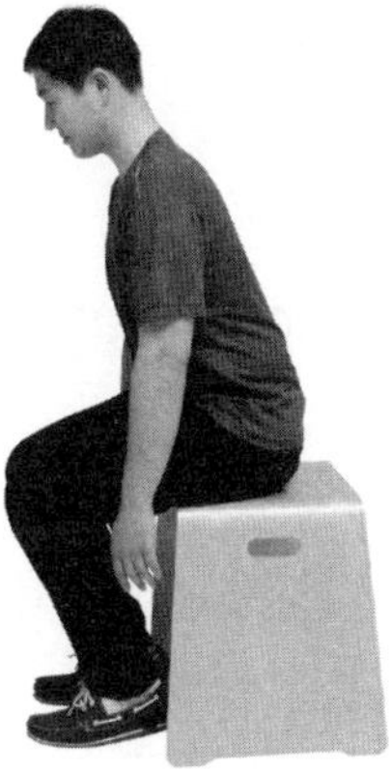

3

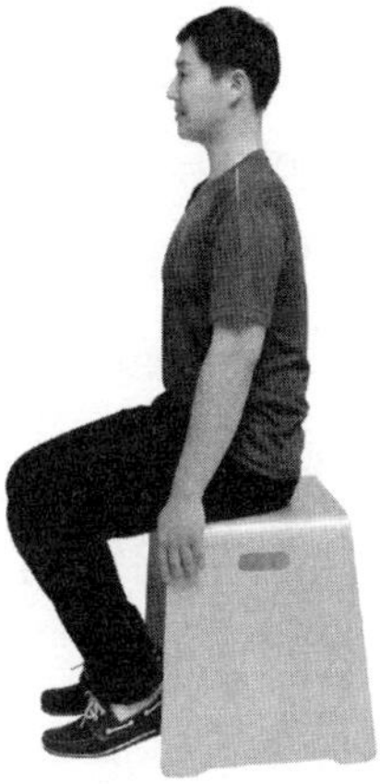

4

등받이 없는 의자에 앉기

3. 어디에 힘이 많이 들어가는지 관찰한다.
4. 엉덩이가 의자에 닿기 시작할 때 잠깐 멈춰 좌골 그라운딩을 할 시간적 여유를 준다.
5. 좌골에서부터 머리와 척추가 위로 향하는 방향성을 의식하며 척추를 세운다.
6. 등을 뒤로 미는 습관이 있어 등받이 없는 의자에 앉을 때도 척추를 뒤로 비스듬하게 기울이려 한다면 자제한다.
7. 좌골로 안정된 그라운딩을 한다.
8. 호흡을 하면서 디렉션을 주며 긴장을 해소한다.

➲ 연습하기 5: 등받이 있는 의자에 앉기

등받이 있는 의자를 고르려면 좌골이 닿는 바닥과 등이 닿는 등받이가 수직으로 된 것이 좋다. 의자는 몸이 사용을 하는 물건이지, 몸이 축 늘어지듯(무너지듯) 무방비 상태로 의지하는 도구가 아니다.

의자에 앉아 있는 동안에도 바닥과 등받이에 닿아 있는 몸에 의식을 두어야 한다. 쿠션이 많은 의자일수록 그라운딩이 안 되기 때문에 척추를 수직으로 세우기 어렵다. 바닥이 너무 딱딱해서 좌골이 아플 경우에는 얇은 방석을 사용한다.

1. 가능한 등받이 쪽으로 깊이 엉덩이를 안정되게 자리한 후, 등받이에 등을 살짝만 기댄다.
2. 등받이에 닿아 있는 곳이 편안한지 확인하고 습관적으로 뒤로 밀지 않도록 자제한다.

➲ 연습하기 6: 척추를 편안히 세우지 못하게 디자인된 의자에 앉기

자동차, 비행기, 지하철, 학교, 사무실, 소파 등 거의 모든 의자들이 이에 해당된다. 밖으로 나가면 모든 의자들이 몸을 불편하게 한다. 그렇다고 앉지 않을 수도 없다.

1. 일단 의자에 앉아서 좌골이 아닌 천골로 구부정하게 앉아 있든, 척추를 무너뜨리고 앉아 있든, 머리가 뒤로 밑으로 눌린 듯 앉아 있든, 있는 그대로의 내 몸의 모양새를 전체적으로 의식한다.
2. 디렉션을 순서대로 준다. 의식을 하고 디렉션을 주더라도 이러한 의자 때문에 미세하게 무너지는 몸의 긴장을 기억하고 습관으로 돌아갈 것이다. 이를 관찰한다.
3. 나중에 세미수파인 자세나 등받이 없는 평평한 의자에 앉아 몸의 긴장을 해소하는 시간을 반드시 가져야 한다. 좋은 자세는 만들어지는 게 아니다. 그때그때 잘못된 자세가 습관화되지 않도록 긴장을 해소하는 시간을 갖는 습관을 몸에 들이는 게 중요하다.

우리는 잘못된 자세를 만드는 의자들에 둘러싸여 살아가고 있다. 어떤 의자가 좋으냐고 묻는다면 등받이가 없고 될 수 있는 한 몸이 최소한으로 닿는 의자가 좋다고 말할 수 있겠다. 몸이 의자에 의지하지 않고 스스로 자세를 취할 수 있도록 말이다. 우리는 의자에 앉아만 있는 것이 아니라 공부를 하고, 일을 하고, 컴퓨터를 하고, 책 또는 휴대폰을 사용한다. 그러다 보면 피로해지고 피로해진 몸은 스스로 척추를 편안하게 세우기 힘들어진다.

잠시 누워서 척추를 쉴 수 없는 환경이라면, 잠시 등받이에 의지해 척추를 쉬게 하는 것도 좋은 방법이다. 등받이가 없는 의자가 좋고 등받이가 있는 의자는 안 좋다고 생각하기보다는, 그때그때 그 의자와 몸을 잘 사용할 수 있으면 된다. 단 쿠션이 많은 의자보다는 그라운딩이 잘 되는 딱딱하고 평평한 의자가 에너지 소모가 덜하고 편하다.

종합 연습

1. 서서 고요히 눈을 뜨고 밖에서 빛들이 들어오도록 허용한다. 모든 오감을 열어 놓은 채 아무런 판단 없이 자신의 몸 바깥과 안에서 느껴지는 수많은 감각과 자신의 존재감을 느껴 본다. 어느 부분의 감각에만 집중하거나 신경을 쓰기보다 존재 전체를 깨어 있는 상태에서 관찰하도록 한다. **【감각인식】**

2. 중력이 느껴지는 부위들이 있다. 특히 발바닥을 중심으로 몸 전체가 연결된 느낌이다. 전체적으로 의식할수록 주변공간과 몸이 그라운딩된다. 마치 내 몸 안의 공간과 몸 밖의 공간이 서로 소통하듯이 편안하게 느껴진다. **【그라운딩, 관찰】**

3. 그라운딩을 통해 중력에 대한 몸의 반응을 관찰할수록 호흡이 자연스럽게 함께 하고 있음을 자각한다. 무게중심이 변하고 흐름이 변할수록 호흡도 따라서 변화한다. 그라운딩이 편하게 진행될수록 호흡은 깊어지고 더욱 안정된다. **【호흡】**

4. 몸의 이곳저곳이 예민하게 느껴진다. 특히 긴장된 부위는 더욱 정확히 긴장으로 느껴진다. 불편함도 있으나 매우 익숙한 불편함으로 전달된다. 디렉션을 순서대로 생각한다. 어떠한 기대, 의도, 상상

을 하지 않는다. 오직 전체적으로 깨어서 관찰한다. **【디렉션】**

5. 디렉션을 지속할수록 긴장되었던 부분들이 조금씩 해소된다. 특히 목 뒤의 근육들과 허리와 무릎의 긴장이 조금씩 변화한다. 구부리기를 하기 직전에 '노(NO)'라고 속으로 생각한 후 온몸이 접히듯 움직이며 구부린다. 일어서려 하기 직전에 '노(NO)'를 하고 일어선다. **【자제심】**

6. 이 과정이 반복되면서 머리의 방향성과 척추의 흐름이 연결되고, 무릎이 더욱 자연스럽게 구부러지고 펴지는 것이 자각된다. 무의식적으로 움직일 때보다 훨씬 편안하게 구부러진다. 온몸이 하나로 연결된 듯하고 불필요한 흐름들과 긴장들이 사라진다. **【중추조절】**

7. 앉기, 구부리기, 걷기 등 모든 동작에도 같은 원리를 적용하면서 관찰한다. 그라운딩과 호흡, 디렉션과 자제심을 이용할수록 중추조절 능력이 더욱 정확해지고 정교해짐을 알게 된다. 목적의식을 갖지 않을수록 순간순간 진행과정을 놓치지 않고 자각하고 반응하게 된다. 중간중간 이렇게 할까 저렇게 할까 판단하려 할 때 몸에게 맡긴 후 흐름을 허용한다. **【넌두잉】**

8. 바깥의 사물들이 더욱 또렷이 보이고 자신의 몸이 더욱 잘 자각된다. 내가 무엇을 하고 있는지 순간순간 알아차림이 일어난다. 아무런 간섭도 의도하지 않지만 호흡과 생각들의 오고 가는 흐름, 감정들의 흐름이 모두 선명해진다. 몸과 마음이 차분하고 맑게 깨어 있는 상태로 일상을 대하게 된다. **【평정심】**

훈련의 의미

알렉산더 테크닉 훈련(訓練, practice)은 사실 수행(修行)과 의미가 크게 다르지 않다. 특별히 무엇을 위해 갈고 닦는 수련(修練)의 의미보다 언제나 한결같이 일상 속에서 이루어지는 수행의 의미가 더 깊이 담겨 있다. 따라서 AT를 수행한다는 것은 테크닉의 학습보다 현존(現存, presence)의 체화라 말할 수 있다. 지금 여기, 아무런 판단 없이 '있는 것(Being)'을 체화하는 과정이 AT의 훈련이며 생활 속의 수행인 것이다. 체화한다는 것은 진정으로 자신이 누구인지 표현하고 삶 속에서 실현해 가는 것이다. 현대인들은 자신에 대한 오해가 얼마나 깊은지를 잘 모른다. 또한 자연에 대한 몰이해가 얼마나 많은 문제와 혼돈을 빚고 있는지도 잘 모른다. 너무 오랜 시간 자신의 기본적인 존재 상태를 잊을 정도로 사회적 생존과 에고의 게임에 몰입하여 엄청난 스트레스를 몸에 가하고 있기 때문이다.

현존을 위해 가장 중요한 것은 몸의 신성함을 되찾는 것이다. 몸은 현재(現在)하며 존재의 근본으로 생명의 무한한 춤을 표출하는 작은 우주다. 몸과 함께 있는 상태는 학습된 자기 이미지와 사념의 간섭 없이 존재의 경험을 고취시킨다. 따라서 이성적으로는 더 알 수 없는 자기(Self)에 대한 직관과 영감을 준다.

"몸은 생명의 신비한 공간이며 배움과 변형(transformation)의 장소다."

수많은 이념, 권력, 사상, 사회통제, 경쟁 등에 의해 자신도 모르게 습득된 관념들과 기계적 반응들이 진정한 자신을 가리고 통제하고 있음을 자각하는 훈련이 필요하다. 살아 있는 몸으로 생생하게 경험하며 배우고 깨우치는 진화의 여정을 위해 오래된 프로그램을 지우고 짊어진 짐을 풀어내는 작업을 해야 한다.

습관이라는 닫힌 시스템에서 빠져나와 열린 시스템으로 가는 열쇠는 우리의 의식과 몸에 있다. 그저 자신의 몸을 느낄 줄 알고, 스스로 치유하고 해결해 나가면 된다. 몸과 마음과 정신이 하나인 존재 상태, 즉 현존이 곧 본래의 자기이다. 이것은 노력하여 성취하는 것이 아닌 이미 존재의 완전한 성품이다.

AT 훈련은 자각력을 향상시켜 자세, 행동, 태도를 근본적으로 개선하여 건강한 라이프 스타일을 실천한다. 이렇게 '개인적 몸'은 자연스럽게 '사회적 몸'으로 인지 영역을 넓힌다. 점차 더 넓은 소통관계를 열린 태도로 대하며 사회에서도 의식화된 몸으로 성장해 간다. 이렇듯 자신의 몸을 친근하게 느끼고 소통하며 잠재된 영역의 문을 열 수 있도록 몸의 지성(somatic intelligence)을 사용하는 것이 AT 훈련의 의미다.

"수양자들이 깊은 산 후미진 곳이나 시골의 농장으로 가서 청정하게 심신을 수양해도 하루아침에 다시 어지러운 세상으로 나오면 청정한 마음이 흩어져 어지러운 세상의 빛에 물이 든다면, 수양했다는 이득이 어디에 있는가. 그러므로 제대로 된 수양은 산속에서 하는 것이 아니고 도시에서 하는 것이며, 청정함으로 하는 것이 아니라 진취하는 것으로 하는 것이다." – 단재 신채호

모든 AT 훈련은 넌두잉(non-doing)을 기본에 둔다. 넌두잉은 무의식적 충동 속에 담겨 있는 수많은 이야기들을 무조건 포용하고 경계를 허물어 준다. 이는 타고난 자연스러움으로 되돌아가는 것과 같다. 그러나 여기에는 많은 저항이 뒤따를 수밖에 없다. 기존의 관념에 부딪히기도 하고 개인 또는 집단의 가치관과도 부딪힌다. 오랜 습성이나 기질에 의해 거부감을 느끼기도 한다. 그래서 간단한 원리와 방법을 어렵다고 판단한다. 의식의 관성(습관)이 저항하며 혼돈스러워하는 것은 지극히 당연하다. 천천히 자신에게 맞춰 훈련하는 것이 좋다.

알렉산더 테크닉은 130여 년간 1 대 1 개인레슨을 통해 말과 글이 아닌, 몸과 몸으로 원리를 전달하는 것을 더 중요시 해왔다. 우리의 모든 느낌과 생각 그리고 언행 뒤에는 반드시 미시적인 충동이 조급하게 무언가를 하려고 밀고 나간다. 이런 현상을 훈련과정에서 스스로 통제할 수 없음을 자각하고는 놀라게 된다. 자신의 의식을 지배하는 이 작용을 정확히 감각하고 인식하기 위해 관찰하고 자각이라는 깨어 있는 의식차원으로 전환시키는 훈련을 하는 것이다.

알렉산더 테크닉은 삶을 인정하고 사랑한다. 한 사람 한 사람의 삶을 존중한다. 누구나 태어나면서부터 수많은 충격과 상처를 겪

으면서 어쩔 수 없는 결핍과 두려움을 응축시켰다. 어머니 품과 같은 평온함을 본능적으로 되찾고자 하는 자연스러운 충동이 일어난다. 그러나 쉽게 충족되지 않는다. 그래서 어려서부터 충족감을 얻기 위해 무언가에 집착하게 되고, 그것을 빼앗기지 않기 위해 분노(방어)하면서 투쟁적인 생존전략을 마음속에 형성하게 된다. 이것은 전체적인 관계(사랑)로부터 분리된 것 같이 인식되고 점차 개성(personality) 안에 형성된다.

자연스러운 감응에 의한 행동이 아닌 투쟁적인 충동에 의한 긴장된 행동과 반응이 무의식을 강력하게 지배하기 때문에 의식적인 인지는 점점 더 어려워진다. 성인이 될수록 이러한 무의식적인 충동으로 자신의 언행과 감정을 이해할 수 없게 된 자신의 이성은 내면에 갈등을 형성한다. 자신에 대한 만족이 아닌 불만족 상태를 확인하게 된다. 그럴수록 결핍 요소를 외부에서 찾으려는 충동과 행위가 지속되지만 언제나 만족스러울 수는 없다. 즐거움을 통해 긴장을 해소하여 만족을 얻고 싶은 충동은 더욱 강렬해지고 점차 이것은 욕망이 된다. 지속적인 결핍감은 죄의식, 부끄러움, 타인에 대한 원망 등으로 순수한 충동은 왜곡되고 혼돈에 빠진다.

이러한 불만스러운 자아상은 언제나 무엇이 되어야 한다는 사회적 자아상의 망상을 통해 만족하리라 착각을 하게 된다. 성인이 되면서 이것이 굳건해질수록 고지식함과 완고함으로 무장되며, 더욱 자기 방어적이고 이기적인 존재가 된다. 이것이 자신이 몸으로 느끼는 긴장의 실체다. 구조화된 상호긴장관계와 탄력성이 동시에 이 모든 것을 기록한다. 이것이 곧 불편함[disease, suffering, 苦]이다.

스스로를 받아들이고 사랑하는 본연의 존재 상태가 아닌, 무언가 되지 않으면 안 되는 변형된 충동 속에 휩싸여 스스로 감당하기 어려운 거짓된 자아와 싸우며 끝없이 에너지를 소모한다.

AT 훈련을 통해 전하려는 것은 매우 단순하다. 그저 이 습관화된 충동을 스스로 알아차려 자연스러운 에너지로 되돌려 온전히 사용하라는 것뿐이다. 이것이 삶의 기술이고 현존인 것이다. 현존을 훈련하는 알렉산더 테크닉은 이것을 위해 또 무언가를 하는 어리석은 행위를 멈추는 것에서 시작된다. 지금 이 순간에 있기 위해 무언가 노력한다면 그 노력하려는 충동 속에 있는 것이다. 중요한 것은 자신이 할 수 있는 것이 진정으로 없다는 것을 몸으로 이해하는 것이다. 모든 것을 내려놓았을 때만이 몸 스스로가 자연스럽게 저절로 움직이는 경험을 해간다. 여기에는 많은 시행착오가 있을 수밖에 없고, 그것을 기꺼이 허용하면서 조금씩 흘러가는 것이 좋다. 깊은 해소(치유)가 필요하다. 나는 여기서 아무것도 하려하지 않고 그저 쉬는 것뿐이다. 이렇듯 쉬고 또 쉴 때 존재의 완전함을 믿게 된다.

목적의식을 갖고 조바심을 내서도, 관찰한 것을 선불리 평가하고 판단해서도, 앞서 예측해서도 안 되는 미묘한 경험이 AT 교사의 손과 몸을 통해 더 잘 이해할 수 있을 것이다. 순수하게 경험하고 또 경험하는 무언의 교감 속에서 설명할 수 없는 무언가 터득해 간다. 해부학 지식, 생체역학, 신경학, 철학과 심리이론 들도 여기에는 개입되어서는 안 된다(이것이 필자가 언급하고픈 주의 사항이다).

AT의 7대 원리와 훈련을 정리해 보자.

• 디렉션(direction)은 무심히 메시지를 지시하는 훈련과

• 중추조절(primary control)이 그라운딩과 함께 변화되는 몸의 감각 속에 느낌을 관찰하는 훈련을 동시에 의식적으로 진행할 때 몸과 마음의 연결을 간섭하는 습관의 충동을

• 자제(inhibition)할 기회를 갖는다. 잘못 인식되어 반응하려는 것을 멈추고(pause), '노(NO)'하면 습관 속에 있던 감각인식오류가 수정되고 긴장은 해소된다.

이 과정에서 주의할 것은 우리에게 형성된 4가지 습관을 다음 원리를 통해 배워 간다.

• 목적의식(end-gaining): 결과에 집착하고 추구만 하는 상태

• 진행과정(means-whereby): 과거와 미래에 얽매어 현재에 충실하지 못하는 상태

• 판단하지 않음(non-judgement): 착각하고 분별하는 상태

• 넌두잉(non-doing): 인위적인 행동으로 자연스런 변화에 저항하는 상태

현대인의 습관과 가장 큰 특징인 결과에 대한 집착, 시간관념, 판단분별, 의도적 행위에 대해 깊이 있는 수행이 F. M. 알렉산더의 가르침의 핵심이며 훈련체계다.

의식은 알 수 있는 것이 아니라 알게 되는 근원이다. 의식은 경험을 낳고, 몸으로 표현된다. 몸은 관념 그 너머에 있다. 우리는 몸을 존중할 뿐 자기의 앎 속에 한정시킬 수 없다. 또한 자연스러움

은 훈련할 수 없다. 잠시 망각했을 때 다시 기억해 내는 것이 AT 훈련의 의미다.

> "알렉산더 테크닉은 자제하는 것이다. 자제하지 않으면 알렉산더 테크닉이 아닌 다른 것을 하는 것이다." – F. M. 알렉산더

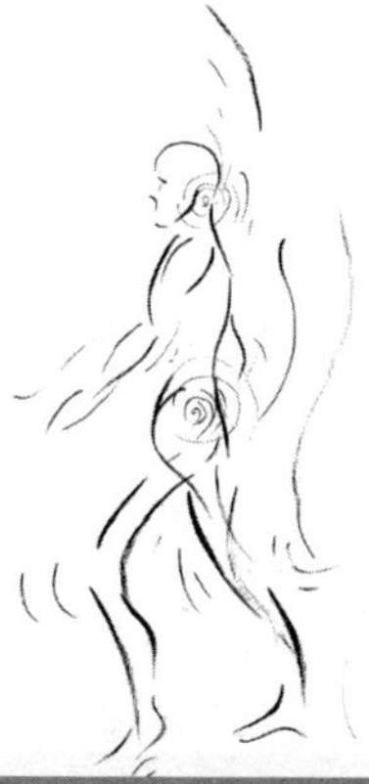

제 4 부 실천

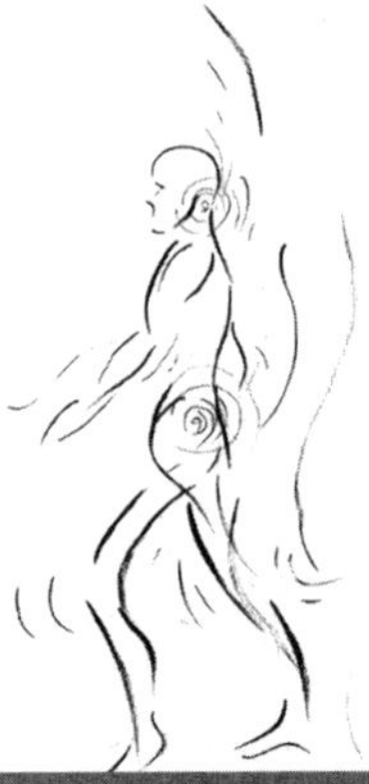

8장 알렉산더 테크닉의 실천 8가지

1. 중추조절 - 기기

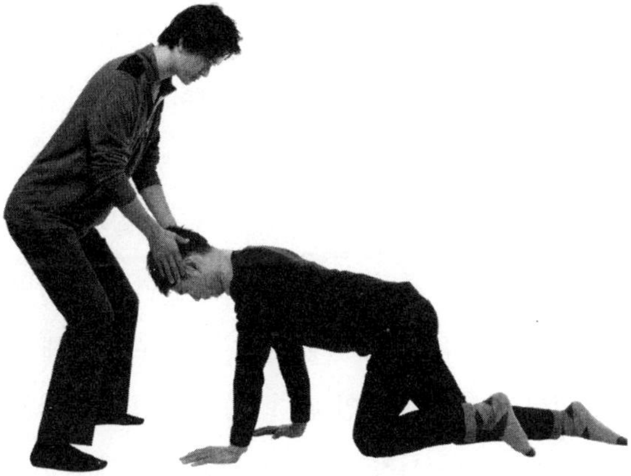

기기 동작은 중추조절에 대한 감각을 개발하는 데 가장 효과적이다.

알렉산더 테크닉에서는 일상의 모든 동작들과 습관들을 다룬다. 기기, 서기, 걷기, 구부리기, 앉기, 손의 사용, 말하기 등 기초적인 몸의 사용이 연습 대상이다. 기초적인 몸의 사용을 통해 일상에서 흔히 접하는 가사 노동, 컴퓨터 작업, 공부, 전화, 운전, 식사, 스포츠, 예술, 취미 등 인간의 몸을 사용하는 모든 작업과 직업에 적용할 수 있다. AT는 움직임 속의 습관을 제어하는 훈련을 가장 우선시한다. 따라서 AT는 반복 운동이 아니다. 의식을 깨워 습관을 자각하고 자제함으로써 얼마나 움직임의 질이 향상되는지 경험하는 것이다.

기기 동작은 중추조절에 대한 감각을 개발하는 데 가장 효과적이다. 걸음마를 하기 전에 기는 동작을 통해 직립보행을 철저하게 준비하는 영유아기 과정을 생각해 보자. 척추와 머리가 서로 수평 상태가 되고 양팔과 다리로 상체를 지지한다. 힘이 들 것 같지만 의외로 척추의 부담은 줄어든다. 훈련하면서 점차 진행하는 동작들이 편해지고 즐기게 될 것이다. 중요한 점은 무조건 힘으로 기어 다니지 않는 것이다. 이미 우리 몸에 프로그램 되어 있는 진행 방식이 있음을 믿고 맡겨야 한다.

제일 중요한 것은 머리가 움직이는지를 관찰하는 것이다. 언제나 머리가 먼저 움직이고 그 뒤로 척추와 팔다리가 따라간다. 이를 통해 중추조절을 더 잘 이해하게 된다. 아무렇게나 해도 기기 동작을 잘할 수 있다고 생각해선 안 된다. 동작의 형식을 익히는 것이 아니라, 어떻게 움직임이 시작되고 조절되는지 자각하고 이해하는 것이 중요하다.

중추조절은 움직임의 원리이며 천천히 할수록 더 잘 느낄 수 있다. 디렉션을 사용하여 몸이 하나로 통합되고 질서정연한 반응들이 연쇄적으로 일어난다. 머리가 저절로 앞으로 슬며시 나아갈 때 자동으로 체중이 앞으로 쏠리면서 척추가 반응하고 팔다리는 민첩하게 자동으로 움직인다. 이렇게 기는 동작이 완성된다. 마치 호랑이처럼 척추가 유연하게 움직일 때 많은 긴장들은 풀리게 될 것이다. 이 동작을 통해 척추 깊숙이 잠들어 있던 원시반사(primitive reflex)들이 다시 깨어나는 순간들을 경험하기 바란다. 척추가 경직되는 문제가 있는 사람에게 치유 효과를 줄 것이다.

관찰하기

1. 기기 자세를 취한다. 그 자세에서 느껴지는 느낌은 어떠한가? 어디에 긴장이 느껴지는가?
2. 호흡과 척추의 반응을 느끼면서 기어 본다.
3. 앞으로 전진할 때 머리와 척추는 어떻게 움직이는가?
4. 팔과 다리는 어떻게 반응하는가?
5. 기기 동작을 한 후에 서기와 걷기를 해본다.

연습하기

1. 손바닥과 무릎으로 체중을 그라운딩하고 팔다리를 뻗는다. 정수리가 제일 앞으로 향하고 얼굴은 땅을 향한다.
2. 디렉션을 하나하나 순서대로 주면서 몸의 감각을 깨운다.
3. 머리가 앞으로 저절로 나가는 순간을 기다린다.(마음이 앞서 몸을 움직이려 하면 그 첫 번째 반응에 대해 '노(NO)'를 한다.)
4. 몸이 움직이기 시작하면 서두르지 말고 몸의 흐름에 맡기며 천천히 움직인다.
5. 팔과 다리는 의식하지 말고 흐름에 맡겨도 좋다. 중요한 것은 머리와 척추가 하나로 연결되면서 자연스럽게 움직이는 것이다.
6. 머리가 방향을 정해서 나가면 그 뒤를 따라 척추와 팔다리가 따라오는 것을 자각한다.

주의: 팔이나 다리가 미리 움직이려는 반응을 자제하고 머리가 충분히 중추 조절 상태에 이를 때까지 기다리는 연습이 필요하다. 기기 동작 없이 걷기를 잘할 수는 없다.

2. 서기

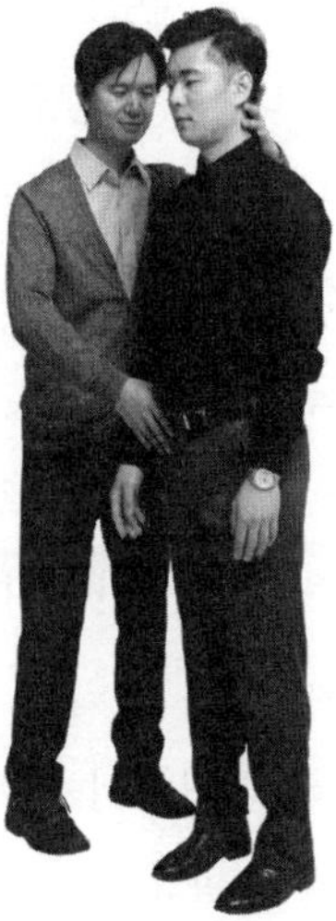

머리와 척추를 편안히 하고 팔다리를 안정시키는 연습이 필요하다.

알렉산더 테크닉에서는 절대적인 바른 자세는 없다고 말한다. 따라서 서 있을 때도 특정한 방식을 강요하지 않는다. 사람마다 고유한 몸의 사용이 있기 때문에 습관이나 긴장이 몸에 배지 않게 하는 것을 보다 중요하게 여긴다. 디렉션과 자제심을 충분히 익히지 않은 상태라는 점을 고려하여 '바로 서기'를 연습할 때 유념해야 할 사항을 언급하려 한다. 관찰을 면밀히 하고 긴장을 자각할수록 보다 주의 깊은 통찰로 이어진다. 과거의 어떤 그릇된 습관으로 몸을 사용하는지, 상해나 스트레스가 반영되지는 않았는지 자각하는 순간이 반드시 올 것이다.

바르게 서려고 할 때 부모, 학교, 군대, 직장 등에서 반복 학습했던 자세를 취하려는 무의식적 반응을 일으키기 쉽다. 흔히 가슴을 펴고 어깨에 과도한 힘을 주고 치아를 세게 물고 발바닥에 힘을 준다. 그러나 이러한 반응은 더 많은 긴장과 스트레스를 주기 때문에 편하게 오래 서 있지 못하고 부자연스러워 보인다. 알렉산더 테크닉에서는 이러한 반응을 자제하는 것에 초점을 맞춘다. 또한 일시적인 시각적 교정 효과가 목적이 아니므로, 자신의 자세를 있는 그대로 인정하고 바른 자세를 만들려고 서두르지 않는다.

무의식적으로 일어나는 학습된 반응이 아닌, 몸이 무거운 긴장을 스스로 벗고 부드럽고 탄력적인 힘으로 그라운딩과 중추조절을 통해 설 수 있어야 한다. 그러기 위해서는 머리와 척추를 편안히 하고 팔다리를 안정시키는 연습이 필요하다.

관찰하기

발바닥의 세 꼭짓점에 체중이 어떻게 실리는지 관찰해 보자.

1. 어느 쪽 다리에 무게가 더 실려 있는가?
2. 발바닥 어느 부위에 체중을 더 싣고 있는가? 발의 앞뒤, 내측, 외측, 발가락, 뒤꿈치 등을 느껴 본다.
3. 발목의 어느 쪽이 눌리는가? 발의 내측 혹은 외측으로 치우쳐 있거나 압박 받는 느낌이 있는가? 어느 쪽 발목에 더 무게를 싣고 있는가?

4. 무릎 뒤쪽에 힘을 주고 있는가? 무릎이 구부러진 채 경직되어 있는가? 무릎의 방향이 안쪽 혹은 바깥으로 휘어진 느낌이 있는가?
5. 서 있을 때 발의 각도가 바깥으로 벌어져 있는가, 안으로 모아져 있는가?
6. 골반을 앞으로 내밀고 있는가, 뒤로 빼서 엉덩이가 들려 있는가? 어느 쪽 골반이 위로 들어 올려 있거나 옆으로 빠져 있는가?
7. 허리에 힘을 주고 있는가, 복부에 힘을 주고 있는가?
8. 가슴을 앞으로 쭉 펴고 있는가, 움츠려 있거나 등을 뒤로 빼고 있는가?
9. 어깨를 뒤로 젖혔는가, 앞으로 구부정하게 말고 있는가? 위로 들려 있는가, 아래로 누르고 있는가?
10. 머리 대신 목을 앞으로 빼고 있는가, 뒤로 젖히고 있는가? 한쪽으로 돌아가 있거나 기울어져 있는가?
11. 머리를 뒤로 젖히고 있는가, 턱을 밑으로 누르고 있는가?
12. 눈이 아래를 보고 있는가, 위를 보고 있는가? 측면이나 정면을 보고 있는가?
13. 전체적인 존재감(자신의 몸의 느낌)이 어떠한가?

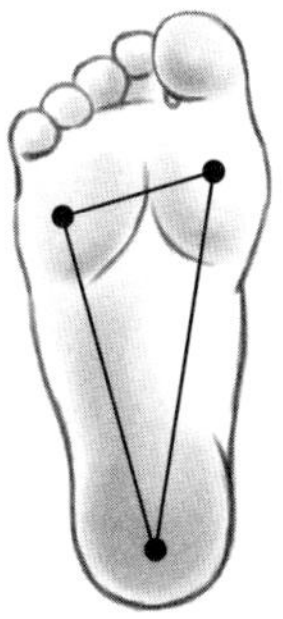

발바닥의 세 꼭짓점에 체중이 어떻게 실리는지 관찰해 보자.

연습하기

1. 두 발을 골반 넓이 정도로 벌려 주고 양발의 좌우 각도를 균등하게 한다.(크게 불편하지 않다면 11자로 서 본다.)

2. 양 발바닥 전체로 그라운딩한다(세 꼭짓점 유지).

3. 발바닥과 머리 위를 생각하며 몸의 중심을 몸 스스로 잡을 수 있도록 어떠한 간섭도 하지 말고 맡긴다.

4. 호흡이 편안해지는 위치를 관찰한다.

5. 중심이 편안해지면 무릎을 가볍게 구부렸다 폈다 하며 긴장을 관찰한다.

6. 몸을 전체적으로 관찰하면서 변화를 자각한다. 차후 디렉션을 익히면서 더 연습해 보자.

주의: 자신의 판단대로 몸을 움직여 교정하려 하지 않는다.

3. 멍키(monkey) - 구부리기

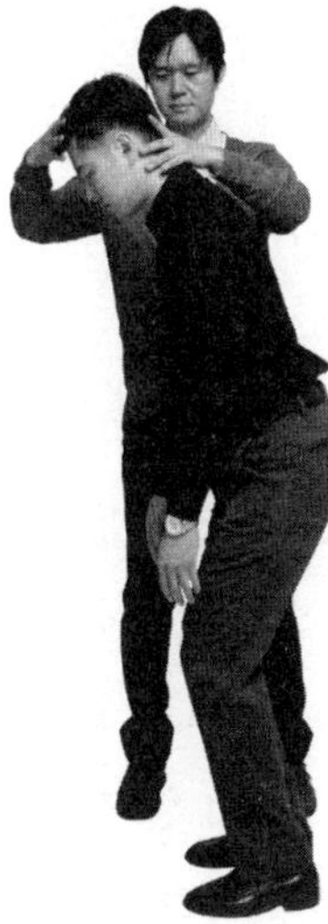

멍키 자세는 척추와 골반, 하지 불균형 등의 원인을 해소할 수 있다.

알렉산더 테크닉에서 일명 '멍키(monkey)'라 불리는 자세는 인체의 기능적 구조에 있어 가장 안정성을 주는 중립 자세(neutral position)다. 우리가 취하는 대부분의 동작들은 이 자세를 거쳐 이루어진다. 무릎을 구부려 고관절과 척추가 편안하게 연결되고 어깨와 팔의 불필요한 힘을 뺀 채 늘어뜨린 이 자세는, 마치 유인원들에게서 볼 수 있는 움직임이기에 '멍키'라고 이름 붙여졌다. 우리 인간들도 수십만 년 전에는 이 자세로 모든 활동을 큰 불편함 없이 했을 것이다. 그런데 왜 지금 이 자세가 필요한 것일까?

바른 자세로 선다고 무릎을 쭉 펴고 엉덩이와 복부에 힘을 주어 골반을 힘들게 안정시켜 척추와 가슴을 쭉 펴는 자세는 억지로 만든 형식에 불과하다. 상당히 많은 저항에 맞서게 된다. 좋은 자세란 결국은 편안한 자세이고, 편안한 자세란 자연스러운 것이고, 자연스럽다는 것은 본래 타고난 것임을 의미한다. 어려운 것을 일부러 해야 한다는 것이 아니라, 스스로 할 수 있는 최선의 것을 사용하는 것이다.

멍키 자세는 직립보행을 하며 모순적으로 해결되지 못해 발생한 습관적 긴장을 조절할 수 있다. 이 중립 자세에 이르렀을 때 균형점을 되찾게 되고 전후, 좌우, 상하의 공간체계와 감각을 회복할 수 있는 것이다. 긴장으로 인해 극단으로 왔다갔다 치우치던 우리 몸도 잠시 중립기어 상태가 되고 싶어 할 것이다. 그동안 과도하게 힘을 주며 몸을 사용하면서 신체의 연결고리를 끊어 놓았다. 이 중립 자세로 다시 연결 및 소통되면 온전히 자기 자리를 되찾게 되고 상호관계를 회복한다.

멍키 자세에서는 특히 중추조절과 디렉션의 원리와 방법들을 잘 적용하고 터득할 수 있다. 멍키 자세는 척추와 골반, 하지 불균형 등의 원인을 해소할 수 있다. 복잡한 상호긴장관계와 보상처리(compensatory)를 분석적으로 판단하고 물리적으로 조정하기 불가능한 미묘한 밸런스를 회복시키는 몸의 지혜라고 말할 수 있다.

알렉산더 테크닉을 공부한 많은 사람들이 이 자세를 통해 자신의 문제와 장애를 극복했음은 당연하다. 이 자세에서 호흡을 하고 디렉션을 주며 중추조절을 통해 인위적으로 조작이 불가능한 것들을 해결해 간다는 점은 참으로 불가사의한 생명현상이다. 멍키는 어느 동작으로도 바꿀 수 있는 가장 효율적인 상태로 있는 것이다. 모든 스포츠와 무예에서 몸의 사용을 위한 중립 자세 훈련은 가장 중요한 기초 훈련이기도 하다.

관찰하기

1. 처음 무릎이 구부러질 때 어떤 느낌인가? 부드러운가?
2. 무릎을 구부릴 때 고관절과 몸통의 상태는 어떠한지 관찰해 본다.
3. 고관절을 무릎과 함께 적당히 구부리는 것과 펴는 것 중 어느 것이 더 자연스러운가?
4. 땅에 떨어진 물건을 주우려 할 때 천천히 동작을 관찰해 본다.

연습하기

1. 양발을 골반 넓이로 벌리고 편안하게 서서 그라운딩한다.
2. 디렉션을 순서대로 준다.
3. 발바닥 그라운딩을 유지하면서 무릎이 앞으로 자연스럽게 구부러지고 발목과 고관절이 함께 접히듯이 움직인다.
4. 머리와 목, 척추가 하나로 연결되며 머리를 뒤로 꺾거나 허리에 힘을 주는 반응을 자제한다.
5. 이 자세에서 디렉션을 계속 주면서 몸의 긴장을 해소한다.
6. 불편해지면 언제든 다시 일어선다.

주의: ① 시선은 몸통을 따라 자연스럽게 아래를 본다. 정면을 주시하려 하면 뒷목에 힘이 강하게 들어가니 주의한다.

② 처음부터 깊이 구부리지 않아도 된다.

③ 너무 오랫동안 멍키 자세를 유지하려고 무릎과 허벅지에 힘이 들어가서는 안 된다.

4. 런지(lunge) – 한 발 내딛기

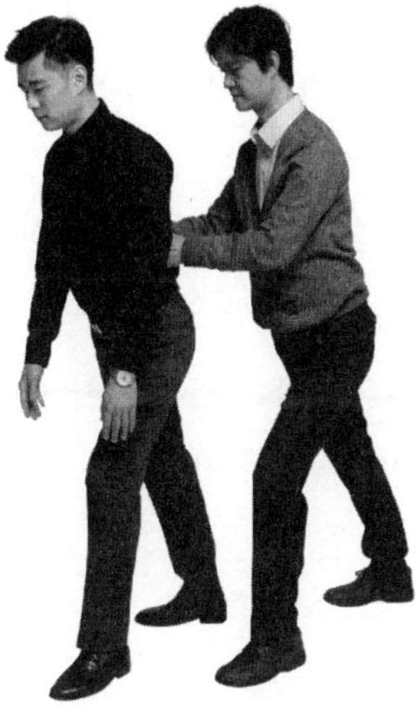

런지 동작은 무거운 물건을 운반할 때 안정적으로 몸을 사용할 수 있다.

런지 동작은 한쪽 발에 체중을 더 실은 채 몸을 기울이는 동작이다. 이 동작은 일상생활에 많이 응용되는 유용한 몸의 사용이다. 주로 무거운 물건을 운반하거나 바닥에 있는 물건을 주울 때 한 발을 먼저 앞으로 내딛어 보다 안정적으로 몸을 사용할 수 있다. 런지는 척추에 부담을 주지 않는다. 설거지, 청소기로 청소하기, 물건 집기, 무거운 물건 옮기기 등에 모두 런지 동작을 잘 사용하면 몸에 무리가 없고 척추질환을 예방할 수 있다. 흔한 습관 중의 하나가 한쪽 무릎을 앞으로 구부리는 것인데, 이것은 관절염의 숨은 원인이 되기도 한다.

양발을 수평으로 나란히 한 채 앞에 있는 대상을 향하거나 물건을 들 경우에는 척추 근육이 수축한다. 한 발을 조금이라도 앞으로 또는 뒤로 하여 체중을 분산시키면 척추가 받는 하중이 현저히 줄어 보다 수월하게 움직일 수 있다. 필요에 따라 발을 바꾸어 할 수 있어 피로감을 줄일 수 있다.

런지는 멍키 자세와 더불어 서서 하는 일상 동작 속에 반드시 거쳐야 하는 동작이며, 여러 다양한 스포츠와 무예에 기본적으로 적용되는 움직임이다. 여러 가지 요령은 멍키와 유사하지만, 발뒤축에서부터 골반으로 연결되어 척추와 머리까지 연결되는 긴장선을 잘 조

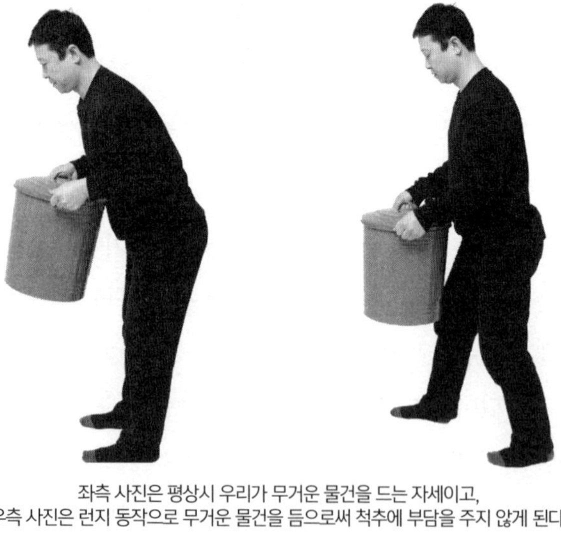

좌측 사진은 평상시 우리가 무거운 물건을 드는 자세이고,
우측 사진은 런지 동작으로 무거운 물건을 듦으로써 척추에 부담을 주지 않게 된다.

절하는 것에 유념하면서 런지 동작을 연습해 보자.

관찰하기

1. 무릎을 펴고 선 자세에서 팔을 들어 앞에 놓인 물건을 집는 동작을 해보자. 물건을 조금 더 멀리 놓고 척추에 가해지는 긴장도를 느껴 보자.

2. 한쪽 발을 앞으로 살짝 내밀어 놓고 앞으로 기울일 때 무릎을 적절히 굽혔다 폈다 해본다.

3. 같은 거리의 물건을 집는 동작을 반복하면서 비교해 본다.

4. 이 동작을 할 때 무릎과 골반의 위치가 어떻게 변하는지 관찰해 보자.

연습하기

1. 서기 자세에서 진행하려는 방향으로 내딛으려는 한쪽 발의 각도를 조절한다.

2. 몸통 역시 같은 방향으로 맞춘다.

3. 진행하려는 방향으로 한쪽 발을 일정 거리 떼어 놓는다.

4. 천천히 앞쪽 무릎을 필요한 만큼 구부려 주면서 동시에 상체를 기울인다.

5. 뒷발에 체중을 분산시키면서 척추와 골반을 지탱할 수 있도록 한다.

주의: 골반이 한쪽으로 치우치지 않도록 무릎의 방향과 힘의 균형을 조절한다.

5. 의자에 앉기

앞서도 이야기했지만, 인간의 몸은 의자에 앉도록 디자인되어 있지 않다. 골반과 천골은 언제나 편안히 열린 모습으로 숨 쉬듯 놓여 있어야 하고, 중력에 대한 접지는 두 발을 통해 하도록 되어 있다.

의자에 앉을 때 좌골의 위치가 잘못 놓이면 몸의 중심은 점차 전후좌우로 이동하면서 꼬리뼈(미추)와 천골이 상체 무게를 감당하게 된다. 이때 척추의 균형과 뇌척수액의 순환에 방해를 주게 되며 중추신경계는 극심한 압박을 받게 된다. 뇌와 척추는 고유의 섬세한 리듬으로 숨을 쉬듯 움직이므로 그 어떠한 것에도 장시간 압박을 받아서는 안 된다. 의자는 피로한 다리를 편안히 쉬게 해주지만, 필요 이상으로 그 상태에서 오래 머무르면 균형을 잃고, 하중은 엉뚱한 곳으로 가서 척추에 과도한 스트레스를 유발한다. 이로 인해 결국 치명적인 결과를 얻는다. 의자는 편의를 도모하는 것이 결코 아니므로, 반드시 필요에 의해 조심해서 사용해야 한다. 특히 몸을 편안하게 하기보다 보기 좋게 디자인된 의자들이 많은 현실에서 말이다.

지금까지 의자 생활을 해온 자신의 몸이 어떻게 변형되어 왔는지 생각해 보라. 또한 자녀들이 성장하면서 몸이 어떻게 변해 가는지 관심을 기울여야 한다. 이것은 우리들의 평생 건강이 달려 있는 문제이기 때문이다. 현대 생활이 매우 복잡해질수록 몸의 의식은 점차 약해져 간다. 예를 들면 푹신한 의자의 쿠션이나 등받이에 기대어 책을 보거나 책상 위의 컴퓨터, 노트북, 게임기 등에 몰입할수록 몸은 목이 앞으로 빠지는 반응을 한다. 목은 앞으로, 등은 등받이에 의해 뒤로, 골반은 쿠션 때문에 한쪽으로 치우쳐 균형을 잃게 되고, 요추를 받치는 척추 주변의 근육들은 몹시 피로해진다.

척추는 후하방으로 무너져 내리면서 서로 협착되고 척추의 관절면은 심한 압박을 받으면서 운동성을 상실해 간다. 가슴과 어깨는 구부정하게 무너져 내리면서 내장기관들을 압박하고 횡격막과 장간막들(내장기관들 사이의 막들)은 복잡하게 꼬이면서 긴장한다. 이러한 몸의 상태가 지속될수록 처음에는 깨어 있던 뇌가 피로를 느끼게 된다. 그래서 눈과 손의 운동 작용 외에는 의식을 점차 놓아 버린다. 다리를 쭉 펴거나 꼬는 자세로 팔은 턱을 괴거나 탁자 위에 기댄다. 몸에 악영향을 줄 수밖에 없는 최악의 조건 속에 있는 셈이다. 흔히 볼 수 있는 현대인의 안타까운 자화상이다.

어려서부터 자기 몸의 사용과 의자의 바른 사용을 교육시켜 주었더라면 이러한 참사는 면할 수 있었을 것이다. 이러한 환경에 무방비하게 노출된 아이들에게 하루빨리 몸의 사용을 배우게 했으면 한다. 이런 이유로 알렉산더 테크닉에서는 의자의 바른 사용을 매우 중요시 여긴다. 의자는 마치 습관 및 긴장 제조기와도 같다. 한 번 잘못 길들여지면 그 편리함에 우리 뇌는 푹 빠져들어 자신의 잘못된 선택을 좀처럼 바꾸려하지 않는다. 그러나 뇌가 단 한 번이라도 보다 편안한 방법을 익히고 경험하면, 옛 습관을 버리고 최선의 것을 선택하는 의식을 따르게 될 것이다.

알렉산더 테크닉의 편안하고 자연스러운 앉기 방법을 배워 보자.

의자에 앉기

➲ 관찰하기: 의자에 앉은 자세

1. 어느 부위가 긴장되는가?

2. 어느 부위가 체중을 받치고 있는가?

3. 전후좌우로 체중을 옮기면서 가장 편안한 골반과 좌골의 위치를 찾아가며 긴장의 변화를 느껴 본다.

4. 언제 체중이 두 발바닥에 실리는지 앞으로 기울여 보고 뒤로 기울여 본다.

5. 머리의 위치가 어떻게 변하고 목 근육들은 어떻게 반응하는가?

6. 앉고 일어나는 동작을 하면서 어떻게 몸을 사용하는지 관찰한다.

➲ 연습하기 1: 서기에서 앉기

1. 서기 자세에서 멍키 자세를 취한다.

2. 안정된 멍키 자세에서 좀 더 아래로 깊숙이 중심을 이동시킨다.

3. 어느 지점에선가 엉덩이에 의자가 닿는 느낌이 들면 잠시 멈춘 후 좌골을 의자에 올려놓는다.(이때 엉덩이가 뒤로 빠지지 않도록 한다.)

4. 체중을 양쪽 좌골에 실으면서 척추를 세운다.(허리를 긴장하거나 뒤로 젖히지 않는다.)

5. 어깨는 척추 위에 힘을 빼고 얹는다.

6. 발은 무릎과 수직으로 편다.

참고: 서기, 멍키, 앉은 자세에서 디렉션을 주면 더욱 효과적이다.

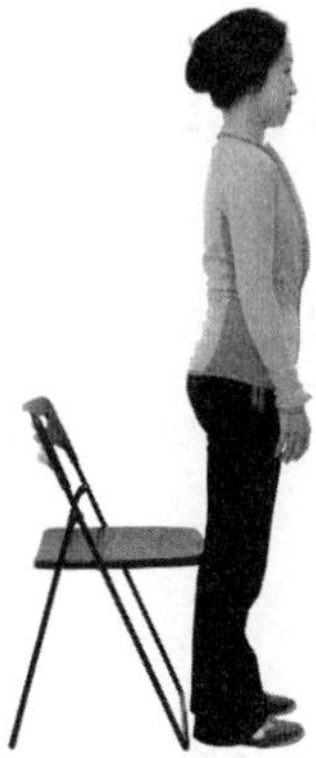
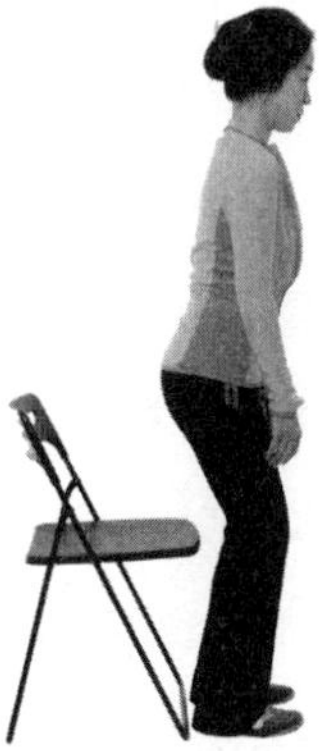
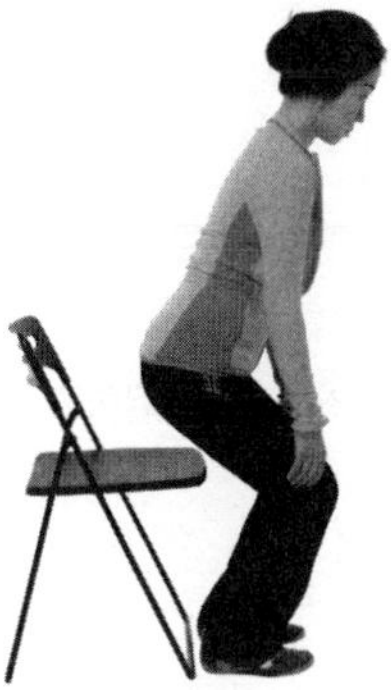
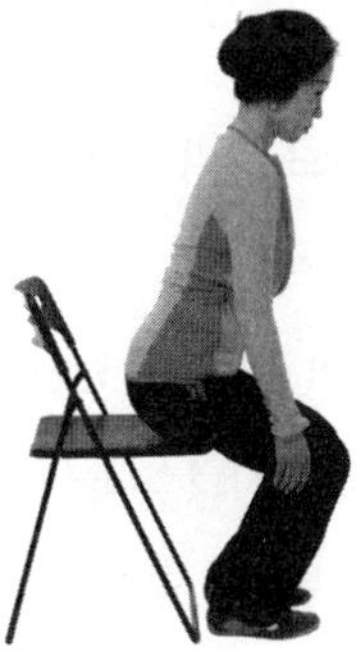
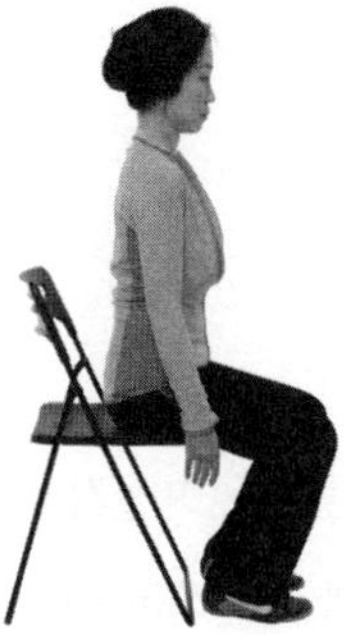

서기에서 앉기 1 2
3 4
5

➲ 연습하기 2: 앉기에서 서기

1. 머리, 목, 척추가 하나로 연결된 감각을 갖고 고관절을 중심으로 상체를 앞으로 천천히 기울인다.

2. 머리를 뒤로 젖히지 않도록 하면서 머리가 앞과 위로 향한다고 생각한다.

3. 양 발바닥에 체중이 충분히 실렸을 때 일어나는 몸의 자연스러운 반응으로 일어선다.

4. 일어서서 그라운딩과 중심을 잡는다.

주의: 불필요한 힘을 최대한 적게 사용하며 점점 긴장을 풀면서 자연스럽게 진행한다.

두 좌골로 그라운딩

➲ 관찰하기

1. 바닥이 판판하고 단단한 의자에 앉는다. 전체적으로 어떠한가? 자연스러운가, 부자연스러운가?

2. 어느 부위에 힘을 주고 있는가?

3. 근육이나 관절의 긴장도는 어떠한가?

4. 좌골이 의자에 어떻게 접촉되어 있는가?

➲ 연습하기

1. 전후좌우로 몸을 기울이며 좌골의 그라운딩을 느껴 본다.

2. 손으로 좌골의 접지면을 만져 보고 확인한다.

3. 가장 뾰족한 곳으로 접지한 후 골반과 척추를 편안히 올려놓는다.

4. 양쪽 좌골이 균형을 이루면 골반과 허리 상부의 긴장이 사라진다. 변화되

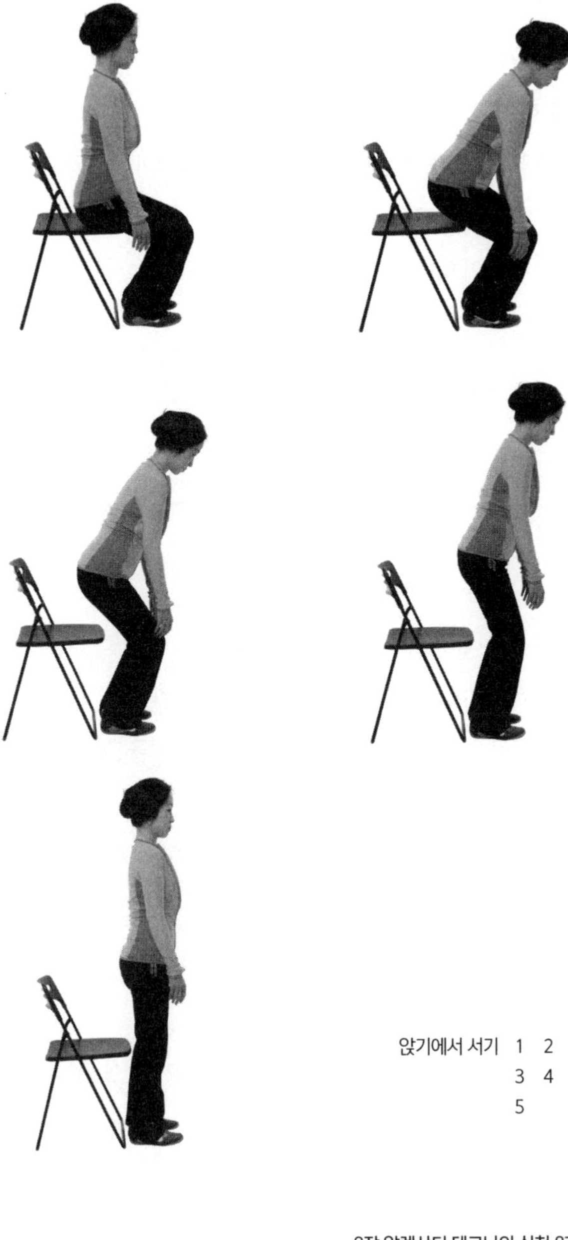

앉기에서 서기 1 2
3 4
5

는 느낌을 관찰한다.

바닥에 앉기

➡ 관찰하기

1. 바닥에 책상다리로 앉는다. 어느 쪽 좌골에 체중이 더 실려 있는가?
2. 양쪽 다리는 어떻게 자리하고 있는가?
3. 발목과 무릎이 어느 정도로 긴장하는가?
4. 고관절의 긴장은 어떠한가?
5. 자신만의 습관을 관찰한다.

➡ 연습하기

1. 의자에 앉을 때와 같이 좌골로 그라운딩한다.
2. 양쪽 고관절을 균등하게 벌린다.
3. 발목을 비틀리지 않는 위치에 편안히 놓는다.
4. 방석을 엉덩이 밑에 받치고 척추를 편안히 세운다.
5. 전후좌우로 이동하면서 호흡이 편안해지는 지점을 찾는다.

주의: ① 어느 한쪽 다리만을 바깥으로 두는 습관이 있다면 바꿔 준다.

② 어느 쪽 손바닥이 항상 바닥에 먼저 닿는지, 어느 쪽 좌골이 먼저 닿는지 관찰하고 다른 쪽으로도 변화를 시도해 본다.

심화 연습

다음은 개인 레슨에서 이루어지는 예다. 이를 통해 좀 더 자세히 살펴보기로 한다.

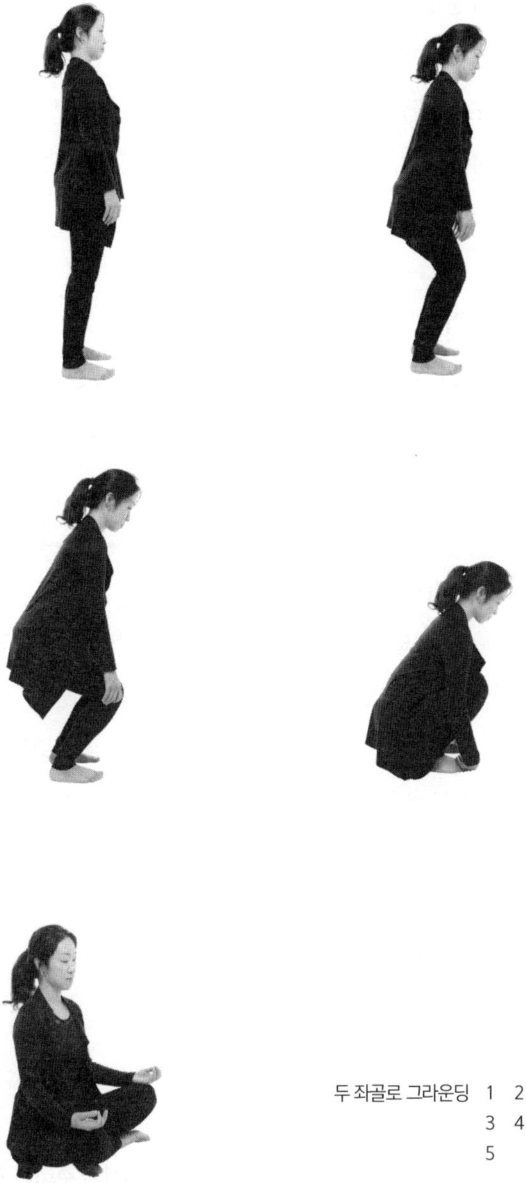

두 좌골로 그라운딩 1 2
3 4
5

1. 서기 그라운딩

① 두 발바닥의 전체 면적으로 접지되어 있다.

② 발목, 무릎, 고관절에 긴장이 없고 최소한의 힘으로 유지되고 있다.

③ 골반, 척추, 목, 턱, 어깨 어느 곳에도 불필요한 긴장이 없다.

④ 머리는 제일 위에 편안하게 놓여 있다.

2. 디렉션 주기

① 목, 머리, 척추, 다리, 어깨 순으로 디렉션을 주면서 몸의 감각을 깨운다.

② 디렉션을 계속 주면서 긴장을 자각하고 호흡과 그라운딩을 하며 해소해 간다.

3. 멍키(구부리기)

① 디렉션을 주다 보면 어느 순간 중추조절을 회복하고 머리의 방향성이 앞과 위로, 무릎의 방향성은 앞으로 향하면서 몸이 저절로 구부러진다.

② 발바닥의 그라운딩은 그대로 유지하면서 발목, 무릎, 고관절이 적절하게 구부러지고 몸통은 척추와 함께 편안하게 머리 방향으로 세워진다.

③ 머리는 뒤로 젖혀지지 않고 서기에서와 같이 변함이 없다.

4. 포즈(pause, 잠시 멈추기)

① 진행과정을 계속 지켜보면서 몸의 어느 곳에든 긴장이 생겨 중추조절이 방해를 받으면 잠시 멈춘다.

② 호흡은 결코 멈추는 일이 없이 몸속을 흐른다.

③ 몸 전체를 의식하고 디렉션이 필요한 경우 디렉션을 주어 중추조절을 회

복한다.

④ 중추조절을 회복하는 순간 긴장 부위가 해소되면 다시 움직인다.

5. 의자 접촉

① 그라운딩을 유지하면서 멍키를 계속 진행한다.

② 어느 순간 엉덩이에 의자가 닿았다고 느껴지면 안정된 곳인지 느낀다.

③ 이 순간 중추조절이 되지 않으면 포즈(pause)한다.

④ 중추조절이 유지되면 천천히 무게를 발바닥에서 좌골로 이동시킨다.

6. 척추 세우기

① 좌골이 의자에 그라운딩되면서 어떤 진행과정이 이루어지는지 습관을 관찰한다.

② 뒤로 밀듯 척추를 세우려는 것을 자제한다.

③ 중추조절을 유지하면서 좌골로 그라운딩한다.

7. 앉은 상태

① 의자에 앉았다고 목적지에 도달한 것처럼 생각하고 몸을 늘어뜨리거나 습관적 반응이 일어나는지 관찰한다(목적의식, 진행과정).

② 깨어 있는 상태를 유지하며 눈을 감지 말고 편안히 시선을 열어둔 채 디렉션을 준다.

8. 일어나기

① 디렉션에 의해 중추조절을 회복하는 순간, 머리는 앞과 위로 향하고 무릎

이 앞으로 향한다. 몸을 하나로 의식한다. 고관절이 접히며 기울어진다.

② 체중이 좌골에서 발바닥으로 이동하는 것이 느껴진다.

③ 체중이 발바닥 전체에 실리는 순간 다리에 적절한 반응이 일어나면서 일어서게 된다.

9. 서기

① 중간에 멍키 과정을 진행한다.

② 긴장이 자각되면 언제든 잠시 멈출 수 있다.(포즈[pause]하고 디렉션을 주어 중추조절을 회복할 수 있다.)

③ 무릎을 천천히 펴고 몸통과 머리를 세우려 할 때 어떠한 긴장과 습관이 나타나는지 관찰한다.

④ 목적지(서기)로 조급히 진행하려는 것을 자제한다. 몸이 중추조절과 함께 다시 서기 상태로 그라운딩한다.

10. 감각 열기

① 5감을 모두 열고 고유수용감각으로 공간을 인식하는 과정이 점차 발달한다.

② 눈을 감지 않고 어느 한곳에 집중하지 않으며 들리는 소리, 냄새 그 모든 것을 있는 그대로 느낀다.

③ 평정심을 갖게 된다.

6. 발성의 기초

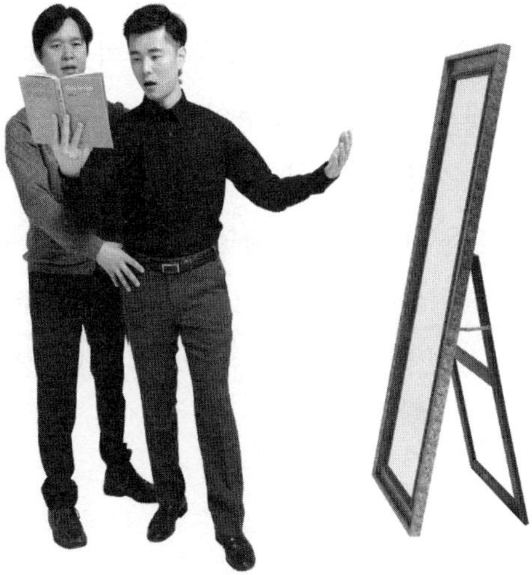

목소리를 자연스럽게 내는 것을 방해하는 습관을 제어하고 긴장을 해소한다.

목소리 상태는 그 사람의 심신 상태와 긴장도를 잘 표현한다. 어렸을 적에는 온몸이 울리도록 자주 울고 웃으며 성장했고 말할 때도 아무런 긴장을 하지 않았다. 주변의 어린아이나 청소년들을 보면 발성에 안 좋은 습관도 별로 없고 자유롭게 목소리를 낸다. 특히 시골에서 자유롭게 뛰어노는 아이들이나 스트레스 없이 자란 아이들의 음성은 매우 맑고 발음이 또렷하다.

중추조절에 이상이 생기면서 긴장은 점차 몸속 깊은 곳으로 전달된다. 특히 인후부 아래에 위치한 성대(vocal code)는 매우 예민한 곳이다. 자신의 의사나 감정을 표출하는 기관인 만큼 어떻게 사용하고 관리했느냐도 중요한 조건이 된다.

말을 하고 싶은데 표현을 억누르거나 자신의 감정을 노래든 고함이든 소리로 표출하던 것을 오랜 시간 억제하면 마치 출구가 막히듯, 목(소리)을 통한 표현과 해소의 출구가 차단된다. 발성 근육들이 오그라든 상태가 되어 이완이 용이하지 못하게 된다. 따라서 발성을 잘한다는 것은 중추조절이 좋은 상태라고 할 수 있다. 혀와 목뒤(후두부)가 긴장을 하면 자신을 당당하게 표현하지 못하고 무엇엔가 억눌린 듯이 표현한다. 애써 참으려는 시도를 자주 관찰할 수 있다. 턱과 목에 불필요한 힘을 자주 주는 것은 스트레스로 인한 반응

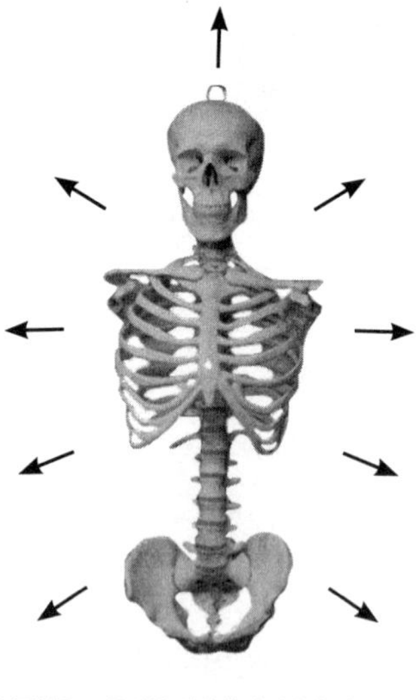

몸통을 중심으로 공간을 의식하면서 호흡과 발성을 한다.

이 몸에 배어 무의식적으로 나타나는 것이다.

알렉산더 테크닉을 통한 발성은 특별한 성대훈련법이나 복식호흡법 같은 것이 아니다. 목소리를 자연스럽게 내는 것을 방해하는 개개인의 습관을 제어하고 긴장을 해소하는 방식이다. 특별한 호흡과 발성법을 오래 익힌 사람들일수록 오히려 탈학습의 대상이 되는 경우가 더 많다.

특별한 발성 장애가 아니라면 세미수파인 자세(7장 참조)에서 '위스퍼 하~' 호흡을 한 후, 발성연습을 하면 목소리 톤이 좋아지고 발음도 깨끗해져 노래나 소리 내는 것이 즐거워진다. 내성적인 성향이 점차 자신을 적절히 표출할 줄 아는 능동적인 면을 갖추게 되면서 인성에도 좋은 영향을 준다.

관찰하기

1. 평소 말하듯이 발성하거나 대화할 때의 자신을 관찰해 본다.
2. 어디를 긴장하고 어디에서 움직임이 일어나는지 관찰한다.
3. 인위적으로 머리를 누르고 후두부에 긴장을 주며 말해 본다.
4. 디렉션을 주고 중추조절을 한 후 발성해 본다.
5. 머리-목-몸통의 연결을 느껴 본다.
6. 몸통과 늑골의 움직임을 느껴 본다.
7. 호흡의 움직임을 느껴 본다.
8. 소리의 방향을 관찰해 본다.
9. 소리가 울리는 부위를 관찰한다.
10. 그라운딩에 따라 소리가 어떻게 변하는가?

➲ 연습하기

1. "위스퍼 하~"를 수차례하면서 긴장을 푼다.

2. "하~" 하고 공기가 나아갈 때 "아, 에, 이, 오, 우"와 같은 모음 발음을 하나씩 소리 내어 본다.

3. 복부와 흉부에 힘을 빼고 편안하게 그라운딩한 후, 소리가 몸통 전체에서 울려 공간 전체로 맑게 퍼져 나간다고 생각한다.

4. 인위적으로 소리를 내려 할 때 '노(NO)'를 한 후 발성한다.

주의: ① 목과 머리 부위에 불필요한 힘이 들어가지 않도록 계속 관찰한다.

② 잘 안 될 경우 세미수파인 자세에서 연습한다. 안 되더라도 '괜찮아'라고 스스로에게 말하면서 질책이나 까다롭게 평가하는 것을 자제한다.

7. 말하기

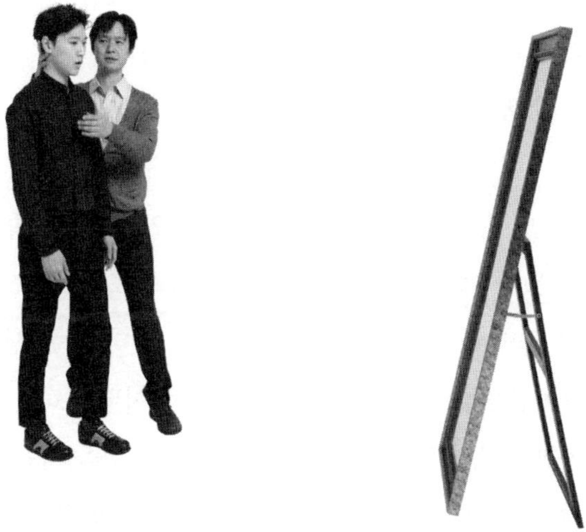

알렉산더 테크닉 기초 훈련을 충분히 연습하면 무대공포증, 대인공포 등에 효과적이다.

'말하기'는 발성을 통해 자신의 의사를 언어로 표현하는 것이다. 앞에서 발성에 관한 주제를 설명하였지만, 이번 장에 주로 언급하고자 하는 것은 말로 표현할 때의 긴장상태를 관찰해 보는 것이다.

대화할 때 상대방을 잘 쳐다보지 못하거나, 말을 또렷하게 전달하지 못하는 경우를 주변에서 자주 본다. 이것은 단순히 발성을 잘하고 못하는 것과는 달리 정서적 긴장과 정신적 스트레스에 결부되어 있는 것이다. 아래에 열거한 것들 모두 과거의 충격이나 학습으로 인한 무의식적인 습관에 지배받아 나타나는 현상이다.

- 말을 너무 빨리하거나 느리게 하는 습관
- 여러 사람 앞에서 말하려면 긴장이 되는 습관
- 말할 때 상대방 눈을 잘 쳐다보지 못하는 습관
- 말할 때 손이나 발을 너무 많이 움직이는 습관
- 말할 때 목소리가 작아지거나 너무 커지는 습관

무의식적인 습관은 신체 여러 기능들과 오랫동안 지속적으로 관계를 맺어 왔기 때문에 의식적으로 잘하려 해도 쉽게 조절되지 않는다. 말을 하면서 몸에 의식을 두기는 쉽지 않다. 많은 생각들과 습관화된 자동반응들로 인해 자신이 무슨 말을 어떻게 하는지도 잘 인식하지 못한 채 두서없이 말을 하게 된다. 디렉션을 사용하고 '위스퍼 하~' 호흡과 발성연습을 꾸준히 하면서 무의식적인 감정을 해소하고 자신감을 회복하는 것이 필요하다.

몸에 의식을 두고 그라운딩과 호흡을 편안히 하고 시선을 여유있게 공간 전체에 두면, 자신의 감정이나 의사를 천천히 표현해 갈 수 있다. 실수하더라도 자책과 부끄러움을 느끼거나 당황하지 말고 '괜찮아'라고 마음속으로 말해 준다. 자신의 경험을 긍정적인 방향으로 돌리면 몸은 현재의 시행착오를 배움으로 처리한다. 그래서 다음에는 같은 실수를 줄이게 된다. 결코 자신의 경험을 두려워할 필요가 없다. 두려움 없이 무엇이든 경험하겠다는 마음가짐이 중요하다.

관찰하기

1. 말할 때 자신의 몸을 관찰한다. 어디에 힘이 들어가는가?
2. 호흡이 빨라지고 복부 근육이 긴장하는가?
3. 시선 처리를 어떻게 하고 어떤 표현을 잘 못하는가?
4. 말할 때의 자세나 동작들은 어떠한가?

연습하기

1. 디렉션을 순서대로 주고 온몸을 편안히 한다.
2. 호흡을 가만히 지켜보면서 자신의 감정 상태를 느낀다.
3. 눈을 편안하게 뜨고 시선은 가능한 공간 전체에 두어 상대의 얼굴에 너무 집중하지 않는다.
4. 목소리를 잘 내려고 할 때 '노(NO)'라고 한다.
5. 자연스럽게 말하되 너무 빨라지거나 감정이 앞서 호흡을 놓치지 않도록 한다.
6. 들숨을 편안히 들이마실 시간적 여유를 갖는다. '위스퍼 하~' 하듯 말한다.
7. 기본적인 자세를 유지하며 편안하게 동작을 한다.
8. 자신의 몸에 의식을 두고 상황에 휘둘리지 않도록 깨어 있는다.

8. 공간인식

알렉산더 테크닉은 공간 속에서 몸을 의식하고, 몸 또한 공간으로 의식하는 공간인식 훈련을 심화과정으로 진행한다. 언제 어디서나 몸을 공간적으로 감각할 수 있도록 훈련하는 것이다. 이 훈련에서 그라운딩, 디렉션, 중추조절을 통해 몸이 훨씬 편안해지는 것을 자각할 수 있다.

몸은 눈으로 보는 것에 한정되어 있지 않다. 몸은 의식 활동에 따라 다르게 인식되고 감각화된다. 의식에 의한 감각과 인식의 공간 확장을 지속적으로 경험할수록 의식은 보다 깊은 영역과 지평을 넓히며 경험을 창출한다. AT의 본질은 존재에 대한 올바른 자각과 사용에 있다.

➲ 연습하기

1. 디렉션을 주면서 자신의 몸 주변의 공간을 느껴 본다.

2. 아래 위 공간을 느껴 보고 변화를 관찰한다.

3. 앞뒤 공간을 느껴 보고 변화를 관찰한다.

4. 좌우 공간을 느껴 보고 변화를 관찰한다.

5. 서고, 걷고, 말하면서 주변공간을 의식하며 몸을 다양하게 사용해 본다.

주의: 지나치게 상상하여 환상 속으로 들어가서는 안 된다. 현재 지금 이 순간에 자신과 함께 있으면서 중심을 잡아야 한다.

지금까지 살펴본 8가지 실천 과정은 알렉산더 테크닉에서 가장 많이 훈련하는 내용이다. AT의 원리를 적용하고 감각적인 훈련을 할 수 있는 가장 좋은 방법들이다. 기본적인 내용들을 설명하였으므로 AT 교사의 지도하에 면밀히 배워 나가는 것이 좋다. 자제심, 중추조절, 디렉션을 중심으로 교사의 핸즈온을 통해 감각을 전달받으며 공부하는 것이 필요하다. 또한 자만하지 않는 것이 가장 중요하다.

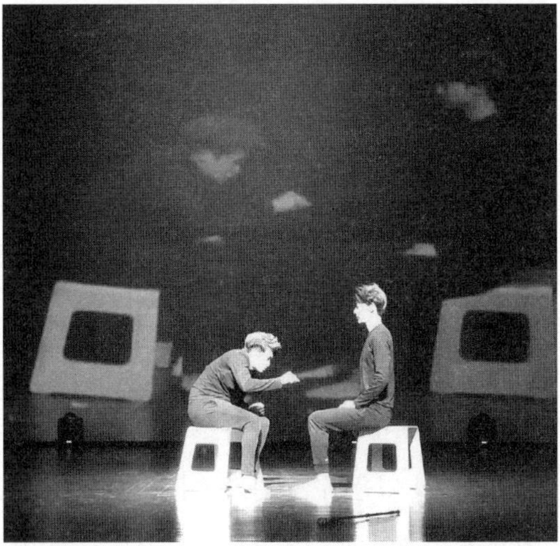

알렉산더 테크닉을 통한 공간인식 훈련은 자신의 몸으로 표현할 공간에 대한 연결성과 관객과의 소통이 필요한 무대 예술가들에게는 필수적이다.

일상 속으로

평범한 사람들의 일상을 한번 살펴보자. 운전을 하고, 무거운 짐을 나르고, 사무실과 집 안 청소를 하고, 그렇게 하루 종일 노동을 한다. 음식을 만들어 가족들과 식사를 하고, 설거지와 빨래도 매일 한다. 아이들 진로 문제, 대출이자, 사업계약, 복잡한 회사 업무, 취업 인터뷰, 대인관계 등 그 외에도 밥도 먹고 옷도 사 입어야 하며 돈도 벌어야 한다. 경쟁도 하고 싸우기도 한다. 사람들마다 모두 다양한 직업과 일상들 속에 하루하루 바쁘게 살아간다. 스트레스가 없을 수 없으며 많은 생각과 고민을 해서 무언가 결정을 내려야 한다. 먹고 살기 위해 노력하며 살아가는 것이 평범한 사람들이다.

알렉산더 테크닉은 평범한 일상과 동떨어져 있지 않다. 또한 매일 읽어야 할 경전 같은 것도, 따라야 할 교리도 없다. 어려운 철학이나 이론도 강요하지 않는다. 왜냐하면 '몸'을 사용하기 때문이다. '몸'으로부터 직접 배우고 일상에서 바로 실천한다. 여기에는 그 어떠한 관념이나 이념이 있을 수 없다. 몸이 없는 사람이 있을 수 없듯이, 몸이 있으면 마음이 생기고 '나'도 활동하는 것이다. 바로 여기서 시작한다. 몸을 움직여 살아가고, 살기 위해 애를 쓰고, 최선을 다하는 평범한 사람들이 그 어느 성직자나 수도사보다 위대하지 않을 이유가 없다. 몸은 살기 위해 설계되어 있고, 정직하다.

알렉산더 테크닉은 몸이 아프고, 마음이 괴롭고, 세상이 무서운 평범한 사람들이 하는 공부다. 평범한 사람들은 '몸'을 필요로 하고 건강하기를 바란다. 많이 다치고, 상처 입은 사람들일수록 삶의 치열함을 몸소 경험하였기에 그들은 존귀한 생명력의 전사처럼 보일 정도다.

알렉산더 테크닉은 삶의 기술이다. 도덕, 윤리, 교칙, 관습을 내세우기보다 깨달음, 진리, 영성만을 추구하기보다 삶의 현장 속에 빗발치는 총탄을 직면하는 사람들을 위한 진정한 삶의 기술이다. 어떻게 움직이고 생각하고 다스리며 조화를 유지하는지를 배운다. 몸이라는 항아리에 어느덧 쌓인 피고름들을 한줌 떼어내는 것이, 높은 이상을 추구하며 탁상공론에 빠져 있는 것보다 더 우주적이다.

우리는 모두 아프다. 살다보니 아픈 것이다. 삶 앞에 정직한 사람들, 회피하지 않고 직면하여 싸우는 사람들에게 스스로 상처를 치유하고 자신을 관리하며 살아가는 기술을 전달하고 싶다. 어떻게 효율적으로 걷고, 뛰고, 앉아서 일하고, 전화를 하고, 컴퓨터를 사용하고, 공부하고, 지능을 사용하고, 긴장을 해소하고, 스트레스를 관리하는지에 대한 것이 몸의 사용이다. 그러기 위해 알렉산더 테크닉은 자신을 관찰할 줄 알고 습관을 제어할 수 있는 의식의 힘을 조금씩 기르는 방법을 알려 준다. 몸속에 쌓인 긴장을 그날그날 해소할 줄 알고, 자신의 컨디션을 실시간으로 자각해서 필요한 것을 알맞게 충족시켜 주는 것이다.

알렉산더 테크닉은 단순하다. 잠시 멈추고(자제심), 디렉션을 주고, '노(NO)'하면 되는 것이다. 이것이 전부다. 언제 어떻게 하는가에 대한 경험이 필요할 뿐, 누구나 쉽게 할 수 있는 간단한 것이다.

예를 하나 들어 보자. 운전을 하다가 어떤 차량이 갑자기 '빵빵' 소리를 내며 욕설을 퍼부으며 지나갔다. 순간 몸은 반사적으로 깜짝 놀라 움찔했다. 갑자기 속도를 줄여야 했고, 큰 사고가 날 뻔했다. 아이들도 놀라서 울었다. 이것을 관찰하지 못했을 때 다음과 같은 일련의 반응이 일어날 것이다. 나의 습관적 반응은 잠시 공포감에 빠졌다가 내가 잘못한 것이 없다는 생각과 함께 억울한 느낌에 분노가 치밀고, 상대를 향한 거친 반발을 하는 아드레날린을 폭주시킨다. 얼굴은 붉어지고, 주먹을 쥐게 되고, 숨소리가 거칠어진다. 당장이라도 뒤따라가 앙갚음을 해주는 상상 속에 빠져든다. 그 후에도 흥분은 쉽게 가라앉지 못하고 불안해한다. 사소한 것에도 예민해지고 짜증을 잘 낸다. 세상에 대한 불만스런 생각들이 몰려든다. 저녁 무렵 굉장히 피로해지고 만사가 귀찮다. 아무것도 하기 싫어지고 모든 것을 내일로 미룰 수밖에 없다. 폭력적인 영화를 보게 되고 밤에는 잠도 잘 오질 않는다. 그 한 번의 반응이 이렇게 여파가 클 줄이야. 생각해 보니 상황만 다르지 이런 경우는 빈번하지 않은가! 누군가로부터 부당한 피해를 당했을 때 흥분하고 억울해서 그 긴장이 오래 지속된다.

이럴 때 알렉산더 테크닉을 실전에 적용한다. 깜짝 놀라는 몸의 1차적인 반응을 자각하고 상황을 빠르게 파악한다. 이미 흥분해 있는 몸을 관찰한다. 심장이 벌렁거리고 호흡이 거칠어진다. 잠시 포즈(pause)를 하면서 주변상황과 자신의 반응들을 관찰한다. 흥분이

냉정하게 가라앉도록 디렉션을 준다. 깊은 호흡과 그라운딩으로 몸의 긴장들을 안정시켜 중추조절을 회복한다. 상대에 대한 복수심이 들 때 '노(NO)'라고 자제한다. 훈련한 대로 '노(NO)'하는 순간 고요한 공간 속으로 들어간다.

지금 이 순간에 일어나는 모든 일들을 받아들이며 현재에 의식을 다시 모은다. 호흡은 긴장을 더 깊이 해소시키기 위해 온몸에 산소를 공급한다. 여러 번의 깊은 심호흡이 일어난다. 몸은 빠르게 긴장을 해소시키고 생각과 감정들도 안정이 된다. 이미 일어난 일과 반응은 흘러가도록 내버려 두면서 주변을 안정시킨다. 이것을 자신을 긴장시키는 모든 상황에 적용할 수 있다.

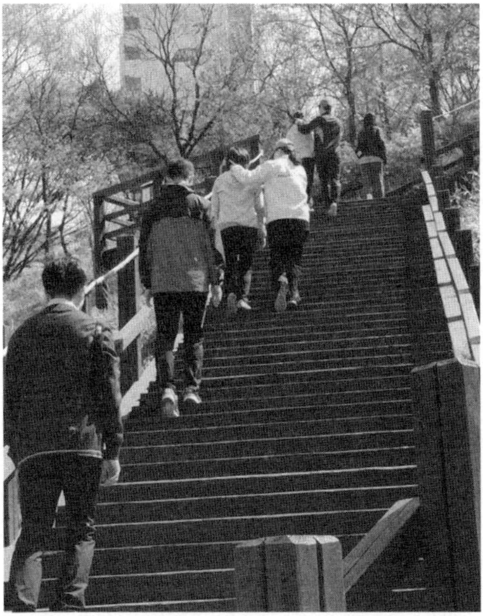

알렉산더 테크닉은 어떻게 움직이고 생각하고 다스리며 조화를 유지하는지를 배운다.

필요에 따라서 디렉션을 주거나 '노(NO)'를 할 수 있는 요령을 점차 자신의 일상에 계속 적용해 가면 된다. 이것이 공부다. 기초 훈련을 가능한 매일 하면서 관찰력과 자제심을 기르면, 점차 자신이 해결할 수 없을 것 같은 스트레스 상황에서도 평정심이 생긴다. 이것이 알렉산더 테크닉의 재미이고 실천적인 공부라는 반증이다. 일상은 가장 훌륭한 배움의 장소가 되고, 인생은 곧 학교가 된다.

우리는 모두 인생이라는 학교에 들어왔다. 언제나 '경험'이라는 배움의 과정이 새롭게 주어진다. 때론 너무도 아프고 힘들다. 왜? 이런 일이 벌어지고 있는지 도무지 알 길이 없다. 사실, 위로 받기를 원하면서도 세상을 미워하고 환경을 탓하며 불행의 이유를 찾으려 한다. 누군가와 비교할수록 초라해지며 삶의 열정이 식어갈수록 삶의 기쁨마저 부정하게 된다. 삶은 인간의 논리로 풀 수 있는 정답 찾기 놀이를 하지 않는다. 경험하는 날들 속에 매 순간 드러나는 의미들을 알 수 없어도 그저 함께 하고 있다.

지금, 여기-

언제나 새로운 시작이 펼쳐지고 있기에 우리는 경험할 뿐이다. 배우며, 사랑하며, 치유하며…

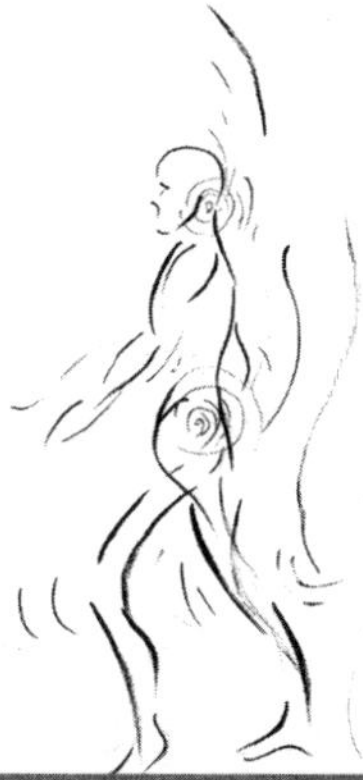

9장 알렉산더 테크닉 레슨

알렉산더 테크닉 교사

서구 문화권에서 130여 년간 체계화된 알렉산더 테크닉 교육은 주로 1 대 1 개인 레슨 방식으로 이어져 왔다. 그 이유는 개개인마다 지니고 있는 체형이 다르고, 배어 있는 습관과 긴장상태가 모두 다르기 때문이다. 자라온 환경, 직업, 상해 등 자신만의 고유한 경험이 다르므로 지도교사가 도움을 주는 방식에도 차이가 있을 수밖에 없다.

지금까지 소개한 연습 내용들을 나름대로 숙지했다 하더라도 그것만으로는 이해하기 어려운 내용들과 감각의 계발이 필요할 수 있다. 또한 연습 과정 중에 자신이 이해하고 행하는 방법에 의구심이 생기고 연습을 해도 잘 되지 않는 경우가 있을 수 있다. 더 깊은 이해와 글로써 설명하는 데 한계가 있기 때문에 1 대 1, 몸과 몸이 만나 관념을 넘어선 현상을 경험했을 때 비로소 이해하게 된다.

알렉산더 테크닉 지도교사가 되려면 3년간 1,600시간 동안 소수 정예로 특수한 훈련을 받아야 가능하기 때문에 전 세계적으로 그 수가 매우 적은 편이다. 그만큼 힘든 과정을 거쳐 익히는 알렉산더 테크닉만의 지도방식이 있다. 그 중에서도 핸즈온(Hand's-on)이라는 기법은 매우 섬세하며 고도의 집중력을 요한다. 알렉산더 테크닉 교사만이 할 수 있는 매우 심오한 신체접촉 지도법이다. 이 방법을 통해 개개인이 지니고 있는 여러 긴장을 해소시키고, 중추조절을 회복시켜 자연스럽게 생활하도록 안내해 준다. 언어로써는 전달할 수 없는 깊은 차원의 감각과 정보를 전달하여 알렉산더 테크닉의 모든 원리를 습득하도록 인도한다.

아무리 이성적으로 이해했고 스스로 실습해 본다 해도 기존의 자기 습관을 관찰하기란 매우 어렵다. 이러한 차원에서 AT 교사의 도움을 받는다면 훨씬 더 효과적으로 자신을 변화시키고 원리를 깨우쳐 나가는 데 큰 도움이 된다. 그러나 무조건 의존해서는 안 된다. AT 교사들은 스스로 할 수 있게끔 가르쳐 주는 역할만 할 뿐, 모든 것이 자기 자신의 몫이기 때문이다. AT 교사는 습관을 관찰하고 멈추는 것만 가르친다. 그 이상은 하지 않는다. 왜냐하면 알렉산더 테크닉은 정해진 학습이 아니라 탈학습 과정을 거치면서 스스로 터득하는 것이기 때문이다. 어떤 단계나 기간이 짜여 있어 스케줄대로 진행하는 기존의 학습과는 매우 다르다.

AT 교사들은 습관을 자제할 힘만 길러줄 뿐이다. 선택은 자신이 삶의 흐름에 따라 스스로 결정하고 또 진행된다. 교사들은 이러한 사실을 잘 이해하고 있다. 그렇기 때문에 그 자세는 나쁜 자세니 이런 자세를 하라고 강요하는 식의 학습을 시키지 않는다. 또한 AT 교사는 자신의 경험을 가르치려 하지 않는다. 자신의 깨달음은 오직 자신만의 길 위에 있기 때문이다. 오직 중요한 원리를 학생 스스로 적용하게끔 안내할 뿐이다. 그 원리를 스스로에게 적용해 보는 과정에서 누구나 스스로 터득할 수 있기 때문이다. 이것이 공부를 대하는 진정한 태도다.

AT 교사는 정답을 알려 주는 사람이 아니다. "제가 잘하고 있는 게 맞지요?", "제가 잘못하고 있나요?"라는 질문은 매우 습관화된 학습 태도다. 대부분의 사람들이 항상 올바른 방법이 정해져 있다는 생각을 갖고 있고, 잘못하면 안 되고 혼날지도 모른다는 긴장들을 한다. 교사는 학생의 시행착오까지도 성장의 과정으로 바라본다. 스스로 자각할 수 있도록 새로운 제시를 해줄 뿐이다. 얼마든지 마음껏 실수를 해보라. 그리고 실수하는 자신을 탓하지 말고 시행착오 과정 속에서 끊임없이 발견하라. AT 교사는 그 순간에 함께 있을 것이다.

알렉산더 테크닉의 원리들은 깊은 통찰을 요하며, 이 통찰을 위해서는 정확한 방법에 의한 점진적인 경험이 매우 필요하다. 혼자서 잘되지 않는 문제에 대해 부끄럼 없이 묻고 배움을 얻어, 보다 발전해 나가는 것이 AT를 배우는 지혜로운 학생의 태도다.

AT 교사가 필요한 경우

- 첫 가이드 라인과 기초 훈련의 요령을 알고 싶을 때
- 나름대로 연습하여 좋은 느낌을 받았지만 같은 방식으로는 더 이상 발전이 없을 때
- 연습을 해도 실생활에 활용할 수 없을 때
- 원리가 도무지 이해되지 않을 때
- 오래된 습관이 바뀌지 않을 때
- 많은 긴장을 풀 수 없을 때

- 보다 정확한 방법을 배우고자 할 때
- 스스로 해보았지만 정리가 되지 않고 혼돈스러울 때

"인류가 온전한 과정을 거치기 위해서는 교육이라는 방법이 필요하다. 그러나 우리는 악순환의 고리에 빠져 있다. 진정으로 정상적이고 건강한 심신의 조화를 이룬 삶에 대한 지식 없이는 우리의 부패한 교육은 계속 잘못 가르치게 된다." – F. M. 알렉산더

교사와 학생의 태도

알렉산더 테크닉 교사들은 국제적으로 규정된 엄격한 훈련과정을 통해 학생을 지도할 수 있는 능력을 갖추게 된다. 이후에도 끊임없는 수행을 통해 알렉산더 테크닉의 원리를 삶 속에 적용하여 스스로 발전해 간다.

개인 레슨의 경우 1회에 1시간을 가르친다. 짧은 시간이지만 교사는 단 한순간도 학생에게서 의식을 놓지 않고 모든 움직임과 습관들을 관찰한다. 몸에 어떤 긴장이 진행되고 있고, 어느 부위의 통증을 호소하는지 꼼꼼히 읽어 내어 습관으로부터 벗어날 수 있는 자각의 과정을 안내한다. 교사는 학생의 몸 상태에 대한 자신의 판단을 표현하지 않고 자제한다. 학생 스스로 자각할 수 있는 기회를 주어 충분히 시행착오를 거쳐 온전한 자각능력을 얻도록 하기 위함이다.

교사는 말보다는 끊임없이 무언의 손길로 전달해 준다. 언어가 지닌 모순을 피할 뿐 아니라 학생에게 자신의 문제를 심각하게 생각하도록 하여 두려움과 그릇된 판단으로 이어질 의도적인 행동이 취해지지 않도록 하기 위한 알렉산더 테크닉만의 지도방식이다.

1시간에 걸친 매우 고요한 시간은 교사와 학생에게 깨어 있음의 명상상태와 같다. 그렇게 알렉산더 테크닉의 원리를 몸소 경험하게 하고 가장 정직한 결과를 바라보게 한다. 교사는 학생이 배우는 과정을 지켜볼 뿐, 학생이 원하는 방식으로 진도를 나가지 않는다. 시행착오마저 배움의 과정으로 허용하며 느긋하게 학생을 대한다. 중요한 것은 시간이 아니라 단 한 번의 경험이다. 경험을 통해 스스로 자각의 길로 갈 수 있도록 돕는 것이 교사의 역할이다.

학생은 보통 1주일에 1회 정도의 개인 레슨을 받으며 자신의 습관을 자각하고, 교사의 안내에 따라 긴장을 풀어낸다. 감각을 깨우기 전까지는 무엇을 배우고 있는지 잘 알지 못하며, 쉽게 자신의 습관으로 되돌아가는 경향이 많다. 하지만 점차 AT 교사의 핸즈온이라는 손의 지도에 맡기는 과정 속에서 몸은 저절로 열리고 흐름을 감지해 간다. 빨리 습득하고자 조급해 하는 학생의 태도는 오히려 시간을 더 많이 지연시킨다.

교사는 언제나 첫 번째 수업인 것처럼 현재의 상태에만 주의를 기울이기 때문에, 학생이 아무리 이전 시간에 잘했어도 현재 잘하지 못하는 내용은 언제든 다시 가르친다. 그래서 학생들은 정직하게 자신의 모습을 교사에게 보여 주고 지도방식에 온전히 믿음을 갖고 맡기는 것이 좋다.

알렉산더 테크닉은 몇 개월 혹은 얼마큼 배운다는 규정이나 예정된 방식으로 진행하지 않는다. 평생 배우고 공부해 간다는 마음가짐이 크게 도움이 된다. '몸'의 내적 지성의 진행과정은 욕심이 앞서서는 결코 한 발자국도 나가지 못한다.

레슨시간은 서로 존중하며 편안하고 재미있는 시간이 될 수 있다. 자신을 모두 내려놓고 신성한 몸과 자신의 내면을 정화하며 현존의 기술을 공부하는 소중한 시간이다. 알렉산더 테크닉은 책만으로는 공부할 수 없는 것이며, 가능한 교사의 지도를 받아가며 조언을 듣고 한 걸음씩 차분하게 진행해 가는 것이 좋다.

교사의 핸즈온(Hand's-on)

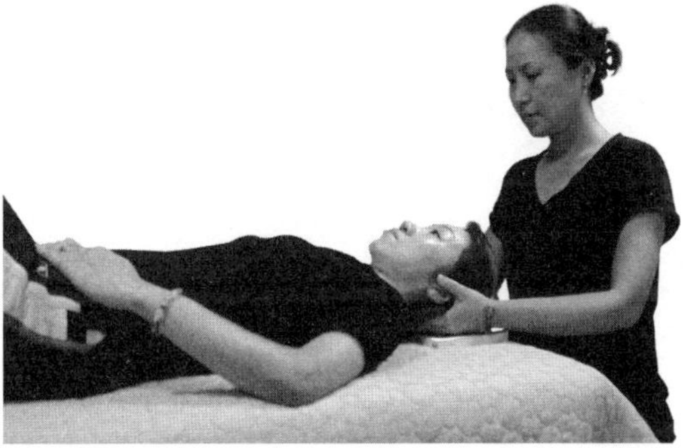

AT 교사는 핸즈온을 통해 디렉션을 전달하여 그 감각을 경험시킨다.

알렉산더 테크닉 교사는 학생에게 핸즈온(Hand's-on)을 해주고, 학생은 핸즈온을 통해 알렉산더 테크닉을 배울 수 있다. 핸즈온은 몸과 몸의 대화다. 말로써 전할 수 없는 세포와 세포간의 가장 원초적인 접촉이다. 진정한 원리는 언어로 전할 수 없다. 몸과 몸, 몸에서 몸으로 전달된다. 생명체와 생명체 간에는 매우 밀접한 교류가 가능하다.

AT 교사는 핸즈온을 통해 디렉션을 전달하여 그 감각을 경험시킨다. 디렉션에 대한 감각이 열린 학생은 자연스럽게 반응하며 온전한 흐름의 과정을 깨우쳐 간다. 교사의 핸즈온을 통해 그동안 쌓아 왔던 긴장들을 깊이 해소할 수 있다. 이 과정은 매우 진지하고 신성하다. 오랫동안 숙련된 섬세한 핸즈온을 통해 학생은 보다 더욱 잘 그라운딩하고 호흡할 수 있다. 긴장의 해소가 자연스러운 움직임으로 표현될 때 의식은 더욱 밝게 빛난다.

약 1시간가량의 정성어린 핸즈온을 받으면서 학생은 스스로 자신의 문제를 자각한다. 알렉산더 테크닉을 1 대 1 개인 레슨으로 배우도록 권장하는 이유가 바로 이런 의미 때문이다. 개인 레슨을 신청한다는 것은 핸즈온을 받으며 자각하는 훈련을 하는 것이다.

핸즈온은 깊은 명상과 같다.
아무것도 하지 않으나,
진정한 권능(power)과 연결된다.
누구나 잠에서 깨어난다.

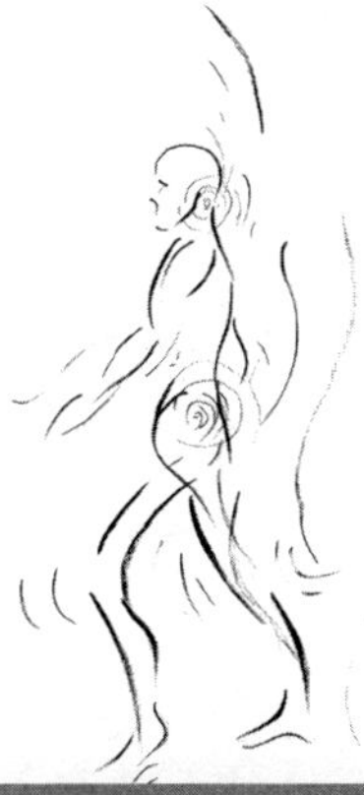

제 5 부 보충

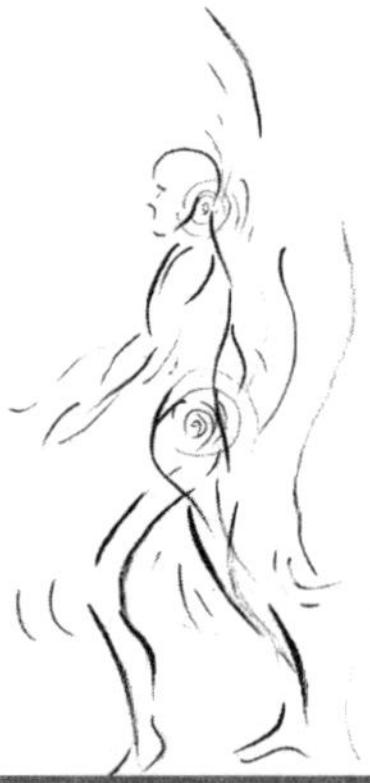

10장 새로운 길

건강과 치유의 메시지

누구나 건강하게 살아가길 원한다. 어떤 이들은 신비한 건강비법을 찾아 헤매며, 많은 건강법들이 유행처럼 우리 곁을 지나쳐 간다. 알렉산더 테크닉을 시작하는 대부분의 동기가 자신과 가족의 건강을 위해서다. 그러나 AT는 건강에 관한 특정 방식을 다루지 않는다. 예를 들면 채식이 좋은가, 육식을 하지 말아야 하는가, 물을 많이 마셔야 하는가, 하루 몇 끼를 먹는 것이 건강에 좋은가, 잠은 몇 시간을 자는 것이 제일 좋은가, 나에게 맞는 운동법은 무엇인가, 소금을 얼마나 먹어야 하는가, 무슨 영양제가 어디에 좋은가, 탄수화물 · 단백질 · 지방을 어떤 비율로 먹어야 하나 등. 수많은 건강 이론과 지식들을 쉽게 주장하거나, 신념을 갖고 실행하는 모습을 주변에서 흔히 볼 수 있다. 때로는 누군가의 권유와 박식한 사람의 주장에 압도되어 따라하게 된다.

알렉산더 테크닉에서는 건강을 위해 절대적으로 어떻게 하라는 논리를 규정하지 않는다. 왜냐하면 그런 선택에 대한 갈등을 하고 있을 생각(마음)보다 몸을 깨워 몸이 스스로 필요로 하는 만큼 구하면 되기 때문이다. 자연의학을 전공한 필자는 건강유지와 치유에 있어 가장 중요한 것은 관념적인 이론이나 논문들보다 몸의 자각을 현실에 적용(사용)하는 것이라 생각한다. 몸의 감각이 깨어나고 자신을 관찰하고 자각할 수 있다면, 자신에게 필요한 것이 무엇인지 본능적으로 찾고 실행할 수 있기 때문이다. 물이 얼마나 필요한지, 염분, 당분, 단백질, 영양물질, 열량, 식품류, 노동, 운동, 수면, 휴식, 자연환경의 선택 등 전문적인 지식이나 유행하는 건강법을 맹신하지 않고도 자신의 몸을 믿고 얼마든 지켜나갈 수 있다. 이것이 생명의 지혜이며 건강의 기본이다.

자연치유를 위해 정말 특별한 지식과 기술, 완벽한 환경이 갖춰져야 한다면 아마도 평생을 바쳐도 불가능할 것이다. 중요한 것은 '무엇을 하느냐'가 아니라 '어떻게 하느냐'다. '어떻게 무엇을 선택하고 어떻게 실행하느냐'가 AT의 주된 관점이라 할 수 있다. 이것이 어떤 비타민이나 항암식품보다 중요하며 보약과 치료술보다 더 값지다. 사람들은 이 근본적인 생각을 하기보다 간단히 이루어질 무언가를 기대한다. 그렇기 때문에 자신의 '몸'이 아닌 다른 편협한 방법에 유혹되고 만다. 절대적인 건강비법 같은 것은 없다. 진정한 길은 스스로 깨어 자신을 다스리는 길뿐이다.

무엇을 먹고 입던지 그 선택을 자신의 관념이 결정하려는 순간, 관찰한 후 잠시 멈춰 진정 '몸'이 그것을 원하는지 한 번쯤 기회를 가져 보는 것이 알렉산더 테크닉이다. 다음의 예를 보자. 일상적인 건강 관념에 대해 AT 훈련 중 포즈(pause, 잠시 멈추기)를 통해 자신이 정말 그것을 원하는가 생각해 보는 과정이다.

포즈(pause, 잠시멈추기)

"아침밥은 꼭 먹어야 해."	"그런데 진짜 내 몸이 먹고 싶어 하나?"
"좀 짭짤한 것이 먹고 싶지만 소금기 있는 음식은 고혈압이 생긴다니까 먹으면 안 돼, 참아."	"몸이 진짜 필요해서 먹고 싶은 것을 찾는구나."
"10kg 다이어트에 꼭 성공해야 해. 그래서 너무나 피로하지만 운동해야 해."	"나의 목적의식 때문에 몸이 휴식을 원하는 데도 무리하게 강행하고 있구나."
"육식은 몸에 해롭고 병들게 하며 자연을 파괴하는 일이야."	"몸은 필요한 것이 무엇인지 언젠가 알려 줄 거야."
"저녁 6시다, 규칙적인 식사를 해야 하지. 한 끼를 무엇으로 때우지? 아무거나 먹자."	"지금 먹지 않으면 나중에 배고플까봐 억지로 먹으려 하는구나. 오늘은 신선한 야채가 먹고 싶다."

우리는 오랜 시간 몸을 무시해 왔기에 몸에 귀를 기울이는 것이 낯설다. 그러나 그저 일상 속에서 시행착오를 겪으며 몸의 지혜를 다시 배워 가면 된다. 삶 속에서 주어지는 선택들이 모두 알렉산더 테크닉을 훈련하는 순간들이다. 그 순간에 몸과 마음이 잘 연결되어 자신의 건강과 행복을 위한 방향을 스스로 결정해 가면 된다. 우리는 몸이 나약해진 것이 아니라, 마음을 다스리지 못해 몸의 지혜를 사용하지 못하는 것이다. 몸은 우주의 신성한 지혜를 담고 있어 지금 이 순간도 순리대로 운행되며 치유와 건강의 길을 잘 알고 있다.

질병이란 어떤 원인으로 발병하고 그래서 그것을 치료하는 것이 아닌, 몸의 조화로운 건강(빛)이 사라지면 그 자리에 병(어둠)이 드리우는 이치다. 따라서 치유는 누군가의 능력에 의해 또는 어떤 약으로 이루어지는 것이 아니라 몸의 지닌 본래의 신성한 권능(power)으로 이뤄진다. 그러므로 자연의 원리를 건강에 적용하면 된다. 무엇을 내가 더 하고 있는가? 무엇을 습관적으로 반복하고 있는가? 그것이 밥이든, 술이든, 운동이든 그렇게 '더' 함으로써 불편해지는 상태(dis-ease, 질병)를 다시 편안한 상태(rel-ease, 해소)로 회복하면 본연의 조화로운 건강을 저절로 되찾는 원리가 알렉산더 테크닉이다.

사람마다 타고난 생명의 조건이 다르고 살아온 환경과 적응과정 또한 고유하기 때문에 각자의 몸속에 간직된 비밀스럽고 신비로운 세계를 어느 누구도 함부로 다 알았다고 할 수 없다. 우리가 무지한 것은 건강에 대한 지식이 부족해서가 아니라 자연(몸)의 지혜를 따르지 않기 때문이다. 비우면 채워지고, 넘치면 비우는 것이 자연이다. 자연의 선택은 언제나 옳다. 그 선택을 따를 수 있는 지성이 진정한 인간의 이성이다. 개개인의 마음은 불안하여 병들었을지라도 자연이 준 '몸'은 죽는 그 순간까지도 최선을 다한다. 진심으로 몸을 존중하고 사랑하는 것이 치유와 건강의 최우선임을 깨닫기를 바란다.

시행착오를 통한 열린 교육

인생은 학교와 같으며 우리는 그곳에서 '경험'을 배운다. 배움의 의미를 삶 속에서 자각할 수 있을 때 교훈을 얻는다. 그 첫 번째 대상이 존재로서의 '몸'에 대한 교훈이다. 알렉산더 테크닉은 스스로 인지하지 못하던 습관을 자각하게 하여 몸의 사용을 자연스럽게 바꾸는 방법이다. 예를 들어 똑같은 환경과 조건 속에서 임의의 스포츠를 한다고 해보자. 어떤 이는 경험과 기술을 통해 능수능란하게 스키를 타고 수영을 하고 테니스를 치며 즐긴다. 하지만 어떤 이는 동일한 조건을 갖췄어도 반복되는 실수와 기술 부족으로 즐거움을 얻지 못한 채 좌절하고 회피한다. 우리의 삶도 마찬가지다. 어떤 이는 자신의 불행을 세상과 환경 탓을 하며 한탄하고 위로받길 원한다. 그러나 어떤 이들은 자신의 실패를 배움의 조건으로 기꺼이 허용하여 두려움 없이 삶을 개척해 나간다. 이렇듯 배움의 태도는 중요하다.

기술과 방법을 자신의 것으로 터득하기 위해서는 시행착오라는 필수과정을 수용하는 의식이 있느냐가 중요한 요체다. 우리는 보통 실수를 하면 내면에서 '아니 또 틀렸잖아', '아니 왜 안 되지', '아이 창피해 죽겠네', '신경질 나네, 진짜', 이런 식으로 마음의 반응이 곧바로 뒤따른다. 인내심을 갖고 반복하더라도 이런 식으로 내면에서 무언가 저항을 하고 흥분하기 때문에 효과적인 학습이 이뤄지지 못하고 흥미를 잃어버리기 일쑤다. 그 이유는 무엇일까? 새로운 것에 대한 학습이 왜 어렵고 두려울까?

실수에 대한 우리의 태도가 결과를 달리 만들어 낸다. 어려서부터 잘못하면 혼이 났고 체벌이 두려워 뭐가 뭔지도 모른 채 잘못을 인정하고, 어른들이 요구하는 대로 흉내를 내며 생존하기 위한 마음의 전략을 익혀 왔다. 청소년기를 지나 성인이 되어서도 자신의 실수를 얼렁뚱땅 인정하고 재빨리 모면하여 두려움을 피하는 복잡한 심리구조를 내면에 많이 만들어 놓았다. 그럴수록 자기기만에 빠지고 몸과 마음의 소통이 어려워지면서 점차 자신을 혼란스럽게 느끼게 된다. 자신의 삶을 진정으로 대하지 못할수록 점점 삶의 기쁨을 부정하려 한다. 자신을 허용하지 않을수록 자신과 세상을 분리시켜 간다. 자신 안에 열정을 느끼지 못하고 삶을 즐기지 못하는 장애 아닌 장애를 안고 살아가는 것이다. 세상 속의 고독이 몸과 마음의 단절로 인해 우리 내면에 깊게 자리하게 해서는 안 된다.

시행착오 없이는 진정한 배움을 얻을 수 없다. 시행착오 그 자체가 앎의 과정이고 스스로 배워 가는 가장 온전한 방법이다. 많은 것을 요구하면서 시행착오를 허용하지 않는 것은 아이러니한 일이다. 현대의 교육체계는 시행착오를 허용하지 않은 채, 그저 그것이 반복되는 실수라 단정하고 빠른 수정을 강요하고 정답을 알려 주려는 데만 조급하다. 그리고 그것을 당연하게 여긴다. 훌륭한 교사란 빨리 정답을 알려 주어 효과적으로 점수를 올리는 기술을 가르쳐 목표를 이루게 하는 교사라고 여긴다. 이상한 학습방식이 사회 전반에 걸친 통념이 되어 버렸다. 이런 현실 속에서 우리는 무엇이 잘못되었는지조차 관찰하지 못한 채 그저 속전속결과 목표지향적인 인재들이 학교에서 생산된다. 이러한 상황을 어떻게 극복할 수 있는지 아는 사람은 드물다.

알렉산더 테크닉의 가르침이 시작되는 '관찰'이란 '자신의 반복되는 실수, 문제점, 습관들을 두려워하지 않고 그 과정을 호기심 어린 마음으로 지켜보는 것'이다. 그리고 그 관찰의 첫 번째 대상이 자신의 '몸'이다. 몸을 먼저 느끼고 바라보는 데서부터 시작해, 점차 자신의 몸에 기록되어 반응하는 긴장들을 알아가게 한다. 그리고 외면했던 많은 기억과 감정들을 재미있는 영화를 보듯 호기심과 초연함으로 자신을 치유할 수 있게 한다. 스스로 몸의 작업에 참여할수록 마음은 혼돈의 안개를 거둔다. 나아가 상황을 해결하고 삶을 개척하는 진정한 주체가 되게 한다.

알렉산더 테크닉은 훌륭한 삶의 기술이다. 경험을 처리하는 기술이며, 무조건 반응(reaction)하던 습관을 전체적인 감응(response)으로 전환시키는 기술이며, 스트레스로 긴장한 신경과 근육들을 조절하고 신체 스스로의 생체리듬의 회복과 조율을 통해 자연스럽게 움직이는 기술이다. 또한 의식을 통해 새로운 선택을 하고 삶의 흐름을 즐기는 기술이며, 잠긴 몸을 열어 편안한 자세를 갖추면서 두려움 없이 삶을 맞이하는 기술이다. 이렇게 의식의 자율성과 창조성이 실현된다.

삶의 목적이나 정답을 알고자 번뇌하기보다, 먼저 삶의 본질을 체험하고 즐길 줄 아는 것이 오히려 큰 깨우침과 행복으로 안내할 것이다. 모든 것을 이성적인 고민을 통해 정의 내리려 하고, 목적을 정해 놓고 분투하며 자신을 구속하려는 기존의 습성에 근본적인 문제가 있음을 직시해야 한다.

삶은 우리에게 열려 있는 무대다. 몸에는 이미 모든 지혜의 열쇠가 있고, 우리 스스로 선택하여 그 문을 열기만 하면 된다. 이 배움의 과정은 어려운 것도 힘든 것도 지루한 것도 아니다. 단지 목적에 너무 집착하지 말고 자기 자신을 되돌아볼 여유를 조금만 주면 된다. 아무것도 노력할 필요가 없다. 오히려 그 노력과 의지가 방해가 되는 경우가 많다. 자신을 좀 더 편안하게 대하고 자신을 진심으로 사랑하기 시작하면 나머지는 매우 쉽고 간단한 것들이다. 스스로에게 조금만 용기를 주고, 자신을 조금만 더 믿고 한 걸음씩 나아가기만 하면 즐기며 배워 나갈 수 있다.

좀 더 어렸을 때 이런 것을 어른들에게 배울 수 있었다면 지금의 삶은 많이 달라졌을 것 같은 아쉬움이 있다. 종교적인 고뇌, 사회에 대한 좌절과 분투, 자연에 대한 몰이해 등의 싹이 커져 커다란 번뇌와 혼돈 속에서 삶의 의미를 느끼지 못한 채 답답한 삶을 살아가고 있지는 않은지 돌이켜 보자.

알렉산더 테크닉은 몸을 통해 진심으로 자신을 사랑하는 방법을 가르친다. 몸은 갑옷도 감옥도 아닌데 잘못된 몸의 사용으로 많은 사람들이 고통 속에서 헤어 나오지 못하고 있다. 단지 머리의 위치를 제자리에 놓고 힘을 빼면 되는데 말이다. 이것이 130여 년이 넘는 오랜 세월 동안 많은 사람들에게 의식의 변형과 치유를 해왔다!

지금 진정으로 필요한 교육은 누구나 쉽고 간단하게 배울 수 있고, 일상과 동떨어지지 않아 스스로의 의식으로 현실 문제를 해결할 수 있는 내적 지성을 일깨우는 것이라야 한다. F. M. 알렉산더의 가르침처럼 열린 교육과 인류애가 모든 문제를 극복할 수 있는 힘이 될 것이며, 그로 인해 이 시대의 혼돈은 극복될 것이라 믿는다.

자녀의 자세 교육

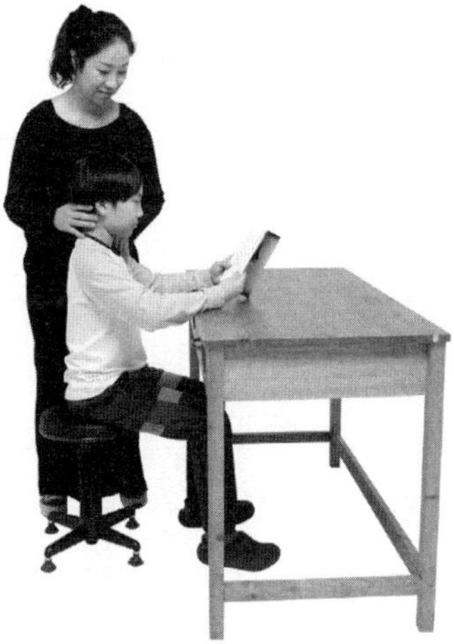

자세 교육은 결코 강제적으로 해서는 성공할 수 없다. 왜냐하면 '몸'이기 때문이다.

알렉산더 테크닉 교육을 하면서 가장 심각하게 염려하는 것이 바로 아이들의 자세다. AT에서는 자녀의 자세 교육이 가정에서 이루어지는 것이 가장 이상적이라 생각한다. 부모가 자녀를 사랑하는 손길로 자세 교육을 시켜 준다면 아이들은 평생 건전한 사고를 갖춘 건강한 몸을 사용하며 살 것이 분명하다. 그러나 현실은 그렇지 못하다. '의자'를 사용하면서부터 빠르게 자세가 무너지고 이상한 습관과 긴장을 만들어 낸다. 초등학생 때부터 척추가 구부정해지고 측만이 시작되며 몸을 잘못 사용하는 경우를 많이 본다. 무조건 의자에 앉히려는 부모의 무지로 아이들은 타고난 몸의 지성을 활용하지 못한 채 건강하지 못한 어른으로 성장한다. 처음에 잘 가르쳐 주어 본래의 본능대로 몸을 움직이고 사용하면 좋겠지만 너무나 일찍 보행기에 태우고, 조기교육을 위해 책상과 의자를 넘어, 조기 컴퓨터 교육, 조기 악기 교육 등 과한 교육열로 인해 그 심각성은 더해진다. 아이들을 교육시킬 때마다 두 발로 제대로 서 있지 못하는 아이들, 스마트폰 게임에 중독되어 척추가 휜 아이들을 볼 때면 어른으로서 책임감이 들 때가 많다.

자녀의 자세 교육을 위해 첫 번째로 부모가 평소에 편안하고 자연스러운 자세를 보여 주어 아이들이 본능적으로 이를 보고 따라하는 것이다. 본인들의 자세는 엉망이면서 아이들에게 '허리 펴, 똑바로 해' 이런 식으로 잔소리를 할 경우 아무런 이해도 설득도 되질 않는다. 자세 교육은 결코 강제적으로 해서는 성공할 수 없다. 왜냐하면 '몸'이기 때문이다. 몸은 '의자나 책상' 같은 것에 고정되어 있는 것을 좋아하질 않는다. 몸이 의자를 선택하는 순간 의자에 적응해야 하고 그 스트레스를 받아들여야 하기 때문이다. 의자에 앉은 몸은 의자를 닮게 되어 있다. 의자에 적응해야 하기에 어쩔 수 없이 의자의 형식을 학습하고 만다. 인간은 의자에 앉도록 설계되지 않았다는 것은 앞에서도 수차례 강조했듯이, 의자는 정말 잘 사용해야 하는 물건이다.

두 번째는 아이들을 가능한 너무 일찍 의자에 앉히려고 강요하지 말아야 한다. 의자에 앉히더라도 아이들이 움직이고 싶을 때 움직여 몸에 깃든 긴장을 해소시킬 시간을 주도록 한다.

세 번째는 말로써 자세를 바로 하라고 명령하듯이 가르쳐서는 안 된다. 아이들은 어른들의 의도를 헤아릴 수 없다. 엄마, 아빠가 잘못된 자세 습관으로 허리통증이 생기고, 그로 인해 돈을 쓰고 후회하는 이런 것들을 아이들에게 설명할 필요가 없다. 아이들에게 필요한 것은 말보다 편안한 손길이며 직접 보여 주며 따라하게 하는 것이 제일 좋다.

네 번째는 아이들의 허리나 등을 툭 치면서 '허리 펴! 자세 바르게 해야지' 이런 식으로 척추 반사 신경을 강하게 자극해서는 안 된다. 아이들은 반사적으로 척추만 펴면 된다고 착각하게 되고, 그것을 학습하기 때문에 오히려 더 큰 문제의 원인이 된다. 툭툭 치기보다 따뜻하게 쓰다듬어 주면서 아이가 천천히 인지할 수 있는 시간을 주어, 편안한 자세로 돌아오도록 기다려 주는 것이 좋다.

아이들의 몸은 아직 탄력적이지만 점차 무너져 내리면서 몸의 모든 구조를 긴장과 압박으로 진행시킬 것이다. 요즘 아이들은 밖에서 뛰어놀기보다 의자에 앉아 컴퓨터 게임에 열중한다. 밖에 나가 신나게 놀게 하는 것이 아이들 '몸'을 건강하게 하는 최선책이라 생각한다. 사회 전반에 걸쳐 있는 문제이므로 어쩔 수 없다 하더라도, 사랑하는 자녀를 아프게 하고 싶지 않다면 다른 놀이의 즐거움을 함께 나누어 주는 것이 좋다. 부모가 먼저 알렉산더 테크닉을 배워 아이들에게 가르쳐 주는 자세 교육이 가장 이상적이다.

알렉산더 테크닉과 만성 요통 실험 결과

다음은 2008년 8월 19일 자 〈영국 의학 저널(British Medical Journal)〉에 실린 알렉산더 테크닉에 관한 연구보고다. '알렉산더 테크닉은 고질적인 허리통증에 장기적인 효과가 있다'라는 제목의 조사 결과가 발표되었다.

> 579명의 만성 요통 환자에 대해 ① 일반 의료(144명), ② 마사지(144명), ③ 알렉산더 테크닉 6회 레슨(144명), ④ 알렉산더 테크닉 24회 레슨(144명) 등 4가지 처방으로 나눠 각각의 효과를 3개월 후, 12개월 후에 재확인하였다. 효과의 기준은 요통이 일상생활과 업무 등에 얼마나 제약을 주는지를 측정하였다(일상생활능력지표[Roland Disability Score]라 불리는 것과 최근 1개월 간 허리통증을 느꼈던 횟수 등 여러 결과를 측정).
>
> 이 연구논문은 영국 정부기관인 NHS(National Health Service)와 MRC(Medical Research Council)의 예산으로, 영국 사우샘프턴(Southampton) 대학의 보건과학대학 일차의료 교수인 폴 리틀 등에 의해 실시되었다. 총 579명의 만성 요통 및 재발성 요통 환자들을 대상으로 2002년부터 모아 관찰한 결과다.

1. 알렉산더 테크닉 24회 레슨: 알렉산더 테크닉은 3개월 후보다는 1년 후에 몸의 상태가 개선되었다. 통증 때문에 할 수 없었던 활동 수가 10.7에서 4.6으로 절반으로 줄었고, 4주 동안 통증이 있는 기간도 28일에서 3일로 줄었다.
2. 알렉산더 테크닉 6회 레슨: 6회 레슨을 통해 얻은 효과가 1년 후에도 유지되었다. 통증 때문에 할 수 없었던 활동 수는 11에서 6.7~6이 되고, 통증이 있는 기간은 28일에서 11일로 줄었다.
3. 운동요법: 활동 수는 개선되었지만 통증 기간은 3개월(3개월간은 28일에서 11로 감소) 이후 그 효과는 더 이상 지속되지 않았다.
4. 마사지: 마사지는 활동 수는 개선되지 않았고 통증 기간은 28일에서 14일로 줄었다.

알렉산더 테크닉 24회 레슨과 운동요법을 병행하는 것과 알렉산더 테크닉 24회 레슨만 받는 것에는 별 차이가 없었다. 한편 알렉산더 테크닉 6회 레슨과 운동요법을 병행하면 활동 수에 있어서 알렉산더 테크닉 24회 레슨이 72% 더 효과가 있었다.

결론적으로 알렉산더 테크닉 24회 레슨, 6회 레슨과 운동요법을 병행하면 만성 요통에 장기적인 효과가 있는 것으로 나타났다. 마사지는 단기 효과는 있지만 장기적인 효과는 없었다.
지금 정형외과 분야에서는 운동요법의 중요성이 강조되고 있음에도 몸을 어떻게 사용해야 하는지에 대한 교육내용이 부족하다. 게다가 불행히도 정형외과 의사에게 알렉산더 테크닉은 거의 알려져 있지 않다.
운동요법의 효과가 3개월 이상 지속되지 않는 것으로 운동요법을 해도 일상에서 몸을 잘못 사용하면 통증이 재발한다는 것을 알 수 있다. 한편 알렉산더 테크닉을 반 년 이상 계속하면 운동요법 없이도 충분한 효과가 나타난다. 이는 몸 사용의 중요성을 보여 준다. 제대로 몸을 사용하면 몸의 근육을 자연스레 사용함으로써 운동요법을 계속하는 것과 유사한 효과가 있는 것이라 추측할 수 있다. 즉, 좋은 자세를 하면 자연스럽게 복근과 등 근육을 사용하게 된다는 것이다.

마사지는 단기적인 효과는 있었지만 장기적인 효과는 부족했다. 의사가 처방하는 운동요법도 효과가 있다는 것이 재확인됐지만, 알렉산더 테크닉 레슨을 받게 하여 몸의 올바른 사용법을 알게 한다면, 전통적인 치료에서는 개선되지 않던 만성 허리통증이 시간이 지날수록 개선될 수 있다는 것이 이번 연구에서 증명되었다. 만성 요통 때문에 할 수 없었던 동작을 할 수 있게 되는 이유는 알렉산더 테크닉이 인간의 육체와 심리 양측에 제대로 입각해 있기 때문이라 할 수 있다.

잘 낫지 않는 허리통증으로 고생한다면 우선은 정형외과에서 진찰을 받아야 한다. 만약 정형외과에서 심각한 질병이 없다는 진단을 받았지만 통증예방을 위해 일상에서 어떻게 몸을 관리해 주어야 하는지에 대한 설명이 부족하다고 느껴진다면, 임시 혹은 단기적인 효과밖에 없는 마사지를 받는 것보다 장기적인 효과가 입증된 알렉산더 테크닉 교육을 받아 정확한 몸의 사용법을 익히는 것이 더 현명하다.

1923년부터 1951년 사이에 BMJ에 30종류의 기사와 편지가 기재됐었다. 대부분 BMA(British Medical Association) 멤버들이었던 의사들이 알렉산더 테크닉 레슨의 효과를 입증한 증언들이었다. 그 중

하나는 1937년 5월 29일에 실린 것으로, 19명의 BMA 회원들과 외과 의사들은 그들의 환자들을 알렉산더 테크닉 레슨을 받도록 했고 그 결과는 아주 효과적이었다고 한다. 그들은 의료사회에 알렉산더 테크닉을 알려 연구해 볼 것을 촉구하기도 했다.
70년이 지난 2008년 8월 19일 그 결과가 나온 것에 대해 감사드린다.

세계 속의 알렉산더 테크닉

"개인적으로 이 극단적으로 어려운 관찰과 실험을 수행한 F. M. 알렉산더의 철저함과 인내를 존경하지 않을 수 없다. 그야말로 생명체의 생리학을 제대로 연구하였다. 그의 관찰과 실험은 몸의 실제 기능을 다룬다. 움직이는 상태에서의 신체 조직, 살아 있는 실제의 통상적인 조건, 서서 움직일 때의 기능 등을 다루고 있다. 죽은 몸에 대한 관찰과는 대조를 이루는, 그는 살아 있는 생명체와 일상의 인간 활동을 반복해서 정교하게 관찰했다. 이것은 진정한 과학과 그렇지 않은 과학의 차이를 보여 준다. 그럼에도 사람들은 죽은 몸에 대한 관찰을 '과학'이라 간주하며 알렉산더의 테크닉과 결론에 대한 가치를 인정하지 않고 있다. 알렉산더의 실험적 연구의 결론은 생리학자들이 근육과 신경 조직에 대하여 알고 있는 것과 잘 부합된다. 그 결론은 생리학적 지식에 큰 의미를 부여한다. 해부학자들은 각 근육의 정확한 기능을 알고 있으며, 또한 구체적인 행동에는 어떤 근육들이 사용되는지를 알고 있다. 그러나 만일 자기 자신을 잘못 사용하고 있다면, 광의의 그리고 생동적인 말로 어떻게 안다고 말할 수 있겠는가? 이 테크닉을 경험한 사람은 그가 가지고 있는 일련의 경험을 통하여 이미 안다. 알렉산더의 가르침과 발견의 진정한 과학적 특성은 이 사실만으로도 알 수 있다." - 존 듀이 (John Dewey, 미국 철학자, 교육학자)

"알렉산더 테크닉은 육체적, 심리적으로 통합된 전체로서의 개인에 입각하여 행동 하나하나까지 끈기 있게 교육한다. 단 한 걸음조차도 그저 다리 혼자서 만들어 내는 행동이 아니라, 머리와 목은 물론이고 전신의 근육 신경이 작용해서 만들어 내는 행동이라는 것이다." - 찰스 셰링턴(Charles Sherrington, 영국 신경생리학자, 1932년 노벨생리의학상)

"알렉산더 테크닉은 개인을 전체적 측면에서 하나의 생명력을 가진 존재로 바라본다. F. M. 알렉산더는 반사 메커니즘을 다시 만들어 재교육함으로써 각 개인이 자신의 전체적인 기능에 정상적으로 반응하는 습관을 만들 수 있도록 돕는다. 나는 이 방법을 과학적 · 교육학적 관점에서 재조명하고자 한다." - 조지 코길(George E. Coghill, 미국 철학자, 해부학자)

"의료 기술이라고는 배워 본 적이 없는 한 사람이 매우 끈기 있게 알아낸 지각적이고 지성적인 이 사실은 의학적 임상과 관련된 중대한 진실 중의 하나임이 분명하다." - 니콜라스 틴베르헌(Nikolaas Tinbergen, 1973년 노벨생리의학상)

"F. M. 알렉산더의 창의적인 천재성과 그 누구와도 비교할 수 없는 과학적 접근성을 나는 높이 평가하고 싶다. 아직 제대로 인정받지 못했을 뿐, 그는 인간의 조건을 변형시켜 놓았기 때문이다." - 윌프레드 발로(Wilfred Barlow, 류머티즘 전문의, 알렉산더 테크닉 교사)

"알렉산더 테크닉은 질병을 치료하려 하지 않는다. 교육 과정에서 질병의 여러 증상이 사라지면 그저 잘된 것일 뿐, 그렇지 않다 해도 교육 그 자체로서의 성과와 가치는 그대로다. 나를 포함한 많은 학생은 그것을 잘 알고 있고, 의사로서 여러 임상 사례를 가지고 있다. 나는 진정으로 내가 알고 있는 사실만을 이야기하는 것이다." – **피터 맥도널드(Peter Macdonald, 영국의학협회 요크셔 지부장[1926년 취임연설에서])**

"우리는 의사로서 만성 질환자들을 포함한 여러 환자에게 알렉산더 테크닉을 적용했을 때의 효과와 기능의 변화를 관찰해 보았다. 잘못된 몸의 사용은 일반적인 움직임을 방해함으로써 여러 질환이나 기능 이상을 야기하는 원인이 되며, 의사가 진단을 내릴 때 신체의 기능적 사용으로 인한 이러한 영향들을 고려하지 않는다면 환자에 대한 진단은 불완전할 수밖에 없다는 것을 알게 되었다. 안타깝게도 F. M. 알렉산더의 작업은 의학을 공부하고 있는 사람들이 연구하기에는 아직 새로운 지식과 경험들로 이루어진 분야인 것 같다. 그렇지만 머지않아 이러한 지식이 필요할 날이 올 것이며, 의대에서도 교과목으로 채택하게 될 것이라 믿는다. 우리는 가능한 한 빨리 알렉산더의 작업과 기술을 연구할 것을 요청한다."
– **〈영국 의학 저널(British Medical Journal)〉, 1937년 19명의 의사들**

"알렉산더 테크닉은 불수의적(不隨意的, 스스로 조절할 수 없는) 움직임뿐 아니라 자기 컨트롤과 보정기술과 관련해서 원대한 과학적 진보를 이루었다." – **조지 버나드 쇼(George Bernard Shaw, 영국 극작가, 소설가, 비평가)**

"처음 시작할 때는 알렉산더 테크닉을 미심쩍게 생각했다. 그러나 이 기술을 배우면 육체적 · 정신적으로 모두 이득이 있으리라는 것을 바로 알 수 있었다. 그래서 오래도록 행복감을 지속시키고 있다." **- 조앤 우드워드(Joanne Woodward, 미국 영화배우)**

"알렉산더 테크닉은 누구에게나 효과적이다. 최고의 운동선수든, 통증이 삶의 일부가 되어 그저 고통 없이 살고 싶다는 소박한 꿈을 꾸는 사람이든, 누구나 알렉산더 테크닉을 통해 효과를 볼 수 있다. 어릴 때 이것을 배운다면 우리 사회의 많은 질병의 원인이 해결될 것이라고 확신한다." **- 그레그 채플(Greg Chappell, 호주 유명 크리켓 선수)**

"알렉산더 테크닉은 모든 근육과 많은 장기에 행해지는 매우 세련된 재활기법 또는 재배치법이다. 일반적으로 많은 물리치료 방법들이 거칠고 결과에만 너무 집착한다. 때로는 그로 인한 부분적 치료가 다른 부위에 해가 되기도 한다. 알렉산더 테크닉은 과정과 결과를 모두 중시했는데, 이는 엄격한 과학적 방법론이라면 당연히 갖춰야 할 조건이다. 알렉산더 테크닉은 교육과 연계된 것이며 이 교육은 모든 인간 활동에 녹아들어 있는 것이다." **- 알렉산더 리퍼(Alexander Leeper, 호주 교육자[호주 연방정부 교육청 보고 내용 중에서])**

"알렉산더 테크닉을 배우는 사람들은 자신의 나쁜 자세 습관을 버리고, 몸과 마음속 깊은 곳에서 표출되는 자유의 경지에 다다를 수 있었다." **- 마이클 랭햄(Michael Langham, 영국 배우 겸 감독)**

"알렉산더 테크닉은 신체 교육 분야가 추구하는 모든 것을 갖췄다. 신체 구조의 부정렬에 의한 긴장을 해소시켜 줄 뿐 아니라 육체적 · 정신적 건강을 증진시킨다. 만일, 인간을 좀 더 나은 존재로 변화시키고자 한다면 이 이상의 교육 시스템은 없다." – 올더스 헉슬리(Aldous Huxley, 영국 소설가, 비평가)

"알렉산더 테크닉은 나의 삶을 변화시켰다. 그 결과, 나는 공인된 천재가 되었다. 누구에게나 이것을 권하고 싶다." – 토니 부잔(Tony Buzan, 영국 교육 컨설턴트, 마인드 맵핑 창시자)

"알렉산더 테크닉은 많은 긴장 속에서 살아가는 나의 삶에 큰 변화를 가져오게 했다. 이 지혜로운 방법은 나를 편안하게 만들고, 집중력을 향상시켰으며, 건강한 삶이 무엇인지 명확히 알게 했다. 정말 감사드린다." – 조안 베이드웰(Joan Badewell, 영국 저널리스트)

"알렉산더 테크닉의 효과는 지속된다. 당신이 알렉산더 테크닉을 제대로 배운다면 그 효과는 평생을 당신과 함께할 것이다. 또한 당신은 사람들 앞에 당당히 설 수 있는 자신감을 갖게 될 것이다."
– 패트릭 매덤스(Patrick Maddams, 영국 왕립음악원 매니징 디렉터)

"알렉산더 테크닉은 내 몸이 어떻게 움직이는지, 긴장이 내 몸에 어떻게 작용하는지 자각하게 해주었다. 나는 긴장을 풀고 효율적으로 움직이는 법을 터득했다. 알렉산더 테크닉은 내가 더 자신감을 갖고 축구를 할 수 있게 해주었고, 협응과 균형감각을 향상시켜 주었다." – 앤디 헌트(Andy Hunt, 영국 프로축구 선수)

"나의 서로 맞지 않는 부속물의 집합체 같은 몸이 서로 마찰을 일으키고 이리저리 끌려다니며 녹초가 되곤 했었다. 그러나 알렉산더 테크닉으로 몸의 각 부분은 협응이 되어 전체가 하나가 되어 사는 몸이 되었다. 몸의 부분들이 서로 착착 맞아 들어가는 것이 분명하게 느껴진다. 알렉산더 테크닉을 배우기 전과 후는 마치 혼돈과 질서 또는 질병과 건강의 차이다." - 스태퍼드 크립스 경(Sir Stafford Cripps, 영국 노동당 정치가, 전 재무장관)

"알렉산더 테크닉은 배우인 나에게 확실히 좋은 결과를 주었다. 긴장이 최소화되고, 몸의 균형이 잡혔으며, 키도 4cm나 컸다. 성대가 이완되는 느낌이 들고, 섬세한 표현력도 갖출 수 있게 되었다. 그 후 오랫동안 이 효과는 계속되었고 일상생활에도 큰 도움이 되었다. 균형감각을 유지하고 긴장을 완화하면서 나는 일상 속의 많은 스트레스가 몸에 가하는 통증과 고통을 감소시킬 수 있었고, 더 이상 통증이 나타나는 것을 피할 수 있게 되었다." - 케빈 클라인(Kevin Klane, 미국 영화배우)

"알렉산더 테크닉은 나의 문제를 해결해 주었고, 막힌 에너지를 풀어주었으며, 심각한 무대 공포증에 대처할 수 있도록 도와주었다." - 윌리엄 허트(William Hurt, 미국 영화배우)

"나는 축구를 하다가 입은 허리 부상으로 20년 넘게 고통을 받았다. 허리에 경련이 일어나 심한 통증을 겪는 경우가 많았다. 침술과 카이로프랙틱도 해보고 두 개의 추간판을 제거하는 수술도 받았지만 여전히 만족스럽지 못했다. 그러다가 알렉산더 테크닉 교사를 만나게 되었다. 그는 나에게 바르게 걷고 앉는 법을 가르쳐 주었다. 그는 나의 몸 위에 있는 머리의 무게에 대해 설명해 주었고, 좋은 자세의 중요성, 그리고 자세를 의식적으로 통제하는 방법을 가르쳐 주었다. 내가 시도해 본 치료법 중 알렉산더 테크닉만 한 것이 없었다." **- 에이먼 던피(Eamon Dunphy, 스포츠 기자, 전 아일랜드 축구 국가대표)**

"알렉산더 테크닉은 오랫동안 지속되어 온 요통과 그로 인해 이리저리 뒤척이며 잠 못 드는 불면증을 해소하고 깊은 수면을 할 수 있도록 도움을 주었다." **- 폴 뉴먼(Paul Newman, 미국 영화배우)**

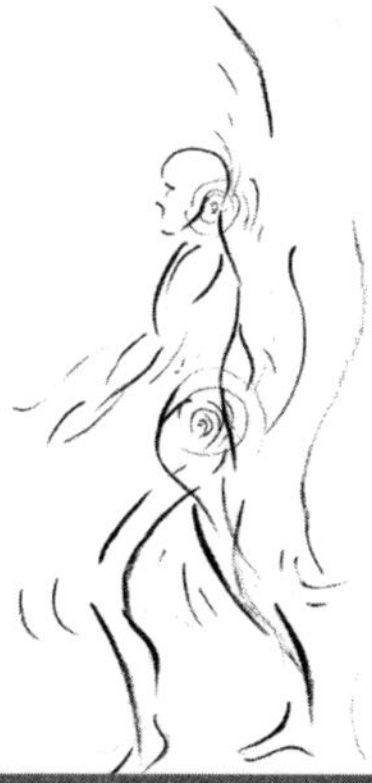

11장 질의응답

【질문 1】 사람이 자연스럽게 움직이는 것은 본능적인 것인데, 굳이 어색하게 '디렉션' 같은 것을 생각하면서 움직이는 것이 이해가 되지 않습니다. 꼭 필요한 건가요?

【답변】 디렉션에 대해 흔히 '주문인가요? 최면인가요?'라고 물어 오기도 합니다. 대개 사람들은 바른 자세를 위해 척추를 바로 세우려는 노력들을 합니다만, 그 상태는 오래 유지하지 못합니다. 심지어 목과 등을 지나치게 긴장하고 있다는 것도 자각하지 못합니다. 목과 허리의 통증으로 협회에 오시는 분들을 보면 중추조절이 제대로 되어 있지 않거나 과한 긴장이 지속되는 자세를 취하고 있습니다.

머리와 척추는 위를 향하는 것이 자연스러운 것입니다. 하지만 머리가 뒤로 젖혀지면서 척추를 압박하는 모습을 흔히 봅니다. 척추를 세우더라도 바로 무너지거나 과한 긴장으로 무리하게 세웁니다. 이때 '내 목은 자유롭고, 머리는 앞과 위로 향하고, 척추는 길어지고 넓어지고, 두 다리와 어깨는 척추로부터 분리되어 자유로워진다'는 디렉션을 몸에 줍니다. F. M. 알렉산더는 몸이 스스로 그 언어를 해석해서 원래의 상태로 회복시켜 준다는 걸 알아냈습니다.

디렉션은 없는 것을 만들어 낸 것이 아닙니다. 지구 위에 두 발을 딛고 있으면 저절로 흐르는 내적흐름을 말로 바꿔 몸을 다시 일깨워 주는 것뿐입니다. 몸에 한 번 입력된 습관들은 사라지지 않습니다. 의식적으로 몸을 사용하지 않으면 습관이 몸을 사용합니다. 즉 오랜 시간 목을 긴장시키고, 머리는 뒤로 밑으로 누르고, 척추는 구부정하게 만들고, 팔과 다리에 힘을 주고 있으라는 습관의 메시지(잘못된 디렉션)에 몸은 익숙해 있었습니다.

디렉션을 생각하지 않아도 습관을 자제하고 본래의 몸을 사용할 수 있다면 하지 않아도 됩니다. 하지만 스스로 하기 어렵거나 회복이 안 된다면 그때는 알렉산더 테크닉이 도움이 될 수 있습니다. 디렉션을 생각하라고 하면 뭔가 불편하고 부자연스럽다고 생각하지만, 사실 우리는 무의식적으로 항상 디렉션을 생각합니다. 판단, 느낌, 상상, 감정 등 머리에 떠오르는 그 어떤 것도 다 디렉션을 생각하는 것과 같은 효과를 냅니다. 긍정적인 디렉션보다 부정적인 디렉션을 더 많이 떠올리며 살아간다면, 몸이 그 생각들을 디렉션으로 받아들이고 반응을 한다면, 그 결과는 결코 우리가 원하는 것이 아닐 겁니다.

그래서 F. M. 알렉산더는 알렉산더 테크닉을 '어떻게 생각하는가를 가르치는 것이다'라고 말합니다. 디렉션을 생각하고 몸에게 진행 과정을 맡기는 연습을 하면 할수록 생각의 힘이 얼마나 강한지 경험하게 됩니다. 알렉산더가 '사람들은 자신이 옳다고 생각하는 것이 옳은지에 대해서는 생각하지 않는다'고 말했듯이 생각을 자제하는 것 역시 중요합니다. 무의식적으로 하는 부정적이고 목적지향적인 생각 대신 의식적으로 자신의 생각을 통제할 수 있다면 삶은 변할 수 있습니다.

근사하지 않나요? 목이 자유롭다, 머리가 앞과 위로 향한다, 척추가 길어지고 넓어진다고 생각을 하면 그 지시를 듣고 몸이 알아서 몸을 원래의 상태로 회복시켜 준다니! 몸과 마음이 디렉션으로 연결되는 것입니다.

알렉산더 테크닉을 가르칠 때마다 몸이 내 말을 듣지 않는다는 사실을 일깨워 줍니다. 자기 몸조차 제대로 사용하지 못하고 방치시켜 놓는데 어떻게 삶이라는 커다란 숙제를 제대로 풀어갈 수 있을까요? 자기(Self)의 사용을 통해 몸의 원리와 삶의 원리가 같다는 걸 알게 됩니다. 알렉산더 테크닉은 디렉션으로 몸을 사용하는 것부터 출발합니다.

【질문 2】 습관적인 반응이 계속 일어난다는 것은 이해가 됩니다. 그러나 자제심이 구체적으로 와 닿지 않아서 주로 중추조절에만 신경을 쓰고 있습니다. 알렉산더 테크닉에서는 왜 자제심을 중요하게 여기나요?

【답변】 어떤 자극에 또는 무언가를 하려 할 때 처음 나타나는 반응은 습관적 반응입니다. 그래서 알아차리기도 전에 몸은 긴장합니다. 자극에 대한 첫 반응을 자제할 수 있다면, 의식적이고 자유로운 선택을 할 수 있게 됩니다. 내가 뭘 하려고 하는지 어떤 반응을 보이는지 알아차릴 수 있습니다.

F. M. 알렉산더는 10여 년 동안 습관을 관찰하고 내적흐름을 경험하면서 디렉션을 언어화했습니다. 하지만 거울을 통해 본 모습은 여전히 습관에서 벗어나지 못하고 긴장을 하고 있었습니다. 그는 순간에, 즉 현재에 있을 수 있다면 습관으로부터 자유로워질 수 있다는 걸 깨달았습니다. 몸은 항상 순간 속에 존재합니다.

습관이 과거의 몸으로 돌아가게 하고, 목적지향적인 생각이 미래로 향하게 합니다. '지금부터 앉을 거야'라고 생각하거나, 의자가 보일 때마다 무의식적으로 그냥 앉게 되면 몸은 익숙한 습관에 의해 긴장을 합니다. 또한 바르게 앉으려는 생각은 고정된 자세를 만듭니다. 몸은 순간 속에만 존재합니다. 우리는 몸이 아닌 습관에 의해 고정된 자세를 만들고 있습니다. 순간순간 흐름에 맡긴 상태가 자연스러운 자세입니다.

흔히 '지금 여기에 있기'라고 하면 꽤 수준 높은 수행을 해야 가능하다고 생각할 수 있지만, 지금 당장 연습할 수 있는 쉬운 방법이 있습니다. 의자에 앉으려는 순간 '노(NO)'라고 생각합니다. 앉았다가 일어서려는 순간 '노(NO)'라고 생각합니다. 휴대폰이 울리면 받고 싶은 순간 '노(NO)'를 하고 나서 받습니다. 건널목에 파란불이 켜지면 '노(NO)'를 하고 다음 순간 걷습니다.

일상생활에서 무엇을 하든 통제가 안 되는 첫 번째 반응에 '노(NO)'라고 생각하면 습관을 바라볼 수 있습니다. 그래서 두 번째 반응부터는 통제가 가능해집니다. 자유롭게 선택할 수 있는 시간적 여유를 가질 수 있습니다. 그때서야 습관에서 자유롭게 벗어나 새롭게 변할 수 있습니다. 움직임뿐만이 아니라 생각, 감정 등 많은 부분에 유효한 효과가 있습니다. 자제심은 말로 들으면 어렵게 느껴질 수 있지만, 연습은 이처럼 쉽고 단순합니다.

【질문 3】 관찰을 하기는 하지만 너무 예민해지고 어색하며 많은 생각들이 동시에 나타났다 사라졌다 합니다. 어떻게 해야 할까요?

【답변】 그 생각들도 '몸'입니다. 그들을 관찰하세요. 알렉산더 테크닉에서 말하는 관찰과 과학시간에 하는 관찰과는 차이가 있습니다. 관찰하라는 것은 있는 그대로 보라는 것입니다. 과학시간처럼 분석하고 판단하는 것이 아닙니다. 관찰에는 깊은 의미가 있습니다. 관찰하려는 자, 관찰을 시도하는 자, 그 관찰을 통해 무언가를 알아내려는 자, 그가 관찰하고 있는 대상은 바로 자기 자신이라고 믿고 있는 '몸'입니다.

몸은 분명 있는 그대로를 보여 주지만 당신은 당신이 원하는 것을 보려 하고, 원하는 대로 되기 위해 준비하고 있으며, 그런 상태로 집중하고 있습니다. 이것은 관찰이 아닙니다. 관찰은 그저 지켜보는 것입니다. 마치 골목길을 가로 등불이 비추듯이 그 공간을 비출 뿐입니다. 가로 등불은 지나가는 행인의 옷차림을 판단하거나 그들의 대화를 듣고 생각하지 않습니다. 그저 불이 켜져 있는 밝은 상태로 있는 그대로 비출 뿐입니다. 그것이 관찰입니다. 그래서 관찰의 또 다른 말은 '비추기'입니다.

관찰은 무엇을 꼭 알아내고 그것을 논리 정연하게 만드는 것이 아닙니다. 그것은 우리에게 강력하게 밴 사고의 습관이며 긴장상태입니다. 그저 비추기만 해도 알게 된다는 것을 알면 됩니다. 자전거가 지나가는지, 무슨 일이 생기고 있는지, 알려고 노력하지 않아도 알게 됩니다.

처음에는 당신의 에고가 관찰자 역할을 하려고 온갖 애를 쓸 것입니다. 그것을 관찰하세요. '몸'이라는 어마어마한 세계를 비추는 것만으로도 그 작은 자아는 자신을 내려놓게 되니까요. 이것이 알렉산더 테크닉이 알려 주는 관찰의 이치입니다.

의식의 빛이 끊임없이 '몸'과 만나도록 기회를 갖게 하면 됩니다. 그 다음에 당신이 할 수 있는 것은 아무것도 없습니다. '놓아 버림', '마음챙김', '선', '알아차림', '깨어 있음', '자각' 등 모두 같은 의미의 다른 말들입니다. 당신의 작은 마음이 '생명'을 발견할 수 있도록 몸은 끊임없이 그 빛을 흡수하고 반사할 것입니다. 우리는 그 광경을 구경하는 단순한 구경꾼입니다.

【질문 4】 느낌을 확인하려 하고 느끼려는 것이 잘못된 것인가요?

【답변】 현재 내가 느낀 느낌은 지금의 느낌일 뿐이고, 그 다음날 똑같은 느낌을 느낄 수 없습니다. 그럼에도 사람들은 과거의 좋았던 느낌을 현재로 가져오려고 합니다. 알렉산더 테크닉은 느끼는 걸 가르치는 게 아닙니다. 매 순간 그라운딩, 디렉션, 자제심 등을 통해 몸에 의식을 두고 사용할 것을 가르칩니다.

지금의 느낌을 확인한다는 것은 판단을 하는 것과 같습니다. AT의 원리 중 하나인 '판단하지 말라'처럼 판단하는 동안에는 순간에 있는 게 아니라, 과거의 기억을 되살리고 있는 것입니다. 과거의 경험을 현재에도 똑같이 하고 싶어 하고 그렇게 하려는 의도를 갖게 되는 것을 알렉산더 테크닉에서는 '두잉(doing)'이라고 합니다. 몸은 두잉에 긴장으로 반응합니다. 처음에는 판단하고 두잉하지만 반복하면 무의식적인 습관이 됩니다.

대부분 머리의 움직임이 자유롭다는 것을 이해하게 되었을 때,

머리가 척추 위에서 자유롭게 움직이는지 움직임을 통해 확인하려는 습관이 생깁니다. 목과 머리의 디렉션을 주고 나서 머리를 끄떡끄떡하면서 목이 자유로운 상태인지 확인하고 싶어 합니다.

F. M. 알렉산더는 '무언가 알았다고 생각되는 순간 버릴 준비를 하라'고 했습니다. 알렉산더 테크닉을 배우다 뭔가를 경험했으면, 버리고 다시 처음으로 돌아가 그라운딩과 디렉션 등을 통해 새로운 경험을 하라는 의미입니다. 다시 처음으로 돌아가더라도 옛 경험을 포함한 더 큰 원을 그리며 앞으로 나아갈 수 있으니까요.

【질문 5】 호흡을 무의식적으로 하는 것이 더 편안하다고 느껴집니다. 알렉산더 테크닉의 '위스퍼 하~' 호흡은 의식적으로 하는 건가요?

【답변】 일반적으로 사람들은 몸에 의식을 두고 살아가지 않습니다. 거의 무의식적으로 사용합니다. 알렉산더 테크닉은 무의식적인 상태를 의식적으로 자각하는 훈련을 합니다. 만일 현재 자신의 호흡이 얕다면 지금의 호흡을 있는 그대로 받아들이고 관찰합니다. 그런데 얕고 짧은 호흡과 발성이 마음에 들지 않아 더 깊이 들이쉬고 내쉬려고 합니다. 그러나 호흡을 의식하면 바로 그 흐름이 불규칙적이고 과한 호흡으로 바뀝니다. 이렇게 되면 오히려 무의식적으로 하는 호흡이 더 자연스럽습니다.

내가 호흡을 의식하지 않을 때 몸이 하는 호흡을 '무의식적인 호흡'이라 한다면, 그 '무의식적인 호흡'을 의식적으로 간섭하지 않고 관찰하고 호흡할 수 있으면 됩니다. 알렉산더 테크닉은 습관적 생각

(판단, 욕망, 의도)이 간섭하는 것을 의식적으로 자제하는 것이지, 무의식적으로 되는 자연스러운 것을 통제하는 것이 아닙니다.

'위스퍼 하~' 호흡을 연습하다 보면 긴장된 호흡이 자연스러워지고 호흡도 스스로 더 깊어지고 길어집니다. 호흡은 호흡만 잘한다고 되는 게 아니라, 호흡을 잘할 수 있는 몸의 상태를 유지하는 것도 중요합니다. 의식적으로 호흡을 하는 것이 아니라 긴장을 유도하는 것들을 의식적으로 자제함으로써 본래대로 자연스럽게 됩니다. 공부하다 보면 얼마나 많은 간섭을 하고 있는지 알게 됩니다.

【질문 6】 마음속의 생각을 없앨 수 있는 방법이 있나요? 혹시 알렉산더 테크닉으로 가능한가요?

【답변】 마음은 없앨 수 없습니다. 생각이 사라지는 것도 아닙니다. 마음은 이미 몸과 하나입니다. 감각과 인식은 하나입니다. 마음도 사용하는 것입니다. 단지, 자신이 규정했던 '나'로부터 계속 새로워질 뿐입니다. 없애려는 그 생각이 어디서 나오겠습니까? 그저 관찰의 대상일 뿐 어찌해야 하는 것이 아닙니다. 내버려 두세요. 몸을 고요히 하면 마음도 고요해집니다.

마음속에 만들어진 생각의 흐름이 고정되어 자유롭지 못한 상태로부터 한 걸음 나오는 것이 중요합니다. 한 걸음씩 나와 있는 그대로의 자기 '몸'과 재회하는 것, 거기까지 알렉산더 테크닉을 이용하면 됩니다. 그 이상 욕심부릴 필요가 없지 않나요? 삶을 있는 그대로 받아들이세요. 높은 경지 같은 것은 없어요. 다 내려놓고 평범해져 보세요. 그저 사용하고 다루며 즐기면 됩니다. 자아(ego)는 없애야 할 대상이 아닌 계속 새로워져야 할 진화의 대상입니다. 그 생각의 주체인 자아(ego)와 싸우지 말고 치유해 주세요. 그것마저 포용해 보세요.

【질문 7】 알렉산더 테크닉 훈련을 잘 못하는 흔한 사례를 알려 주세요.

【답변】 의자에 앉을 때 전만(허리에 힘을 주고 있는 자세) 혹은 후만(허리를 구부린 자세)으로 앉습니다. 앉아 있는 자세는 눕거나 서 있을 때에도 그대로 나타납니다. 의자에 앉아 있을 때 공포반사의 자세(중추조절이 무너지고 척추가 구부정한)로 앉은 채 목과 횡격막을 긴장시키고 고관절에서 척추와 다리가 분리되지 않은 상태로 있으면, 서 있을 때에도 그 긴장 그대로 서 있게 됩니다. 누워 있는 상태에서도 몸의 긴장은 그대로 나타납니다.

알렉산더 테크닉은 중립상태로 가는 것입니다. 전만이든 후만이든 지금의 몸을 어떻게 하려 하지 말고 몸에게 조금씩 좋아질 수 있는 시간적 여유를 줘야 합니다. 멍키 훈련은 중립 자세를 훈련하는 제일 편안한 자세입니다. 처음에는 발바닥에 의식을 둡니다. 발가락 끝까지 말입니다. 그리고 머리 위를 의식합니다. 발바닥과 머리는 항상 의식합니다. 그리고 디렉션을 줍니다. 디렉션을 주면 관절들에 공간들이 만들어집니다.

호흡과 목소리 역시 편안하고 자연스럽게 나올 수 있는 몸의 상태를 유지할 필요가 있지요. 몸은 무의식적이라 소리를 내려는 순간 앉아 있던 그 긴장의 습관이 몸에 나타납니다. 그렇기 때문에 그 반응을 자제하고 다시 원래의 몸 상태로 되돌리기 위해 디렉션을 주는 것입니다.

그라운딩을 할 때 밑으로 무겁게 누르면서 하곤 합니다. 그냥 지구에 편안하게 받쳐져 있는 것이지 누르는 게 아닙니다. 그라운딩 연습도 쉽지 않습니다. 습관을 관찰할 수 있는 AT 교사의 도움이 필요합니다. 밑으로 누르게 되면 그 긴장은 내 몸에 들어옵니다. 잘 내려놓으면 긴장도 내려놓게 됩니다. 그라운딩은 아래로 내려놓을 뿐 아니라 동시에 위로 향하는 흐름도 이루어집니다. 그렇기 때문에 힘들이지 않고 편안하게 서 있을 수 있습니다.

【질문 8】'몸'이란 무엇인가요?

【답변】 몸은 관념 밖 미지의 세계입니다. 그러나 여기에 모든 것이 담겨 있습니다. 처음부터 하나였기에 단 한 번도 분리된 적이 없습니다. 마음, 감정, 감각, 영혼, 정신, 모두 생각으로만 나눠졌을 뿐 본래 하나입니다. 인간의 모든 혼돈은 여기서부터 시작되었습니다. 몸이 무시될 때 자기 존재에 대한 혼돈 그리고 무지가 시작됩니다.

몸은 정신적이고, 영적이며, 물리적이기도 하며, 에너지적이기도 합니다. 몸은 곧 대아(大我, Self)입니다. 몸은 스스로 진화합니다. 이 과정에서 필요에 따라 수많은 기능들을 발현합니다. 학습이 가능해지고, 인지능력과 기억력도 증가시킵니다. 추상적인 의미를 담을 상징과 개념을 언어화시킬 수도 있습니다. 자연의 패턴과 과정을 탐

구할 수 있는 사고력도 필요한 만큼 확장시킬 수 있습니다. 이것이 몸 의식입니다. 몸 의식의 여러 기능에 따라 달리 이름을 붙여 생각할 뿐입니다.

의식은 몸을 통해 세상을 경험하고 다시 돌아가는 전 우주의 창조과정입니다. 그렇기 때문에 대아(Self)라 부르기에 충분합니다. 이 몸은 우리가 몸이라 부르기 이전의 몸입니다. 몸이라는 이미지와 사회적 통념이 투사되기 이전의 순수한 상태를 어떤 방법으로든 경험하는 것은 중요합니다. 몸에 대한 뿌리 깊은 관념이 있는 그대로의 진실을 막고 있지요.

알렉산더 테크닉에서 몸(Self)을 사용한다는 것은 과연 어떤 뜻일까요? 진정한 몸, 전체적인 몸, 완전한 몸, 신성한 몸, 이것이 주어졌다는 것에 대한 자각, 모든 것이 이미 완전하며 스스로 그러한 몸과 함께 있다는 것입니다.

사실 몸에는 어떤 문제도 없습니다. 몸은 단지 선택을 합니다. 인간의 무지와 착각이 만들어 낸 작은 자아(ego) 소아(小我)가 의식의 제한영역에 갇혀 있을 때 대아는 선택을 합니다. 소아가 몸을 지배하려 하고 마구잡이로 통제하려 들며 자신의 착각을 고집할 때, 대아는 스스로를 사용하여 소아에게 어떤 경험을 주며 깨어나게 합니다. 때론 고통일 수도 있지요.

"잘못된 것을 그만두면 올바른 것은 저절로 이뤄진다." 소아의 잘못된 습관을 그만두면 스스로 온전해집니다. 소아가 만들어 놓은 작은 웅덩이에 한쪽 발이 빠졌을 뿐입니다. 한쪽 발이 빠져나오기 위해 치루는 고통은 배움의 촉매제가 됩니다. 이제 몸은 마음의 노예가 아니며 소아(나)의 소유물도 아닙니다.

'내가 몸을 ~한다'가 아니라, 이제 '몸이 몸을 의식한다'로 되어가는 것입니다. AT는 하는 것(doing)에서 되어가는 것(non-doing)으로의 과정입니다. 이 과정을 통해 새로운 경험을 선택할 때 의식은 진화합니다. 소아(ego)를 다시 본래(Self)로 회복하는 과정입니다(ego to Self). 이럴 때 의식은 저절로 더 넓은 영역으로 진행합니다.

몸을 간섭하려는 생각들과 무모한 의지, 습관적 의도들을 멈춘다면 몸은 긴장을 해제하고 본래 자리로 흘러갑니다. 이 과정을 우리가 조금만이라도 이해하고 도와준다면 소아는 이미 대아 안에서 너그러이 진화의 시행착오를 인정하게 됩니다. 내가 잘못 알고 있던 몸이 아닌 진정한 몸으로 다시 태어나는 것이 알렉산더 테크닉을 통한 '내 몸으로부터의 혁명'입니다.

몸이 무엇인지 알 수 없습니다. 몸은 관념 밖 미지의 세계입니다. 그러나 순수한 앎-의식이 미지의 세계를 경험시킵니다. 이것이 삶이고 배움이며 진화입니다.

【질문 9】 알렉산더 테크닉에서 말하는 '의식하다'는 어떤 의미인가요?

【답변】 AT 교사들이 가장 많이 사용하는 말이 '의식하세요'입니다. 그러나 대부분의 학생들은 이 말을 들었을 때 한 부분에만 집중하려 하죠. 지금까지 우리의 통념으로 그렇게 인식되어 왔거나, '의식하다'의 의미를 잘 모르기 때문이기도 합니다. '의식하다'는 사실

'집중하다'와는 많이 다를 수 있습니다. AT는 넌두잉(non-doing)을 기초로 합니다. 넌두잉은 아무것도 안 하는 상태에서 저절로 되어가는 상태로 진행하는 훈련입니다.

여기서 생각해야 할 점은 알렉산더 테크닉을 하는 이유는 어딘가 불편하니까 편안해지려는 데 있습니다. 그렇다면 우리는 언제 제일 편안한가요? 아무것도 안하고 있을 때 아닐까요? 그런데 왜! 몸이 편안해지려는 공부를 하는데 뭘 더 집중하라는 걸까요? 그래서 이해도 필요합니다. 우리는 제대로 쉴 줄 모릅니다. 몸은 10~20분 정도라도 제때 잘 쉴 수만 있어도 문제를 해결하고 재조정하며 스스로 치유할 수 있습니다. 그런데 우리는 그 시간조차 몸에 허락하질 않습니다. 쉬어야 할 때를 의식하지 못하는 것입니다. 한꺼번에 나중에 몰아서 쉬어야 한다고 생각합니다.

사회생활을 하다보면 어쩔 수 없다지만 그렇지 않습니다. 쉴 시간이 있어도 잘 쉬는 법을 몰라서 게임, 드라마, 핸드폰, 신문, 잡지 등에 습관적으로 의식을 뺏기는 쉼만을 하고 있습니다. 어려서부터 쉰다는 것은 성실하지 못한 것, 게으른 것, 낙오자, 패배 등의 의미로 받아들이기도 합니다. 이런 관념들이 '쉼'을 불안한 감정으로 느끼게 만듭니다. 눈치 보면서 견뎌야 하는 부자연스러움(긴장)을 축적하고 그것에 익숙해집니다. 그럴수록 몸의 소리를 듣고 자각할 수 없게 됩니다.

'의식하다'의 다른 표현은 '깨어 있다'입니다. 깨어서 경험하는 것을 아는 것입니다. 그것이 감각이든 느낌이든 생각이든 움직임이든 뭔가 더 하고 있음을(doing) 알아차리라는 것입니다. 생각의 해석과 판단 없이 감각 그 자체로 인식하고 있는 상태로 되돌아오라는 메시지입니다. 특별한 것을 더 하라는 것이 아니에요. 습관에 의해 뭔가 하려는 충동과 경향이 무의식적으로 진행되고 있음을 '자각(깨어 있기)'하는 것입니다.

무언가 잘하려는 행동, 의도한 대로 바르게 하려는 충동, 어떻게 보이려는 충동, 항상 무언가 해야 한다거나, 가만히 있으면 불편하다거나, 이렇게 해야 편하다는 등 배운 대로만 하려는 경향, 뭔가에 쫓기듯 조급해하는 충동, 원리 원칙대로 하지 않으면 안 된다는 불안감, 억제하려는 충동, 잘못하면 안 된다는 긴장감 등. 원인을 밝히려고 골똘히 생각하는 것이 아니라 그 생각을 쉬고 있는 그 상태만 받아들이는 거지요. 너무도 많은 충동들이 잠재되어 있음을 알게 됩니다.

무조건 잠자고 쉰다고 되지는 않습니다. 그래서 AT를 통해 깊이 들어가는 겁니다. 하려함이 없는(non-doing) 것을 기본에 둘 때 그제야 비로소 드러나는 하려는 의도(doing), 내재된 충동으로 인해 발생하는 긴장을 의식하게 됩니다. 이것이 가능한 저절로 자각될수록 좋겠지요. 감각과 인식을 있는 그대로 비추는 것이 관찰이고, 관찰은 곧 우리의 의식 속에 자각이 저절로 되는 것입니다. '의식하다'는 집중도 하지 말고 아무것도 하지 말라는 것입니다. 그냥 그대로 있으라는 거죠. 단 한순간도 우리는 순수하게 의식을 비추는 상태에 있지를 않습니다. 무언가에 집착하며 끊임없이 쫓고 애쓰며 애달파합니다.

의식은 이미 비추고 있으니 잠시 아무것도 안 하는 상태로 잠시 고요히 있으면 됩니다. 이상하게도 현대인들에게는 이것이 어렵게만 느껴집니다. 언제든 이 기본적인 존재 상태로 되돌아와 새롭게 시작할 수 있어야 합니다. 이것이 AT가 하고자 하는 겁니다.

몸은 자연입니다. 몸은 스스로 다 알아서 할 수 있죠. 특히 사람의 본능인 감각하고 움직이는 생존의 1차 기능은 완벽합니다. 그러니 몸을 믿고 방해하지만 않으면 됩니다. AT는 단지 이것을 경험하게 해서 스스로를 믿고 살아가게 하는 방법입니다. 디렉션을 주고 내가 아무것도 하지 않을 때 몸 스스로가 아무런 긴장 없이 움직이는 경험을 깨어서 지켜보는 것입니다. 그러면 점점 더 쉽게 자신의 욕구, 감정, 생각들을 알게 되고 내려놓고 쉬게 됩니다. 깨어서 지켜보는 것입니다.

의식의 활용이란 단지 감각한 그대로 인식하는 것입니다. 감각과 인식이라는 의식의 작용이 잘못되면 긴장이 생기고 문제가 시작됩니다. 그것을 있는 그대로 비춰 보는 '의식'이 있는 것이고, 그렇게 아무것도 하지 않고 감각되고 그대로 알아지는 '자각'이 선명해지는 것입니다. 그러니 자각하려고도 애쓰지 마세요. 이때 무언가 해야 될 것 같은 충동을 AT 교사가 자제시킵니다. 느끼려고 너무 나서지 말고 아무것도 하지 않되 전달되는 감각을 담담히 받아들이면 그것이 의식하는 것입니다. 이렇게 순수하게 '앎-자각'이 일어나게끔 했을 때는 이미 습관은 의식의 빛이 비추어 나타날 수 없는 '깨어 있음'의 상태가 유지됩니다. 이것이 '현존(現存)'에 대한 경험이 됩니다.

의식을 활용할수록 더 큰 자각이 자신의 인생에서 일어납니다.

방법은 간단합니다. 충동들을 없애려 들지 말고 잠시 멈추고(pause) 함께 있으세요. 포용하면서 그냥 있어 보세요. 이 충동들이 무언가 알려 주고 있음을 의식하게 됩니다. 대부분 두려움과 결핍에 의한 것이기 때문에 있는 그대로 판단 없이 포용하면, 점차 호흡과 그라운딩으로 해소되면서 편안해집니다. 몸은 긴장을 내려놓고 움직임으로 새롭게 나아갑니다.

자신과의 싸움을 멈추는 것, 아무것도 하지 않을 때 더 깊이 포용되고 이해되는 이것이 알렉산더 테크닉이 가르치는 '의식하다'의 의미입니다. 자신을 사랑하는 진정한 방법입니다. '의식'이란 곧 '관찰'이란 이름으로 활용되고 동시에 깨어서 아는 '자각'이란 이름으로 나타나기도 합니다. 감각-인식, 관찰-자각, 자제-해소, 현존 등 모두 의식이 하는 일에 대한 다른 표현들입니다. 감각이 일어나고 인식이 일어나게 하는 그 근본임을 원리와 경험을 통해 배우자는 겁니다. 말로는 어렵지만 몸으로는 쉽습니다. 특별한 것이 아닙니다.

우리가 이미 의식을 활용하고 있다는 사실을 정확히 알게 하는 훈련을 함으로써, 의식에 의해 저절로 알게 되는 사실을 믿게 되고 습관을 자제하는 데 사용하면 긴장의 원인이 무엇이었든 해소됩니다. 몸은 의식의 빛을 원합니다. 이것을 통해 아픔을 치유합니다. 자신의 아픔과 긴장을 없애려 하기보다 기꺼이 포용해 보세요. 함께 이 순간 속에 숨 쉬어 보세요. 그렇게 쉬고 나면 문득 알아지는 게 있을 거예요. 바로 그렇게 삶은 계속 새로워집니다. Poise.

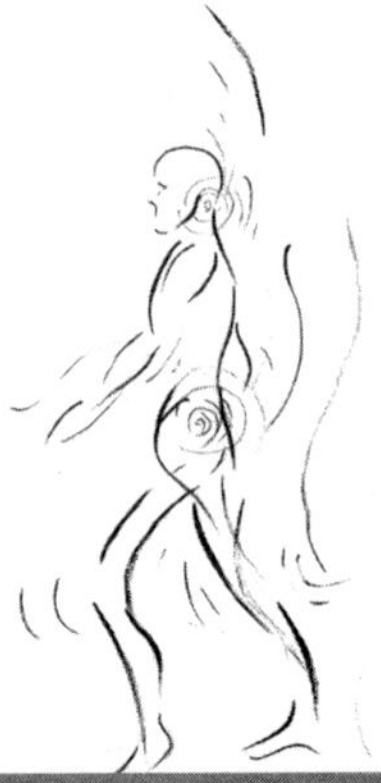

12장 에필로그

무엇이 중요한가?

우리의 삶은 경험으로 이루어져 있다. 경험을 하기 위해 사는 것이라고 볼 수 있다. '경험을 어떻게 하는가?', 바로 알렉산더 테크닉의 주제이기도 하다. 어느 누구도 경험 없이 살지 못한다. 모두 다 다른 경험을 할 뿐이며, 알렉산더 테크닉도 하나의 경험이다.

우리는 항상 시행착오를 하며, 그 시행착오를 통해 배우고 새로운 경험을 한다. 그러나 살다 보면 인생이라는 배움의 과정이 무척이나 어렵게 느껴지고 지치게 된다. 왜일까? 왜 힘들다고 하는 걸까? 경험을 경험 그 자체로 새롭게 받아들이지 못하기 때문이다. 과거의 경험을 통해 배운 것을 '알았다'고, 그것이 곧 '앎'이라고 착각한다. 현재에도 학습했던 똑같은 방식으로 대입하려는 시도를 반복하기 때문이다. 순수한 앎에서 고정된 앎으로 진행되어 가기 때문이다.

알렉산더 테크닉 훈련이나 레슨을 통해 뭔가를 배워서 경험하면 '아! 이런 거구나' 하고 알아차리는 순간이 있다. 경험을 하고 난 후에는 내려놓아야 하는데, 그 다음날이 되면 전날 느꼈던 그 느낌을 그대로 다시 느끼려 애쓴다. 기억을 떠올리며 '뭘 배웠더라, 뭘 경험했었지? 그 느낌이 왜 다시 안 느껴지지?' 하고 노력해 보지만 몸은 어제와 같은 경험을 똑같이 만들어 낼 수 없다. 몸은 현재에 있지,

과거의 경험 속에 있지 않기 때문이다. 그 느낌을 다시 만들어 내려고 애쓸수록 몸은 긴장으로 반응한다.

몸은 긴장을 통해 알려 준다. 몸은 이미 경험했고 알고 있는데도 몸을 신뢰하지 못하고 반복해서 뭔가를 만들어 내려고 한다. 자기 고집대로 과거의 경험과 기억을 떠올리며 좋았던 그 경험을 다시 되돌려 경험하고 싶어 한다. 그 이유는 확실한 '답, 앎'을 빨리 결론내고 싶어서다. 판단을 하고 있을 뿐 진정한 '앎'이 아닌 데도 말이다. 우리는 이렇게 '학습'하도록 배워 왔기 때문에 무슨 공부를 하던지 이런 식으로 하려고 한다. 바로 이럴 때 '노(NO)'를 하는 것이다. 반복(replay)되는 것을 멈추면 새로운 순간이 다가온다.

몸은 이미 새로움 속에 있다. 과거와 다른 새로운 몸이고, 새로운 세포들이고, 새로운 시공간에 있고, 새로운 감각을 경험하고 있다. 현재에 존재하는 몸을 한 번이라도 믿고 맡기고 경험해 보기 위해 AT 훈련을 하는 것이다. 이것만은 '몸'으로부터 철저하게 배워야 한다. 몸은 언제나 변화하고, 순간 속에 있으며, 자연의 원리를 잘 알고 있다. 몸에게는 전혀 어렵지 않은 것이며, 복잡하게 여기지도 않는다. 왜냐하면 몸의 본성이 자연 그 자체이기 때문이다. 우리는 '몸'에 대해 너무 잘못 알고 있고, 잘못 학습하고 있었던 것뿐이다.

'내 몸으로부터 배울 수 있구나' 이것만 알면 된다. 이것부터 시작해야 한다. 학습된 기억에 의해 현재와 비교한 후 현재의 경험을 만들어 내려고 하는 것을 그저 잠시라도 멈추는 것, 그래도 계속 고집부리며 집착에서 나오지 못하는 무지에 빠지면 '노(NO)'라고 하고 과감히 빠져나와 정신을 차리는 것이다. 이것만큼은 의식적인 도움이 필요하다. 특히 깊이 빠져 있는 착각은 어쩔 수 없이 훈련을 통해 알아차려야 한다. 그렇게 계속 현재에 있지 못하고 판단하는 자신에게서 빠져나와야 한다. AT는 의식적으로 움직이는 것이 아니다. 의식적으로 자제하는 것이다.

자신의 착각을 발견하는 자각의 과정은 시행착오와 함께 정직하게 배워 나가면 된다. AT는 바로 이럴 때 필요한 도구다. 절대적인 것도 영원한 것도 아니다. 무엇(what)의 세계에서 어떠한(how)의 세계로 가는 다리와 같다. 관념과 말로 할 수 없는 어떤 것을 통해 그것을 경험하고 이해하면 그뿐이다. 정의하고 규정해서 과거의 삶을 정리하려는 습관에서 벗어나 지금 여기에서 경험하고 실현하는 것이다.

AT의 원리와 훈련들을 잘 생각해 보자. 이 과정은 사실 몸이 스스로 그렇게 하는 것들에 대한 통찰이다. "아! 몸이 이럴 때 이렇게 해서 다시 지혜를 밝히는구나" 하고 있는 그대로 경험하면 된다. 머릿속에서 정리가 안 되고 모르는 상태라고 잘못된 것이 아니다.

F. M. 알렉산더는 "알았다고 생각하는 순간 버릴 준비를 해라"고 가르쳤다. 이것은 위대한 가르침이다. 우리는 바로 이것을 잘 못하고 있다. 이게 잘 안 되니까 훌륭한 경전도 달달 외기만 하고, 뭔가를 절대시하여 고정시키려 한다. 자연에는 그런 것이 없다. 진리 그 자체는 절대적인 것을 뜻하는 것이 아니다. 변화, 삶, 그 자체를 경험하고 또 경험하는 순간들과 선택 속에 이미 드러나 있는 어떠한(how) 새로운 세계다. 무엇을 하려는, 무엇이 되어야 한다는(what) 생각의 세계에서는 결코 이해가 되질 않을 것이다. 삶을 규정하려

하지 말고 새롭게 맞이하면 된다. 고정된 '나'는 존재하지 않는다.

절대적인 '앎'이 있는 것이 아니라, '앎이 이루어지는 의식(consciousness)'이 우리의 삶을 통해 보여 주고 있을 뿐이다. 그러니 무엇을 알고 모르고가 중요한 것이 아니라, 안다는 현상과 모른다고 생각하는 현상이 일어나고 있는 순간이 있을 뿐이니 그것을 온전히 경험하라는 것이다. '앎'에 대한 미련과 충동이 일어나는 학습의 패턴 속에서 나와 진정한 '삶'의 여정에 참여하라는 것이다. 감사하며, 즐기며, 삶의 참맛, 그 진한 맛을 그저 경험해 보라는 것이다.

알렉산더 테크닉을 간단히 말하면 다음과 같다.

감각을 깨우고 인식을 넓혀 의식의 빛을 더 밝게 비추면(관찰)
저절로 알아차려(자각) 있는 그대로의 감각 상태를 경험하는
자연스러운 상태가 된다.
스스로 불편함의 원인(오류)들을 수정하기 위해
잠시 멈추고(pause), 빠져나오면서(습관 자제),
비울 것은 비우고 채울 것은 채우게 하는(해소) 것,
그렇게 본연의 존재 그 자체(평정심)로 돌아와
두려움 없이 세상의 모든 경험들을 새롭게 맞이해 가는 것,
그렇게 자연의 질서에 순응하는 것이다.
평범하여 드러나지 않으나 거스름이 없다.

몸(Self)은 정말 지혜롭다. 그래서 경이로울 뿐이다. 우리는 이것을 통해 깨어나고 배우고 살아가는 것이다. 이것이 알렉산더 테크닉

이다. 몸이 스스로 경험을 빚어내지만 몸은 계속 스스로 변화한다. 우리는 이미 계속 새로움으로 나아가는 온전함 속에 있다. 그것은 우리가 하는 것이 아니다. 우주 전체가 함께 그리는 그림이다. 그러니 너무 힘주고 살 필요가 없다.

그저 깨어 있음이 나이가 들면 저절로 깨달음이 될 것이다. 목적을 갖고 애쓰지 않아도 된다. 몰라도 괜찮다. 우리가 흔히 생각하는 깨달음에 대한 환상은 일찍 버릴수록 좋다. 어디선가 학습된 것일 수 있고 멋진 자아상의 한 예에 불과하다. 그렇게 되려는 노력(애씀)으로부터 벗어나 지금보다 조금 더 나은 상태로 진행해 가며 감사하면 된다. 이러한 태도가 중요하다.

알렉산더 테크닉은 처음부터 끝까지 넌두잉(non-doing)이다. '넌두잉을 해야 한다'가 아니라 '넌두잉이 일어난다'에 가깝다. 넌두잉은 몸이 하는 것이다. '내'가 하려는 것이 아니다. 이것에 대한 시행착오의 과정이 그것을 이해하게 되는 촉매다. 그러니 잘 안 된다고 잘못한다고 틀린다고 스스로 질책하지 않기 바란다. 누구나 다 거치는 홍역 같은 것이다. F. M. 알렉산더가 10년을 시행착오를 거쳐 알아낸 것들을 알고 시작하는 것이지만 똑같은 시행착오를 한다. 미리 안다고 시행착오를 안 하는 것이 아니다.

머리로 이해하고 있고, 책으로 읽고, AT 레슨을 받아도, 알렉산더가 했던 그 시행착오를 누구나 경험한다. 130여 년 전 그에게 AT를 배웠던 분들의 이야기를 읽어 보면, 그때나 지금이나 영국이나 한국이나 모두 비슷하구나, 세월이 지나도 바뀌지 않는다는 생각을 하게 된다. 그의 경험을 130년이 지난 현재의 AT 교사들도 똑같이 경험한다.

디렉션을 주고 넌두잉, 잠시 멈추고 넌두잉, 중추조절 그라운딩도 넌두잉, 목적의식을 자각하고 넌두잉으로 흘러 보내자. 판단을 자각하고 넌두잉하며 그렇구나 하고 그저 내버려 두자. 진행과정이 모두 넌두잉이 되도록 '내'가 애쓰는 것을 자제시키는 간단한 방법, 멈추고 '노(NO)'하는 것, 필요할 때 디렉션만 주면 되는 것, 이것이 AT 훈련의 전부다.

AT는 단순하고 쉽다. 스스로 매일 하기가 어려울 뿐이다. 어제를 잊고 매일을 새롭게 맞이한다. 그래서 의미는 간단히 이해하고 다 잊은 채로 매일 일상 속에서 AT(자기 수행)를 한다. AT는 무조건 따라하는 규칙도, 절대적 교리도, 완벽한 스승도 내세우지 않는다.

누군가를 평가하고 판단하려는 마음의 습관으로 인한 착각에서 나와, 자신의 몸이 의식을 통해 정신성을 회복하는 것에 최선을 다하면 자신의 경험은 자신이 창조하고 있음을 저절로 이해하게 된다. 이 세상은 재미나고 신기한 것들이 참 많다. 어떤 삶의 태도로 경험하느냐에 따라 각자 다르게 경험할 뿐이다.

자신에게 호기심, 관심을 갖기 바란다. 그것이 애착이 아니라 선선한 관찰이 될수록 자신을 진심으로 사랑하게 될 것이다. 당신은 이미 완전한 것을 갖고 다닌다. 그것과 함께 앉고 걷고 일하고 숨 쉬며 살아간다. 발견만큼은 자신의 기쁨이 되도록 하라. AT 선생님들의 몫이 아니다. 아무리 힘겨운 상황에 있다고 생각되어도 그 생각의 뒤에 서기 바란다.

언제나 새로운 시작이다. Poise…

몸 그리고 마음

삶,

산다는 것은 존재한다는 것이다.

존재한다는 것은 경험하고 있다는 것이다.

경험한다는 것은 의식하고 있다는 것이다.

의식한다는 것은 생명이 있다는 것이다.

생명이 있다는 것은 변화가 있다는 것이다.

변화가 있다는 것은 과정이 있다는 것이다.

우리는 생명의 새로운 과정 속에 있다.

몸과 마음은 서로 다른 이름의 하나다. 마음이 곧 몸이고, 몸이 곧 마음이다. 마치 뫼비우스 띠처럼 안과 밖이 이어진 하나의 순환 고리와 같다. 몸의 경험은 마음이 되고, 마음의 경험은 몸이 된다. 의식의 빛이 어느 곳을 더 비추고 있는가에 따라 달리 보인다.

몸을 비추면 마음은 안에 가려지고 몸이 밖으로 드러난 것으로 경험한다. 마음을 비추면 몸이 사라진 채 경험하는 것만 같다. 마치 밤에 잠을 자면 몸은 느낄 수 없고 꿈을 꾸고, 낮에 깨어 활동할 때는 마음의 변화를 알 수 없고 몸의 감각이 현실이 되는 것처럼. 그러나 우리는 같은 곳에서 의식의 빛을 비추고 감각하고 인식하는 변화과정 속에 있을 뿐이다. 우리는 동전의 양면처럼 같지만 두 현상을 목격하고 있는 것이다. 몸의 감각과 움직임은 동시에 내면화되어 마음을 디자인하고, 마음에서 일어나는 생각과 판단은 동시에 몸으로 표현된다. 우리의 의식이 어디에 주의를 두고 있느냐에 따라 '앎'이라는 의식현상이 그 대상을 인지할 뿐이다.

의식의 실체를 알고 싶어 하지만 그것은 인간의 지성으로 정의내릴 수 있는 차원이 아니다. 오히려 지적 호기심으로 진리를 규정하려 들수록 우리는 실상과 멀어진다. 손가락이 왜 다섯 개인가를 물으며 고뇌하기보다, 손가락이 주어졌음을 받아들이고 그것을 움직여 보고 관찰하고 자각하여 주어진 모든 기능을 사용해 본다면 주어진 그 자체가 이미 진리가 드러난 것임을 이해하게 된다. 알렉산더 테크닉은 존재를 이해하기 위해 존재를 사용하는 것이다. 있느냐 없느냐가 중요한 것이 아니라, 제대로 사용하느냐 못하느냐에 대한 것이다. 자신에게 주어진 것이 얼마나 귀한 것인지 진리가 가장 가까이에서 실현되고 있음을 눈 뜨고도 보지 못하는 것이다.

AT는 의식을 활용하여 몸을 사용하는 기술이다. 몸과 마음의 관계를 아주 단순한 과정으로 변환시켜 관찰하는 방식을 제시한다. 그 대표적인 것이 디렉션이다. 언어로 이루어진 지시를 의식적으로 주는 동시에 몸 전체의 변화를 매순간 놓치지 않고 자각하는 훈련을 한다. 이 과정에서 몸과 마음이 분리되어 따로 인지되었던 것이 하나로 통합된다. F. M. 알렉산더는 인간은 심신 통합체라고 했다.

몸과 마음을 동시에 비추는 의식을 활용할 때 의식은 더욱 밝아진다. 관찰이 자각으로 이어질수록 의식은 더 밝게 깨어난다. 일상 속에서 자신에게 자주 반복하는 속엣말이나 생각에 의해 몸은 긴장하거나 이완한다는 것을 보다 명확히 자각하게 된다. 무의식적으로 취하는 습관적인 자세가 마음속에 부정적인 생각과 감정을 일으키는 것도 또렷이 자각하게 된다. 이렇듯 몸과 마음을 관찰할수록 습관화된 몸과 마음이 고정된 느낌과 생각을 만들며 고정된 '나'라는 존재감을 만들어 내고 있음을 알게 된다.

자신의 존재감을 고착시키는 여러 의식의 관성들(관념, 자아상, 행동양식, 감정패턴)에서 벗어나, 무한한 가능성을 선택할 수 있는 잠재된 자기(Self)를 계속 새롭게 발견하고 경험할 수 있는 상태로 있을 수 있다. 진리는 어디엔가 다다른 것이 아니라 이미 새로움 속에 있는 것이기 때문이다.

AT에서 의식을 활용한다는 것은 느낌이나 생각에 집착하지 않고 관찰할 수 있는 내적인 힘을 바탕에 두는 것이다. 즉, 생각과 느낌에 빠지지 않고 관찰하는 것(자제심) 자체가 의식을 활용한 자기의 사용(Use of the Self)이다. 디렉션을 주면서 몸 전체를 관찰하는 자체만으로 의식이 각성된다. 몸의 느낌에도 마음의 생각에도 빠져들지 않는 평정한 상태가 된다. 이렇게 습관을 자제하고 자연스러움을 허용하는 과정에서 의식은 우리를 현존(現存)으로 안내한다.

현존은 지금 이 순간 그냥 있는 것이다. 있는 그대로의 자기 자신으로 사는 것이다. 주어진 그대로 자신을 사용하며 생생하게 살아가는 것이다. 특별하고 고상한 무언가가 아니다. 현존을 위해 무언가 더 할 수 있는 것은 아무것도 없다. 단지, 무언가 되고자 애쓰지만 않으면 본연의 자신이 된다. 그것으로 생존할 수 있고 행복할 수 있다. 그러나 우리의 자아상(ego)은 오랜 세월 자신에게 강요된 프로그램에 의해 습관적인 몸과 마음의 연결고리를 형성해 놓았다. 그래서 좀처럼 존재하는 그대로를 느끼지도 알지도 못한 채 두려움에 싸여 있다. 이것이 긴장의 뿌리다. 이는 존재의 자연스러움에 대한 저항을 일으킨다. 현존에 대한 불안과 불만족으로 무언가를 무조건적으로 추구하며 집착하려 든다. 그렇게 자신의 존재감을 가상의 것으로 채우기 위해 급급해 한다. 현존을 위해 더 할 수 있는 것은 없고 비워서 덜 하는 것만이 우리가 할 수 있는 것이다. 비우면 저절로 채워진다. 그동안 습관에 의해 감각적인 집착과 마음의 망상에 유혹되어 착각하고 오해하는 일이 얼마나 많았는지 저절로 자각이 일어난다.

본래 의식의 기능이 하나로 융합되어 있던 몸과 마음이 고정관념, 자아상(ego), 습관과 긴장, 외상 등으로 분리되면서 모든 문제가 생기는 것이다. 그러나 아무리 불안한 상태일지라도 의식을 몸으로 되돌려 현재에 그라운딩하면 점차 모든 흥분과 분열이 가라앉고 자신을 있는 그대로를 받아들이게 된다.

디렉션을 주고 자연의 생존능력인 중추조절을 회복하면 습관을 자제하는 내적인 힘이 의식 속에 성장한다. 이로써 무조건 판단하지 않고(non-judgement), 목적의식(end-gaining)에 빠지지 않게 됨으로써 항상 현재의 진행과정(mean's-whereby)에 있는 그대로를 자연스럽게(non-doing) 사용하며, 주어진 일상에 감사하며 평범하게 살아간다(poise).

존재하라.

그대가 아무것도 아닌 것처럼

그대의 존재만으로 이미 완전하다.

무엇이 되어야 할 필요도 없으며

기대할 필요도 전전긍긍할 이유도 없다.

그저 그냥 있어라.

저절로 이루어지는 것들을 흘러가듯 행하라.

삶의 긴장을 놓아라.

그저 조용히 끝을 놓고 해방하라.

그것이 본래의 그대이며

완벽한 삶이고 존재 그 자체다.

생각을 무모하게 창조하지 마라.

태풍의 눈 속에 있어라.

현존의 길을 걸어가는 법을 배우라.

스스로 깨우쳐라.

현존에 대하여

현존(現存, presence)이란 그냥 있는 것이다. 지금 여기에 그저 있는 그대로 존재하는 것이다. 자기 자신으로 있는 것에 조건 없는 포용을 느낀다. 우주의 사랑인 본성(本性, nature of being)의 온전함을 충분히 믿고 있어 존재에 대한 두려움이 없다. 자신의 존재 안에 근원에 대한 무한함이 깊이 뿌리내려, 몸(soma)의 모든 기능을 사용하고 있음을 자각하고 있다. 현존은 어떠한 능력이 아니라 본연의 상태다. 우리는 현재를 살 수밖에 없다. 살아 있는 한 '지금'에서 벗어나 있는 사람은 아무도 없다. 따라서 현존을 위해 '더' 할 수 있는 것은 아무것도 없다. 이것을 이해하는 것이 중요하다.

우리에게 필요한 진정한 지혜는 아무것도 하려함이 없을 때(non-doing) 일어난다. 이것이 본래의 존재성에 이미 깊이 자리하고 있으며 어떻게 찾아가는지도 명확히 알고 있다. 무언가 더 하려는 습관적 긴장에 의해 잠시 길을 헤매고 있을 뿐, 자각하고 내려놓는 순간 그곳으로 돌아가는 자연의 원리가 있음을 알렉산더 테크닉을 통해 기억해 낼 뿐이다. 이 길을 찾는 법은 덜 하는 것이 전부다. 그렇기에 현존을 위해 내가 할 수 있는 것은 아무것도 없다. '나(ego)'는 이미 많은 것을 하고 있기 때문이다. 무엇이 되기 위해 언제나 갈

망하고 있다. 너무 많은 목적을 위해 존재 위에 노력과 의지를 마구 얹어 놓았다. 그래서 존재의 무게감을 스스로 견디지 못하고 결핍과 갈구 속에 무언가를 '더' 하며 지쳐간다.

지금 이 순간 존재를 온전히 내려놓지 못하기 때문에 불안해져 생존의 방법을 강구하려 생각의 힘을 무모하게 소모한다. 집착과 욕심이 생길수록 불안정한 생각의 흐름은 과거와 미래를 오가며 마음을 복잡하게 만든다. 마음은 곧 몸이다. 몸으로 그 긴장을 느낀다. 아픔이 기억되고 반복 투사되며 고통스러워한다.

지금 이 순간 여기로 의식을 되돌리기만 하면 우리의 타고난 본성은 근원(source)으로 연결되는 모든 문을 활짝 열어 존재를 다시 충만히 채울 것이다. 우주의 사랑으로 치유될 것이다. 깊은 쉼 속에서 소통과 강한 연결을 느끼며 그동안 쌓아 놓은 아픔과 긴장이 모두 해소될 것이다.

현존은 마치 깊은 바다 속에 닻을 내리고 고요히 쉬는 작은 배와 같다. 수많은 마음의 상처와 외상의 기억들이 출렁이는 파도(생각, 느낌)를 일으킬지라도 두려워 말고 모든 것을 맡긴 채 잠시 그냥 있으면 된다. 아무리 거친 파도일지라도 깊은 곳의 침묵과 사랑에 감싸이며 감사의 눈물이 흐른다.

현존을 위한 조언

- 잠시 멈춰라.
- 감각 상태로 단순하게 있어라.
- 자신의 존재감을 느껴라.

• 존재감이 일어나는 그 자리를 보라.

• 어떠한 느낌이든 무어라 판단하지 않은 채 그 자체로 존중하라.

• 마음이 충족하고 싶어 하는 바가 무엇이든 흘러가게 놔두어라.

• 있는 그대로 내버려 둔 채 아무것도 하지 말고 쉬어라.

• 자신의 경계(집중, 한정됨, 강요)를 텅 빈 공간으로 허물어라.

• 불현듯 생각이 일어나거나 감정이 올라오는 것을 기꺼이 허용하되 따라가지 마라.

• 깊은 호흡과 내려놓음(그라운딩)이 일어날 때까지 완전히 맡겨라.

• 숨 쉬는 것 외에 아무것도 느껴지지 않을 때 천천히 눈을 뜨고 있어라.

• 디렉션을 주어 온몸을 새롭게 느껴라.

• 중추조절과 함께 몸을 사용하라.

• 잠시라도 시간을 내어 하루 한 번 깊은 해소와 이완을 경험하라.

• 현재의 경험을 선물 받은 지금 이 순간에 감사하라.

우리가 현존을 훈련하는 이유는 인간의 마음이 세상을 둘로 나누어 생각하는 습관(이원성, duality)에 지배되면서 사고체계에 고정관념과 분별심으로 인한 혼돈 속에 빠져들기 때문이다. 이로 인해 자연에 대한 몰이해가 생기고 사회적 생존을 관계가 아닌 투쟁으로 받아들여 세상에 저항하고 갈등을 일으킨다. 결국 자신을 현재에 만족하는 존재로서 받아들이기보다, 세상에서 인정받는 무언가가 되어야 한다고 착각하며 자기 자신과 싸우게 된다. 그럴수록 불만족스러운 결핍의 자아상(ego)에 갇혀 버리기 쉽다.

지금 여기에 현존하고 있을 때 습관은 의식의 흐름을 방해할 수 없다. 알렉산더 테크닉은 현존을 통해 습관을 다스리는 삶의 재교육이다. AT의 모든 훈련은 현존을 위한 허용과 자제를 배우는 것이다. 있는 그대로 감각하는 훈련은 사물에 대한 습관적인 반응을 일차적으로 자제시켜 자연스러운 움직임의 반응을 허용한다. 습관은 자제하고 자연스러움은 허용하는 것이 훈련의 핵심이다. 따라서 AT 교사는 어떤 것을 자제하고 어떻게 허용하는지를 손을 통해(핸즈온) 깊은 의식 속에 전달한다. 이로써 잠재된 몸의 정신성이 깨어나 판단과 분별에서 벗어난 의식에서 살게 된다.

삶에서 목표와 꿈을 갖지 말라는 것이 아니다. 그것을 이루려는 자가 진정 누구인지 알라는 것이다. 사회의 압박으로 형성된 자아상인가 아니면 진정한 자기 자신인가? 이 선택은 현존 상태인 평정한 마음속에서 자연스럽게 선택되는 것이 좋다. 무언가 되어야만 한다는 목적의식에서 벗어나 현존을 경험하다 보면 자신이 진정으로 무엇을 하고 싶은지 분명해지고 열정이 샘솟는다. 삶을 즐기며 배우게 된다.

바쁜 현대를 살아가는 우리에게는 현존이라는 치유의 순간이 너무도 필요하다. 현존은 진정한 치유의 방법이며 자기 변형의 길이다. 우리 사회의 많은 문제들과 인류의식의 진화는 개개인의 자기 치유와 변형 없이는 근본적인 해결 방법이 없다. 어떻게 하면 본연의 자기 자신으로 되돌아갈 수 있는가? 무엇보다도 자신이 고통스럽게 쌓아 올린 긴장의 바벨탑을 스스로 허물어야 한다. 잠시 멈추고 자신을 돌아보는 것부터 시작된다. 아무것도 하지 않는 순간을 받아들이고 붙들고 있는 것을 과감히 놓는 연습을 하면 된다.

한꺼번에 이루려는 욕심을 버리고 매일매일 조금씩 자신을 사랑하는 시간을 갖는다면 언젠가 그 자체가 되고 있음을 스스로 알게 될 것이다. 지금 여기 있는 그대로 모든 것이 사랑으로 충만하다.

조화로운 삶을 위하여

"몸은 물질적 차원의 구조물이 아니고 마음의 부속물도 아니다. 몸은 전 우주의 과정 속에 진화하는 생명으로 의식의 최종 결정체다."

의식은 우주의 모든 존재의 차원을 하나로 연결하여 경험을 낳는 생명현상의 바탕이다. 의식은 개체적인 몸으로 우주정신을 체화하여 실존경험의 주체로 드러날 수 있다. 생명 그 자체인 몸은 스스로 질서를 창발하여 의식을 활용하며 발전해 나간다. 부분(개인)과 전체(우주)는 결코 분리될 수 없는 하나(oneness)다. 우리 모두는 의식으로 연결되어 소통하며 새로운 경험을 낳는 자연의 일부로서 그 역할을 한다.

몸의 사용은 생존을 위해 의식을 활용하는 주체로서 자기(Self)의 사용과 같은 의미다. 사용(use)은 의식의 작용이 오류 없이 온전히 몸으로 실현되는 것이다. 즉, 몸과 마음의 모든 기능이 의식을 통해 자기의 삶 속에서 활용되는 것이다. 이것이 체화된 상태에서 지금 여기에서 살아가는 것을 현존이라 부른다. 자기가 자기 자신으로써 당당하게 살아가는 자연스러운 모습인 것이다.

자연스럽게 살아간다는 것은 몸(자기)을 자연스럽게 사용한다는 것이고, 생명활동이 온전히 발현되며 조화롭게 생존하고 있다는 것이다. 그 모습이 당당하고 생생하여 두려움과 부끄러움 없이 주어진 세상을 마주하는 것이다. 이것은 자연스러운 것이다. 따라서 이 근본적인 존재 상태에서 벗어날 때 부조화가 일어나고 고통스러워한다.

F. M. 알렉산더는 그것의 모든 원인이 자신을 잘못 사용(misuse)하는 습관이라고 통찰했다. 의식의 흐름이 진행되는 과정 속에 조건화된 정보처리 형식이 강력하게 무의식을 지배하게 되는 현상(관성)이 일어난다. 이때 의식은 새로운 경험을 창발할 수 없으며 자기(Self)를 고착시켜 자아상(ego) 안에 제한시킨다. 따라서 모든 선택은 본연의 자연스러움으로 인한 감응과 공감으로 이루어지지 않고 과거의 기억으로 반복 결정된다. 마음이 과거의 정보에 의존하는 방식으로 프로그램될수록 몸은 제한된 공간에서 존재 본연의 기능(항상성)을 상실한 채 긴장상태에 있게 된다. 긴장이 아픔이 되고 두려움이라는 감정이 되어 행복하고 창의적인 삶을 방해하게 된다.

알렉산더 테크닉은 그저 습관을 자제하고 자신 안에 자연스러움을 다시 느껴 허용하는 의식훈련을 하는 것이다. 단지 자연의 원리를 통해 단순하게 건강과 조화를 회복하는 것이다. 우리에게 주어진 생명의 기능을 잘 사용하면서 살자는 것이다. 느끼고, 움직이며, 필요한 것을 알고, 선택하는 것이 자기(self)의 사용이고 '자제와 허용'을 통해 긴장을 해소하여 다시 자연스러움을 되찾는 것이다. 자연스러움은 교육할 수 없다. 그렇기 때문에 자연스러움을 대체하고 있는 불필요한 습관을 언제 어떻게 자제하는가 하는 간단한 방법을 배우고 적용하는 것이다. 몸과 마음 사이에 무언가 가로막고 있는 것을 치우기만 하면 본래 하나인 상태로 되돌아가 자유로워진다. 자기 자신 안에 자연스러움을 느끼고 몸으로 실현하는 것, 이것이 치유의 시작이고 건강의 지름길이다.

AT는 머리로 하는 공부가 아니다. 의식은 머릿속에서 일어나는 현상이 아니다. 존재 전체로 세포 하나하나 활용하는 '어떠함'이다. 관념적인 지식이 많을수록 자연스러움과 멀어진다. 오히려 알고 있는 것을 비워야 할 것이다. 몸과 순수하게 만나는 순간을 통해 스스로 터득해 간다. AT는 가르치려는 것이 아니다. 우리 안에 자연이 준 그대로 지니고 있던 것을 다시 깨우는 것이다. 이미 알고 있으나 잠시 잠들어 있는 것을 회복하는 그 길을 안내할 뿐이다. 습관을 비울수록 새로움이 저절로 채워진다.

새로운 경험과 앎이 곧 의식의 성장이다. 우리는 이 과정에서 자신을 만나게 되고 그 역할을 하며 살아간다. 자연스러운 것은 누구에게나 주어진 평범한 것이다. 이것은 우리가 누릴 수 있는 행복이다. 조화로운 삶을 위하여…

글을 마치며

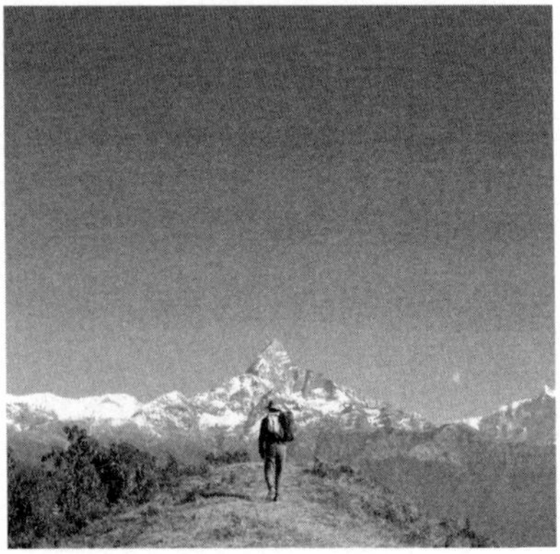

여기 수많은 시행착오와 깨달음에 대한 작은 기록을 남긴다.

숨 쉬는 것에 감사하고, 움직이는 것이 즐거우며, 살아가는 것이 신비하다.

흔들리고 있는 우리의 시계바늘이 멈추면
그래… 속삭여 보자.
사실, 이미 완전하다고.

2016년 3월
지둔리 서재에서

감사의 글

F. M. 알렉산더에게 진심으로 감사와 존경을 표합니다.

이 책이 세상에 나오기 위해 도와주신 모든 선생님들께 진심으로 감사드립니다.

최진영 교수님, 김서령 교수님

무지개다리너머 권미경 대표님

전경희, 최현철, 김창수, 김선희, 백경철, 김성훈, 김범진, 이경희, 김규진, 김연호

수고 많으셨습니다.

Poise

최현묵, 백희숙

알렉산더 테크닉 프로그램 안내

1. 개인 레슨

- 1:1 지도 방식으로 개개인의 상황과 목적을 위한 코스
- 1:1 상세한 설명과 상담

2. 그룹 레슨

- 4주 코스: 주 1회 2시간씩- 1일 코스: 8시간 진행
- 전반적인 알렉산더 테크닉에 대한 체험과 이해
- 그룹 다이내믹의 효과

3. 단체 워크숍

- 특정 주제나 특수 대상을 위한 워크숍
- 단체의 목적에 부합되는 내용과 설명
- 협회, 학회, 그룹 초빙 가능

4. 특별 프로그램

- 어린이 자세 교육, 집중력 강화 프로그램
- 자연스러운 호흡과 발성 프로그램
- 직장인 스트레스 해소 및 업무 향상 프로그램
- 우아하고 건강한 워킹 프로그램
- 전문분야 특화 프로그램(연기, 성악, 무용, 연주 등)

5. 알렉산더 테크닉 교사 과정

- 3년 1,600시간,
국내 보급을 위한 전문 인력 양성과정